任之堂跟诊日记 1

修订版

审　阅　余　浩

编　著　曾培杰　陈创涛

中国中医药出版社

·北京·

图书在版编目（CIP）数据

任之堂跟诊日记.1/曾培杰，陈创涛编著.—修订本.—北京：中国中医药出版社，2021.10

ISBN 978-7-5132-6003-9

Ⅰ.①任… Ⅱ.①曾… ②陈… Ⅲ.①医案—汇编—中国—现代

Ⅳ.①R249.7

中国版本图书馆CIP数据核字（2019）第289476号

中国中医药出版社出版

北京经济技术开发区科创十三街31号院二区8号楼

邮政编码 100176

传真 010-64405721

河北省武强县画业有限责任公司印刷

各地新华书店经销

开本710×1000 1/16 印张16 字数278千字

2021年10月第1版 2021年10月第1次印刷

书号 ISBN 978-7-5132-6003-9

定价 68.00元

网址 www.cptcm.com

服 务 热 线 010-64405720

购 书 热 线 010-89535836

维 权 打 假 010-64405753

微信服务号 zgzyycbs

微商城网址 https://kdt.im/LIdUGr

官方微博 http://e.weibo.com/cptcm

天猫旗舰店网址 https://zgzyycbs.tmall.com

如有印装质量问题请与本社出版部联系（010-64405510）

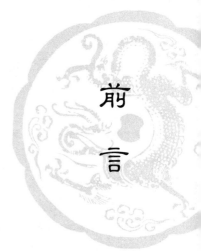

前言

　　2012 年初，正是春寒料峭时。我们为了理顺中医思路，从广州坐火车到十堰，跟师学习传统中医。

　　现在中医少，民间中医更少。优秀的民间中医，能师带徒传承中医薪火的，更是少之又少。

　　我们总觉得自己刚从学校里出来，对中医的信心还不足。没想到这次的跟师决定，让我们对中医的信念之火真正点燃起来。

　　在老师这里，每天抄方切脉，拍打按摩，抓药煎药等，老师无所不教，毫无私藏，让我们觉得自己走在真正的中医路上，有种根深蒂固的感觉。

　　刚开始我们写跟诊日记，并没有想到会出成书，只是一种情不自禁的行为，那就是在老师这儿学到这么多东西，总该留下点什么。

　　后来想到，把老师的言传身教记录下来，就是我们对老师最好的回报。所以我们也没有做什么，只是笔头勤了点，如实记录老师治病、做人、讲学、治学的言行。

　　老师说，中医界要培养的不是一两个中医奇才，而是要把整个国民的中医素质都往上提一点。水涨才能船高，中医整体水平上去，就会出现一大批医门龙象。

　　老师非常重视中医的传播。我们如实地写跟诊日记，就是要把跟师的真实过程记录下来，传播出去。让那些异地的中医爱好者，能够零距离接触老师这种传统中医的思想与生活。更重要的是，还能不断地理顺中医思路，树立坚固的中医信心！

　　在短短的几个月跟诊学习中，我们自己也取得了巨大的进步。其中最大的收获就是升降周流之道。

　　以升降入诊脉，则脉法明。

　　以升降入方药，则用药灵。

以升降入养生，则精神畅。

以升降入导引，则气血壮。

以升降入人生，则命运昌。

升降之道妙无穷，它无所不在，无处不达。

浮躁阳亢的人，可以用龙骨、牡蛎收一收，少说话，多静默，站桩打坐可安神。

消极阴沉的人，可以用升麻、柴胡提一提，少担忧，多微笑，爬山登高可升清。

懒动懈怠的人，可以用陈皮、砂仁醒一醒，少坐卧，多习劳，勤动手脚可健脾。

情志抑郁的人，可以用香附、郁金疏一疏，少抱怨，多感恩，唱歌跳舞可解郁。

肥胖三高的人，可以用苍术、矢藤通一通，少吃荤，多吃素，赤脚徒步可降浊。

老师告诉我们，在疑难困顿之际，可从升降入手，通过一升一降，疏通脉位的郁结点，就可以令气机周流起来，达到调和脏腑阴阳的效果。

可以说，关于升降之道的探索，贯穿了我们整个学习跟诊的过程。

而在这升降之道里面又闪耀着不少的特效方药。像小儿食积方、抽筋二药对、通肠六药、扁桃三药、加强版逍遥散、牙痛方等，俯拾皆是，不胜枚举。

老师说，你们不要盯着这些术，要在道上走，德上走，愿上走。

有了道，就能做对。

有了德，就能做好。

有了愿，就能做大。

作为中医人，要心中有患者，像自己的父母孩子得病一样着急担忧，然后一门心思去钻研医道，治病救人，这样才能真正把医道传承发扬下去。

对于老师的传授教诲，我们不敢有丝毫的保留隐藏，皆尽述于书中。愿每一个有缘的人都能从中感受到中医的博大精深，医者的慈悲恻隐之心。

曾培杰　陈创涛

2021 年 6 月

目录

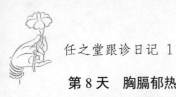

引子　为了理顺中医思路

我们在广州看完余老师的《一个传统中医的成长历程：祖孙两代人的中医传承情怀》《医间道：十站旅行带你进入中医殿堂》《万病从根治》这三本书，收获特别大，从简单的偏方，如小茴香治盆腔积液，霜桑叶治兔子眼，二丑粉治小儿食积发热，到复杂的组方，升降、动静、散收，如麻黄配大黄治寒包火牙痛，淫羊藿、小伸筋草配合治腿脚抽筋，霜桑叶配麻黄治肝肺郁火、白睛溢血……

学习了这些知识，我们意犹未尽，于是发了封邮件给余老师，想前往湖北随余老师临床。当天下午，我们就收到余老师的回复邮件。余老师说，过来吧，把中医思路理顺一下。

一直以来，我们都想把中医的理法方药思路理顺，自己理顺，才能帮病人治病。记得古人说过一句话：以其昏昏，使人昭昭，可乎？自己没有弄懂，想叫别人明白，这是不可能的。

于是，我们就决定周六（2月18日）坐火车北上，正式跟师学习。这次北上，一方面要理顺我们的中医思路，坚定将来走好传统中医这条路；另一方面，也想在真正传统中医身上学到些东西。

这个时代，真正传统中医是少之又少的，我们能够有这个师缘，也是弥足珍贵的。人生能碰到良师，这完全是可遇不可求的。

周六早上7点，我们坐地铁到广州火车站，乘坐九点半的火车，从广州出发，一直到第二天清晨五点半，才能到达湖北省十堰市火车站。一共要坐20个小时的火车。

车上我们碰巧遇到了湖南的一位民间郎中。他说，他最善治肝癌，而且专治那些大医院没救的肝癌，有救的他不治，而且他的治愈率达九成以上。我们听得不可思议，如果真有这个本事，岂不是可以得诺贝尔奖了。江湖话，听一半，信一半，我们照样跟他闲聊，听他吹牛。他说，他治疗肝癌，只用一味药，而且这秘方是他祖上传下来的……。他当然没有把秘方告诉我们。

后来，我们随余老师临床后，余老师讲课时，讲到有一味治肝良药，它的名字叫作"穿破石"。穿破石这味药，性情平和，却后劲十足，针对各种肝胆系统的肿瘤、结石、囊肿，都有良效，真乃良药也。不知是不是民间郎中讲的秘方用药。

我们谈到养生。他说，养生在饮食上，健不健康，就看大便。他自己一生吃得粗糙，从不精挑细食。如果使用各类营养保健品，身体就会处于养尊处优的状态，这样身体就容易被营养保健品功能代替，很容易生病。

这点我们也深有体会，吃清淡素食的人，食物虽然粗糙，但出于自然，吃后却身心俱平。正如郑板桥所说："青菜萝卜糙米饭，瓦壶天水菊花茶。"

这样的人生全在知足常乐啊！

第1天　山中无闲草，识者皆是药

2月19日

◎正对病人双手诊脉

周日早上五点半，已经到十堰市火车站了。

我们一出火车站，气温骤然下降，明显比广州冷得多。坐公交，转步行，等我们好不容易走到任之堂大药房时，老师已经开始坐诊了。周围站满了人，排着几十个病号，出出入入，好不热闹。抓药的人也在忙，煎药的人也在忙。

老师正忙着看病，我们也就不上前打搅，静静地站在一旁，看着老师为病人号脉看病。

到这里看病的人来自全国各地，而十堰市周围的当地人似乎还不知道老师的名声在外头有多响。有个病人还风趣地说，这叫"墙里开花墙外香"。

德不广，不足以使人来；量不宏，不足以使人安。许多病人都是看了老师写的书慕名而来的。他们有不少住在药房不远的宾馆，专门住下来调养身子。

老师一般是上午号脉、处方，下午和晚上制药、写文章。《内经》里说，诊法常以平旦。早上号脉比较准，西医也是在清晨饮食未进之时，抽血来检查身体代谢状况。

待到病人稍微减少的时候，我们才上前跟老师打招呼。老师很高兴，直接把处方丢过来，要我书写，他念方药。

老师诊脉的方式比较特别，正对病人，双手握脉。老师说，这样摸脉有利于觉察人整体气血阴阳左右平衡。这正应了老师家传脉书里所说的，架势对了，后面的都对了。老师的太爷也常说，做事先做势，把式不对永远难成正果。

◎ 以自身之热疗自身之寒

上午看的病比较杂，有小柴胡汤证，有交泰丸证，有逍遥散证，我体会最深的是老师升降的思路。

老师常用龙骨、牡蛎，降气收敛，引上焦阳亢之火归入下焦，以暖腰肾之寒。老师称这种治法为"以自身之热疗自身之寒"，使寒热对流，疾病自然而愈。

现在有不少病人都是上热下寒，阳气郁在里面，发不出来。加之生活水平上去了，补药、补品又吃多了，这样胸膈以上尽是郁热，而腰膝以下却是一派虚寒。这时单清热则伤腰肾、脾胃，单温补则助热燥火。

老师则用栀子豉汤，宽降胸中郁热，再以葛根、黄芪升清阳，牡蛎、黑豆降浊阴。若病人周身气机不顺，老师还常用桔梗、枳壳、木香。桔梗、枳壳，一升一降；木香则理三焦气滞。

这样利用自身之补力，来滋养自身之虚寒，令寒热虚实对流，气机活动斡旋起来，则身体会自动恢复平衡。虽然没有直接服用补药、泻药，却能收到比补药、泻药更好的效果。

其实人体跟国家一样，也有贫富差距，沿海跟内陆，城市跟农村，就有不同。老师的这种治法，有些类似于南水北调工程，消除人体的两极分化，使上焦的燥热能下行，下焦的虚寒能得以温暖，气机相互对流，疾病自然而愈。

◎ 识药牛头山

今天刚好是周日，下午要去爬山。下午老师一般是不看病的。

仁者乐山，智者乐水。去爬山，呼吸大自然新鲜空气，对身体健康帮助是相当大的。可现代人却很难腾出时间来锻炼身体，老师也一样，病人非常多，所以他说，爬山是个奢侈的行为。

确实，对于当今闹市生活、忙碌的现代人来说，想要闹中取静还真不容易。所以说，最奢侈的消费，不在餐厅、超市、步行街，而是在深山老林里。

老师带我们去十堰市很出名的牛头山，我们坐车到潲湖公园，从公园上去就是高大的牛头山了。

我们一开始沿着台阶往上走，初春刚到，树木还没有完全抽芽吐绿，故而能辨识的草药不多。一路上，凡遇到有特色的草药，老师都停下来说一说性味功效。

我们爬上一个小山坡，老师指着一丛绿色的蔓藤，说这是忍冬藤。忍冬藤是金银花的藤，极有特色。凌冬不凋，仍然油绿，故名忍冬。金银花又名双花，主要是清热解毒的。而忍冬藤由于是藤类，植物的藤就像人体的经络一样，它还能通经活络，不仅可以祛除外感风热毒邪，还可以清经络湿热之邪而止疼痛。所以，忍冬藤还用于风湿热痹、关节红肿热痛、屈伸不利，非常有效。

　　山道的另一边有两面针，老师摘下一把给我们看，非常形象，叶子背面两边都带有针刺。《中草药辨认秘诀》中说："叶边有刺皆消肿。"这两面针两面都有刺，不用多说了，可以消肿排脓、清热解毒凉血。这让我们想到两面针牙膏，用它刷牙，可以治牙龈肿痛，这里面就有它的道理。

　　继续往上爬，我们又看到一大片木通，这木通可是龙胆泻肝汤里非常重要的一味药，八正散、导赤散中也用到木通。它可以把心肝热火往下引导，从小肠、膀胱排出。木通还可以通血脉、通乳汁，手脚有湿热痹痛，产后乳汁不通，都有大用。

　　山中无闲草，识者皆是药。一路上，大凡青青小草，多可入药。有像鸡尾巴一样的凤尾草，老师说它可以治疗热毒泻痢，长在石缝间，油绿油绿的。还有已经焦枯的艾叶，我们抓上一把揉碎，然后一闻，芳香味扑鼻而来。古书里说"艾治百病"，这艾叶有如此神效，应该是跟它可以做成艾条、用于艾灸分不开吧？

　　老师说他常用艾叶与苦参相配，一个温开，一个苦降，专治肠道湿毒积滞，排不干净，这也是一升一降的思路。

　　还有益母草，不过已经枯干了。老师边采药边笑着说，益母草与黄芪相配，一个升清气，一个利浊水，还能补气活血，对各类白带异常、蛋白尿都有疗效。

　　大路旁边还有一棵棵高大的树木，结着一串串像小葡萄籽一样的果实，老师说这是女贞子。女贞子又叫作冬青子，顾名思义，就是冬天结果，还非常青绿。我们随手采摘了一大串女贞子，尝了尝，甘甜甘甜的，满嘴都是津液，可谓生津止渴，不禁又多吃了几颗。

　　《药性赋》说，枸杞女贞，并补肝肾。枸杞子、女贞子合用，可以补肝肾，除虚热以明目。现代有很多人久坐电脑旁，导致肝肾阴虚，视力减退，目暗不明，眼睛还火热火热的。这时用这组药对来泡水喝，就有很好的效果。

　　女贞子还是二至丸里的两味药之一，代表冬至，冬至日采摘；另外一味药叫墨旱莲，又名旱莲草，代表夏至，夏至日采摘。这两味药能交通人体心肾阴阳。老师常把二至丸与交泰丸合用，治疗各种心肾不交的失眠。

◎核桃与青娥丸的来历

下山时，我们路过批发市场，老师买了两大袋核桃，十多斤，我们两人各提一袋。老师说十堰本来就是盛产核桃的地方。原来如此，这么好的核桃，居然十块钱一斤就买到了。在广州没有二十块钱是买不到的。

核桃也是中药，而且是良药。在著名方剂青娥丸中，核桃和补骨脂、杜仲相配，专补命门，壮元阳，治疗各种阳痿早泄、遗精、腰腿酸痛。

核桃能补脑，可作食疗，防治脑萎缩、记忆力衰退。老师说，核桃是坚壳包软肉，人体的骨头是坚硬的外表，包着柔软的精髓。可见核桃不单补脑，还补髓。这核桃掰开来，里面类似大脑的各路回沟，这正是中医以形补形的思想，故核桃善入腰髓，补肾健脑。

《药性赋》说，补骨脂能温肾，补精髓与劳伤。补骨脂能够补骨髓里面的油脂，可见其非凡。不过这补骨脂不可多用，老师说，补骨脂用得太多容易恶心。

这青娥丸据说还大有来历，即"青娥何须笑我老"，就是说吃这种丸子可以抗衰老，年轻女子都不敢笑你老。

青娥丸与唐代相国郑姻有段趣闻。据说郑相国被派到岭南当节度使，因为郑相国年高体弱，加以岭南地势低湿，所以不久他就感受了寒湿之气，引起多种疾病发作，身体更衰弱，服用很多补药都没效。这时有人献上一药方，郑相国刚开始不敢服，后来没办法了才服下，不料药后七八天，病情大减，于是坚持服下去，效果更明显。最后不仅病好了，而且身体也强壮多了。

后来郑相国回到京都，将此方抄录下来，传授给其他人。发现此方不仅治疗腰痛、脚气（因寒湿造成的下肢肿胀或痿软），而且老年人常服此药，还可以壮筋骨，活血脉，乌须发，润皮肤，使人显得年轻，具有美容美发之功，故有人赋诗赞曰：

> 三年持节向南隅，人信方知药力殊，
> 夺得春光来在手，青娥休笑白髭须。

青娥丸原方是补骨脂、核桃肉两味药，后世才加入杜仲的。现代临床还用来治疗骨质疏松。

晚上，我们认识了刘秀梅，她是广东药学院的，今年刚好实习，她没有选择去大医院，而是来老师的小药房。后来我们才慢慢领略到老师药房小，容天地，心不大，包太虚的胸怀。

我们三人一起去一家叫作"知粥味"的粥铺喝小米粥。小米粥是好东西，在北方又叫作代参汤。妇女产后坐月子多服小米粥，是平补之物，容易消化吸收。后来，我们也经常到知粥味喝小米粥。

第2天　牡蛎和枇杷叶

2月20日

◎鱼塘贝类的启示——牡蛎潜镇，收人体上焦浮亢的虚火

今天一大早，我们就来到大药房，药房八点半开诊。病人特别多，我们像昨天一样跟老师抄方。

老师说，中医的根在民间，民间病种繁多，中医实践学习的机会也很多。

我边抄方边详细记录病人病历和医嘱，时而还号号脉。人在专注认真的时候，时间过得真快。这样一直忙到将近1点，看了三十多个病人。老师看病从不草率，非常仔细认真，所以看三十多个病人，都要花上大半天的时间。

太忙的时候，老师便没办法多讲，只有在病人较少时，才能腾出些时间讲讲医理、药性，或者在疾病比较有特点的时候，老师也会专门指出。

譬如，一个老年病人，经常出虚汗，手脚凉，容易心慌心跳。老师说，这个病人可以敛阴汗，以养心血。病人容易心慌心跳，是因为汗为心之液，出虚汗多，心失所养则神不安。这时单用固表的药只是治其标，需用浮小麦煮水冲服桂附地黄丸。这样既治汗出之标，也治心肾阳虚、手脚冰冷的本。这体现了老师治病的整体观，以自身之汗养自身之心，使阴阳调和固秘，则疾病自然而愈。

早上看完病人，中午我们吃完饭，又回到大药房。老师把药商送来的一大麻袋牡蛎都倾倒出来，我们一起用锤子把它敲成一小块一小块的，大块的牡蛎大得像装菜的盘子那么大，一般都有手掌那么大，非常坚固。我们只有把它锤成块状，这样才方便用打粉机打成药粉。

老师用龙骨、牡蛎的频率比较高，以其潜阳定惊，把肾水往下收，来治疗现代人性情浮躁、肝火上亢、抽用肾水过度的病状。

龙骨由于比较贵，而且真货特别少，所以老师用潜阳下收的药时偏重于牡蛎，而且是用生牡蛎。牡蛎是海边的大贝壳，它潜藏在大海里面。中医取象比类，用

牡蛎这种潜镇的特性来收人体上焦浮亢的虚火。现代很多人性情浮躁，虚火上亢的人非常多。老师治疗虚火上亢、心烦懊恼，多用牡蛎，取它潜镇安定的特色。

这种病人往往上面烦躁火旺，而下面腰脚却乏力酸软，头重脚轻，这时如果单用附子、干姜、白术扶下焦阳气的话，病人就会烦躁得更厉害。如果单用栀子、淡豆豉、黄芩来清上焦浮火，病人的腰肾就会更加寒凉不适。

这时老师往往采取寒温并用、升降气机的思路，加上龙骨、牡蛎、枳壳、桔梗、木香，这样补阳壮腰脚而不上火，清热宽胸膈而不伤阳气，又能升降上下气机，使身体寒热对流，则病人心宽体舒，容易消受。

打完牡蛎碎块，我们就在思考老师何以用牡蛎那么频繁？一定有他的道理。哲学说，存在即是合理。每样存在的东西、现象，都有它背后的道理。这背后的医理、药性又是什么呢？

吴师机说过，医理、药性无二。这牡蛎的药性对应的医理又是什么呢？

中医认为，药证相合，效如桴鼓。牡蛎这味药对应的病症又是什么呢？

想到早上抄方时，老师直接叫我用龙胆泻肝汤打底，再加牡蛎、葛根。

这位病人是胆火重，有胆囊炎，口苦口干，容易着急，阴囊还潮湿。口苦是浊阴不降，以牡蛎收敛降下；口干、阴囊潮湿是清阳不升，以葛根升清疏津。这方子就活了，泻肝火的同时还调理升降。病人还说他容易着急、心慌，特别胆小。用牡蛎不正是重镇潜阳、安魂定志吗？

《汤头歌诀》说龙胆泻肝汤是"肝经湿热力能排"，而里面却没有重镇潜阳、收敛浮火的药，老师加入牡蛎这味药，在这里就有它独特的意味。它针对的是我们这个时代性情浮躁、着急心态的一类人群，工作压力大，易于气机不定。

这个道理从渔民养鱼中就可以得到印证。据说有经验的渔民，会在鱼塘里放些类似于牡蛎的贝类，这样春天打雷时，鱼塘的鱼就能潜到水底，不会受惊。没有受到惊吓的鱼，就可以长得又肥又大。而没有放牡蛎之类贝类的池塘，鱼儿很容易因为惊雷而吓破胆子，四处逃窜，甚至跳出池塘。受到惊吓的鱼群，喂养起来，就比较难长大。即使用上好的饲料，也未必有理想的效果。

我们反观当今时代的人群，有不少人营养充足，却易浮躁、着急，这是为什么呢？是人的神魂不安，心浮气躁。这时在辨证方剂中加点牡蛎，敛敛神志，安安魂魄，比吃十全大补、人参养荣效果还要好。因为气能沉降到丹田，即老师常说的把肾水往下收，这样人体就更能吸收营养，身体健康。

真人之心若珠在渊，常人之心若瓢在水。这是老师很喜欢的一句养心座右铭，用来形容龙骨、牡蛎再好不过。

所以，当我们发现老师建议病人用龙牡壮骨颗粒来调养瘦弱的身体时，我们再次明白了这个道理，心中非常欢喜。这次过来学习，学到这点，就不虚此行了。

人先要神魂安定，饮食营养才能真正补养身体。若心浮气躁，气机不畅，吃再好的东西，也只能变成高血糖、高血脂、高胆固醇，难以彻底潜降吸收，转为身体有用的能量。

◎天降雨的启示——枇杷叶可以降肺气，补肾气

接着就有这样一个病人，他头重脚轻，胆固醇偏高，口苦口臭，却老觉得气不足，还心浮气躁，容易生气。他还说服了不少补药，都没效果，反而经常腰酸，腿脚不利索。

一般碰到这种虚实夹杂的病人，按照我们以前的思路，都比较难理顺。老师说，他这脉象是往上越，尤其是寸脉上行，是明显的金不生水。这时只需要降降肺气，令肺金能生肾水，补药就有效了。老师就直接重用枇杷叶与牡蛎，加入当归补血汤中，这正是牡蛎的又一大功效，能够帮助补药入肾。

《药性赋》说，牡蛎涩精而虚汗收。这是指牡蛎不仅能涩精止遗，治疗遗精，还可以让身体精华物质固涩藏到骨头里去，譬如高血糖、高血脂、高胆固醇，这些都不是人体的废物，都是人体的精华物质，只是人体不能固涩藏进肾中骨头里面、转精生髓、用来造血啊！这时牡蛎的功用就出现了。

遗精只是精华外遗，而各类血糖、血脂偏高，却是精华内遗啊！

至于枇杷叶，老师也常用、善用。用得好，可以补肾。这种补肾并不是说枇杷叶能直接补益精血，而是按照中医基础理论五行生克的思想。《药性赋》说，枇杷叶能下逆气，哕呕可医。由于肺气上逆，金不生水，这样的肾虚，一用枇杷叶降肺气，腰肾的问题便解决了。

这也是《内经》中"下病取上"的思路。老师把肺脉上亢看成地上干旱了，是因为天上不下雨的原因。肺主天气，肾主地气，天上一下雨，地上精水就充满了，所以降肺气就可达到金生水、补益腰肾的效果。

俗话说，养阴不如降气。农民伯伯都知道，千滴万滴，不如天降一雨。这是说，用勺子给干旱的田地庄稼滴水千万勺，还难以滋阴润燥，而天只要下场雨水，万物立马滋润。

很快我们就与药房的周师傅，还有刘秀梅熟悉了。周师傅是老师的好搭档，

负责管理中药以及煎药，与老师配合得非常默契。性格平和，生性乐观。刘秀梅，广东韶关人，老师说她智商很高，外柔内刚，人也很能吃苦，上进心强。她在药房里主要负责抓药。

这两天抄方时，方药我都能基本写好，只是一些细节上还做得不够到位，老师和周师傅都帮我纠正了一些。譬如处方笺上一行要写四味药，字要写得工整，不能潦草。写得鬼画符似的，抓药的看不懂容易出错。

老师说，特别是病人要带走的方子，更要写得工整清楚。我们是拿药方救人，不能让人家猜。看不懂靠猜，就很容易出错。古代有句俗话说："药单抄三遍，就会毒死人。"还有，写剂量时，克数不要与文字黏在一起，以防抓药时出错。

今天，有几个小孩来看病，多是食积纳差的，平时非常容易感冒发热。像这样的患儿，老师首先交代他们千万不要吃水果、牛奶、鸡蛋，然后一般建议用小柴胡颗粒加午时茶冲剂，这是疏解肝胆加消食化积。

小儿肝常有余，脾常不足。小柴胡颗粒解表散寒，疏肝胆有余之气；午时茶冲剂消食化积，补脾胃不足之动力，这样调理肝脾，气机升降正常，则外感邪气、内伤食积的呕吐、泄泻都可以治愈。

老师说，能把小儿食积拿下，小儿百病治疗思过半矣！

第 3 天　小儿食积一二三四

2 月 21 日

◎鸡矢藤可以消食化积

今天第 1 个病人，是小儿纳差，说白了就是吃饭没胃口，平时还老冒虚汗。

老师说，这样的患儿不能吃水果。家长很吃惊，完全不解，还说经常给小孩吃水果，很关心小孩，怕小孩维生素不够。

老师说，小孩越吃水果，越冒虚汗，这是人体自解功能，它要排解人体的阴寒之气。许多家长不知道，四处求医没效果，也很苦恼。小孩老是反复生病，却不知道这病从口入的道理。生冷水果伤了脾阳，脾胃升降失常，立即周身不适。外面容易感冒、发热，里面则容易便秘、泄泻、腹痛，默默不欲饮食。

老师这时以鸡矢藤为君药，重用 50 克，以消食化积。鸡矢藤消食化积之力极佳，而且药性平和。再配上一个药对，枳壳、桔梗，一升一降，令中焦气机开通。然后再加上焦三仙与四君子，一边消食健胃，一边还补益脾气。

老师治疗小儿食积没胃口的方子，与寻常的方子最大的不同，便在于重用鸡矢藤这味药，还用枳壳、桔梗这对药来升降气机。

与秀梅一起吃饭时，我们说，今天又在老师那里学到了一招治小儿食积的妙法。秀梅好奇地问，是什么啊，说来听听？

我们说，小儿食积一二三四，记住这句话，就记住了老师的方子。

什么是一二三四啊？一就是一味消积的鸡矢藤；二就是两味升降气机的桔梗、枳壳药对；三就是焦三仙，即山楂、神曲、麦芽；四就是四君子。这样治疗小儿食积的思路就基本理顺了。我们还编了一首顺口溜方歌，歌曰：

> 一味鸡矢藤消积，二药枳桔调气机，
>
> 三仙消食开胃气，四君补养脾中虚。

后来，我从老师手中借来《太氏药谱》这本书，看完后才恍然大悟，老师重用鸡矢藤治疗各类积滞疾病是大有来头的。

《太氏药谱》里提到，有位老中医非常善于治疗小儿积滞，远近闻名。他的积滞秘方谁也不传，凡小儿积滞不适，到他那里拿些药末，吃后便没事了。这老中医把他的秘方藏得严严的，视为"枕中秘"，形容连睡觉时也放在枕头底下，从不轻传。后来，太树人非常真诚地请他喝酒，这老中医才酒后吐真言，仅一味鸡矢藤研末就是。

如此则知，一味鸡矢藤就可以解决一半以上小儿食积纳差的问题，这是多么宝贵的经验啊！难怪古人有秘方，绝不肯轻传，因为那可是吃饭的法宝啊！

而老师好的经验、心得，却从不藏私，有问必答，绝无隐瞒。我们才来两天，便得到了老师多年的临床经验，以及读书多年的宝贵心得。后来我们才知道老师非常赞叹朱良春老先生知识不保守、经验不带走的行医精神与人生信条，知识秘方不是最重要的，人生信条是关键，学医者最大的障碍和违缘就是吝啬。

任之堂今天又来了一位新同事，他是浙江温州的，叫王蒋。晚上，老师请我们四人一起吃饭，我们、秀梅、王蒋觉得非常过意不去，因为古人说，只闻来学，未闻往教。这就是说，只听闻学生前来求学，供养老师，却没有听说老师宴请学生的。老师一直有心让中医队伍壮大团结起来，故而不吝财、不吝术。

来北方后，饮食的味道明显加重了，食物普遍都偏咸偏辣，没有南方吃得那么清淡。北方这种辛辣厚味，是由于气候、地理环境造成的，但如果一味过食，很容易伤到心脑血管。

老师经常交代病人，少吃花椒、辣椒，吃清淡些，别吃那么咸，这道理也是从《内经》中来的。为什么呢?《内经》说，味过于咸，大骨气劳，短肌心气抑。味过于辛，筋脉沮弛，精神乃殃。

咸为水，水克火，所以过食咸，则伤心脏、血管，人容易心气郁闷。辛属金，金克木，肝木主筋，过食辛辣，筋脉容易抽筋。由于辛味发散为阳，还容易消耗肺气，使肺气不能正常通降，这样人的精神就容易委靡不振。

《内经》又说，多食咸，则脉凝泣而变色。多食辛，则筋急而爪枯。所以，脸色灰暗，印堂发黑，以及容易抽筋、手指甲枯槁不润的人，都应该清淡饮食，少吃咸的，少吃辛辣的辣椒、花椒。

俗话说，若要身体安，淡食胜灵丹。又说，淡味入腹通筋骨。清淡的饮食能让经络通畅，百病减轻。

在老师这里学习，除了学到药物疗法，还有饮食疗法，甚至拍打吊痧，以及后来的医门一奇葩——阴阳九针疗法。且看下面的拍打吊痧。

第4天　吊痧也治病

2月22日

◎血瘀体质多吊痧

今天上午，同样看了三十多个病人。我们一边忙着抄方，一边还忙着给病人"拍打"经络穴位治病。这种"拍打"实际上就是"吊痧"，用掌击把痧气像刮痧、拔火罐那样吊出来。

因为有些病人舌下静脉明显曲张变粗，说明身体血脉瘀堵得厉害，故而手脚不麻利，晚上难眠。一般这样的病人，吊痧后多可见效。不过病人一定要能忍得住痛。吊痧治疗是有些痛苦的，但确能缓解病情。大部分被吊痧的病人，都咬牙切齿，皱眉喊痛，还微微出汗。

老师风趣地说，这是欠打。我们称之为吃苦了苦，要想了脱病苦，就要去承受锻炼拍打之苦。这些病人自己不肯去锻炼，造成血瘀体质，却要我们帮他拍打，代替他锻炼。医生只能代替一时，却不能代替病人一生啊!

一般上半身肩颈、胸膈、头、手的病痛，以拍打肘窝及心包经为常见。下半身腰膝酸胀麻木、行走不利、静脉曲张、腿脚沉重、腹胀肥满的病痛，以拍打腘窝、委中穴、承山穴以及膀胱经、脾经为主。特别是腰腿酸胀的病人，重拍腿部委中穴，病人普遍反馈说效果不错。拍完后，腿脚轻快不少。这正是针灸学《四总穴歌》中"腰背委中求"的道理。

这样忙完一上午，加上每个病人都还要交代医嘱、忌口，老师连上洗手间的时间都没有。特别是忌口，许多病都是病人没有忌口吃出来的。所以，身体搞坏，有一大半的都是吃喝病。

所谓"病人不忌口，忙坏大夫手"，治病还是要先忌口的。比如，病人血黏度增高，浑身不爽利，眼也花，颈也痛，腰也酸，腿也重，这时最重要的就是要忌口，老师常强调要少荤多素。特别是黏性食物不可多吃，哪些是黏性食物呢？鸡蛋、糯米、肥肉、鸡肉、糖果，这些都是黏糊糊的，吃进去血脉会更加难以走动，血黏度会变得更高。

接着有个中年妇女来复诊，是皮肤瘀斑的。她说，上次吃完药后，后背不痛了，嗅觉也变得好多了。

老师问她放屁了没有，这是因为药中放了升清降浊的理气药。她点了点头。

老师又看了她的舌头，明显是紫暗的，老师说她阳气郁在中焦，是血瘀体质，血脉走不动了（走得不流利的意思）。瘀斑明显低于皮肤、偏暗就是寒瘀，如果明显高于皮肤、偏红的话，那就是热毒瘀。

老师用四物汤活血化瘀为底，再加上温阳散寒通脉的桂枝汤思路，最后还重用葛根升清阳，令病人经络舒缓，嗅觉自然就会灵敏多了。

老师说，嗅觉不灵敏，是清阳不升，需要重用葛根50克，辛夷花10克，加入辨证方中。病人头脑如阳光一照，立可见效。这正是"离照当空，阴霾自散"啊！

艳阳当空一照，阴云便会散去。人嗅觉不灵敏，就是因为阴云浊气上浮于头面停聚不化。这时让身体清阳一升，浊阴便不驱自散了。

◎骨头生锈与欠打

老师边给病人吊痧，边教我们一些吊痧的细节。老师说，要用空心掌，不是打病人，而是帮助病人用正气把邪毒拖出来，就像刮痧、拔罐一样。

老师还笑着说，拍打不是使劲往死里打，不是打人，而是治病，打人用的是恨，治病用的是爱。一个心中无爱与感恩缺乏的医生是很可怕的，同样的手法，有可能是在治病，也有可能是在制造疾病。

吊痧的病人由于各自体质不一样，吊痧的部位分别可以见淡红色、深红色、红紫色、紫黑色等各种痧气。

这种吊痧的方法，明显比拔罐、刮痧要深刻。拔罐、刮痧作用的层面会浅一些，偏于皮肤、肌肉，而吊痧却可以直接把力道灌进血脉里。

有些椎间盘突出、长骨刺的病人，本来走路很重滞，一经吊痧完后，当时就觉得浑身轻快，腿脚也便利很多，他们还忍不住地多走了几步，不停地感谢。

老师说，这是欠打，就是人体缺乏运动锤打，所以许多多余的骨刺、瘀堵才不能被身体消化搬运走。疾病不可怕，可怕的是运动的缺乏。动一动少生一病痛，懒一懒多喝药一碗。这个座右铭应该放在电梯口。

人的骨头跟手指甲一样，每天都会有细胞分裂、生长、脱落、死亡，只不过手指甲长得较快，可以用指甲剪剪掉，而人体腰脚长的骨刺呢？有人想通过手术刮掉，但总不如靠平时的运动、拍打来磨掉安全可靠。

这种筋骨不利索、长骨刺的现象，民间的说法很形象，叫作"骨头生锈"了。那该怎么办？我们打个比方，两把新镰刀，一把放在角落里老不用，它很容易就生锈，久了就不能用；而另一把时常拿来使用，不仅越用越光滑锋利，而且还不会生锈。可见人长骨刺、椎间盘突出以及各类筋骨不利索的病，道理跟刀生锈是有相通之处的。

吃药不能代替运动。老师交代病人，要多运动。对于筋骨不利、中风偏瘫的患者，能否康复得好，全在于患者的锻炼意志。怕锻炼苦，不运动，不流汗，这样的身体会助长疾病的滋生。

我们吊痧时，除了叫病人要放松、深呼吸外，我们也要心神、正气更足，防止病邪入体。这种情况我们吊痧时体会很深。

比如，我们吊痧一些比较顽固的疾病，自己的手也会明显感到酸痒。病人身体寒瘀特别厉害的，拍不到十几下，那些痧斑便会星星点点地冒出来，而病人的呼吸也明显会深沉顺畅很多。特别是拍得用力的，越拍到后面，病人就越不觉得痛，因为气机顺了。病人还叫我们要多拍，越拍越舒服，越拍越痛快。

按照拍出来的邪毒、痧斑颜色，可以辨明病性，一般偏红的属于热毒，紫的便是瘀血，紫黑的那种便是寒瘀了。比较淡红的属于气血亏虚，一般不适合吊痧，要服用八珍汤或生脉饮。

针灸、吊痧，这些都是要用神用气的，医者神气怯弱，很容易为病邪所乘。所以，行医者需要正气存内，不然很容易就像《内经》所说的，"邪之所凑，其气必虚"。正确吊痧以及加强锻炼，都是培养我们正气存内的方法。

◎逍遥散乃气病通方

下面这个病人是典型的逍遥散证，老师是怎么加减变化应用逍遥散的呢？

这逍遥散本是妇女用方，却可以女药男用，又是什么道理呢？

逍遥散，出自《太平惠民和剂局方》，专治肝郁血虚、脾失健运的证候。老师常用这个方，只要是七情郁结、肝失调达，而脾胃又运化无力、气血生化不足引起的各种病症都可以用。此方原来是治疗妇女月经不调、乳房胀痛、胃口不开的，这是小看了逍遥散。拓宽来用，逍遥散正如其名，令人上下气机逍遥，变化使用，在临证上可以治疗多种疾病。

这个大男人，老师一摸他的脉，也没有特别问病人，便对病人说，你头晕，容易疲劳，是阳气郁在里面。平时运动过少，思虑太多，思则气结，思虑伤脾，气结伤肝，所以肝胀闷。可能有胆囊炎，胃口也不好。老师再看他舌苔水滑，舌下络脉也有些瘀滞。老师说，这是肝郁脾滞，木不舒土。

病人点点头说，眼睛也有些胀，晚上睡不好觉。

老师叫我开逍遥散，然后再加桔梗、枳壳、木香。所谓木郁则达之，肝木郁滞就要舒达，胸膈不利就要宽畅。

老师重用木香到 30 克，理三焦气滞，令肝木畅达。又用枳壳、桔梗，一升一降，开胸中郁结。诚如《医学传心录》中所说，膈上不宽加枳桔。胸膈以上不能宽缓，可加入枳壳、桔梗，以升降胸中大气。

我们称逍遥散加这三味理气药为"加强版逍遥散"。

由于病人脉象偏上亢，也有些胀，老师就稍加些龙骨、牡蛎潜降阳气，配合酸枣仁养肝中阴血，以安神助眠。

逍遥散，市面上有中成药逍遥丸，说明书里提到是治疗妇科疾病的。但逍遥丸治疗的绝不局限于说明书里提到的那些病症。逍遥散乃气病通方，如果加减运用得好，可以起到《内经》所说的"疏其血气，令其调达，而至和平"的作用，这可是治疗百病的共同归宿啊！百病皆生于气，调气是治百病的宗旨。所以，逍遥散，女症用之可调月经，男症用之可疏气血。

《说文解字》中提到，逍遥通消摇。庄子的《逍遥游》注解云："如阳动冰消，虽耗不竭其本，舟行水摇，虽动不伤其内。"譬之于医，消散其气滞，摇动其血郁，皆无伤乎正气也。照这样说，逍遥散能用到这种境界，那是多么令人神往啊！

《内经》说，知其要者，一言而终。就是说知道医道精要的人，往往一句话，一个理，就能贯穿治病始终。这个逍遥散的理法，不正是这样的医道精要吗？

◎白术疗死肌，贯众除子宫热毒

又有一个四十多岁的妇人，是下焦白带异常，偏黄，口微苦，容易浮躁生气，而且睡觉睡不沉，很容易醒。

老师摸了脉，又叫她伸出舌头来看，她的舌根部苔特别黄厚且腻。老师叫我开三妙散，苍术、白术、薏苡仁。

老师说，要重用白术。白术能疗死肌，必须要重用，可以治疗各种顽固性皮肌炎、硬皮病。这是补土以生金，脾胃肌肉为土，肺皮毛为金，虚则补其母，肺主皮毛虚了，就要通过脾主肌肉来生肺。

妇科有各种炎症，白带异常，宫颈糜烂，这些都可以看作是死肌，尤其是子宫内膜定期的生长、脱落、排泄。这些生长不够、排泄不干净都可通过白术来疗死肌生新肉。

老师在方中还加入杜仲、贯众，我们称为"二仲"。《药性赋》说，杜仲益肾添精，去腰膝重，除毒热杀虫于贯众。杜仲补肾入腰肢，贯众去湿热疮毒。

特别是宫颈糜烂，做过激光、微创手术，伤到子宫的妇女，老师说，贯众这味药少不了。因为贯众能除子宫、下焦各种热毒细菌，这种热毒包括现代激光手术、微创手术造成的。

老师说，你长期窝在家里，肺气不舒，引起肝气郁结，容易患肝病。这样分析出病机来，老师就在三妙散加二仲的基础上，再加上黄芩泻肺金之热火，枳壳、桔梗、木香、生麦芽以宽胸中之郁结。这样下焦的白带异常，就可以通过理中上焦的气滞而得愈，符合《内经》的整体观思路，即"下病取上"。

对于这个病人，老师开的医嘱也是少思虑，少窝在家里，节假日多去爬爬山，多去运动，并且禁食水果，不合适的水果能令腰凉手冷、气滞血瘀。

这病人还有些不解，水果不是有很多维生素吗？不是有很多营养吗？

老师笑着说，你们只知道水果的好处，不知道水果的坏处。寒凉的水果，生痰生湿。反季节的水果也不好，因为中医讲究"非时不食"，甚至不是本地产的，对人体都不是很好。所谓"一方水土养一方人"，当地盛产的瓜果蔬菜，营养早就够了，至于你身体需要补什么，大自然也早为你安排好了。现在季节盛产大白菜，大白菜就最补，将来盛产马铃薯，马铃薯就最补。

下午，我们切当归，先把全当归分成当归身与当归尾。原来当归的身和当归的根须尾巴药力是有差别的。补血、养血用当归身，活血、破血用当归尾。血虚，面色苍白者用当归身峻补血气，贫血缺血者宜。血瘀，面色紫暗者用当归尾活血化瘀，瘀血疼痛者宜。

老师的大药房里，当归的用量是相当大的。古人称"十方九归"，可见当归这味药确实不简单。当归被尊为药王，"血中圣药"，功用极大，许多传统方剂中都离不开当归。

明代医家李中梓说："能引诸血各归其所当归之经，故名当归。"清代医家黄宫绣说："要使血滞能通，血虚能补，血枯能润，血乱能抚，俾血与气附，气与血固，而不致散乱而无所归耳，书命其名曰归，即是此意。"

我们刚开始用剪刀剪，速度太慢，而且有些当归太干硬，剪得手生疼，还剪不断。后来，我们用轧刀切，就切得快多了。而那些病号们看着我们忙，也非常热情地围上来，帮我们一起掰当归尾。一群人掰，一个人切，仍然游刃有余。

同样的药，不同的部位，就有不同的功效，似乎有些令人费解。但我们一想，还是可以想得通的。比如，当归身，它是守的，而当归根须却是不断往泥土深层里游走的。这样一静一动，当归身守而静，故能补血养血；当归须走而动，故能活血破血。守静下来就是补，走动起来就是活。

所以累的时候，静坐打禅是补；郁闷的时候，行走爬山就是活血通脉。

关于药物不同部位有不同功效，秀梅、王蒋他俩背《药性赋》时也提到，比如茯苓，《药性赋》说：白茯苓补虚劳，多在心脾之有眚。赤茯苓破结血，独利水道以无毒。同样是茯苓，为何里面肉层的白茯苓就能补心脾虚劳，而表面皮层的赤茯苓却可以利水活血呢？

这还是动与静的关系。植物的皮毛跟外界营养水分交流沟通特别密切，经常吸水，收缩膨胀，特别发达。所以茯苓的皮部，即赤茯苓偏于利水。而白茯苓在里面，就是以健脾补虚为主。

中药皮类能利水，道理也在这里。比如，同样是生姜，生姜皮辛凉为主，主要是和脾利水，配伍茯苓皮（赤茯苓）、大腹皮、五加皮、陈皮这些皮肤发达的中药，特别能利水退肿，合而为五皮饮。我们想一下，人体皮肤不是汗腺最发达的吗？而生姜却偏于发汗解表、温中止呕。

第5天 人体气机的升降出入

2月23日

◎高血压病人致命三点

今天照例八点半到大药房，药房门口已排满了病人。

第1个病人，患有高血压病，是个妇女，由她儿子陪着来看病。

这病人高血压，头晕目胀。老师说她的脉象上越，亢旺得很，而下边却空虚，所以腰脚无力，头重脚轻。

老师直接叫我开天麻钩藤饮，天麻15克，钩藤15克，石决明30克，栀子12克，杜仲30克，桑寄生15克，川牛膝20克，黄芩20克，首乌藤（夜交藤）30克，茯神15克，生牡蛎20克，菊花8克，川楝子15克，竹茹20克，生麦芽15克，泽泻6克。3付。

这个方子是在天麻钩藤饮基础上，加了川楝子、生麦芽顺肝气的药，再用竹茹、泽泻、牡蛎增强平肝降逆之力，并用菊花易益母草，病人以目胀头晕为主，"闻之菊花能明目而清头风"。

这个病人后来回了短信，反馈良好。很多病人吃中药调好或好转了，不会主动再向医生反馈，所以我们也不方便记录医案。

这个病人的儿子发短信来说："余老师，您好！我妈喝了3付药后，脸上的红光就消退了，眼睛也不胀了，血压也降到轻中度的水平。而我吃完你的药，虽然血压降得不大，但胃口却好多了，现在头晕基本都没有了。真是医林出余浩，患者福音到。这里真心向老师致敬！致谢！"（此为3月3日收到的短信）

天麻钩藤饮方歌曰：天麻钩藤石决明，栀杜寄生膝与芩，夜交茯神益母草，眩晕目胀与耳鸣。

天麻钩藤饮是专治肝阳上亢、头痛眩晕、目胀、失眠，而下焦却空虚、腿脚无力的。里面有天麻、钩藤、石决明平肝息风降逆；栀子、黄芩清肝经之热火；杜仲、桑寄生补下焦肝肾；首乌藤、茯神宁心安神；再有益母草、牛膝活血利水，引血热下行，从小便排出。

古人称此方为平肝降逆，专治肝阳上亢、头痛眩晕、失眠的良方。

现在肝阳上亢、肾水亏虚的人很多，头重脚轻，血压高，眼花，失眠，目胀，所以老师运用这个方子的频率也很高。

关于高血压病人的医嘱，老师最常交代的就是不要生气。确实，生气常可直接升高血压。高血压病人最致命的伤害有三点：第一就是激动易怒，第二就是突然用力过度，第三就是吃得太饱，撑住了。尤其第一点伤人最重。

这里有一首清代大学士阎敬铭的《不气歌》，挺有意思的。大家生气前，不妨高歌一曲：

> 他人气我我不气，我本无心他来气。
>
> 倘若生气中他计，气出病来无人替。
>
> 请来医生把病治，反说气病治非易。
>
> 气之为害大可惧，诚恐因气把命弃。
>
> 我今尝过气中味，不气不气真不气。

◎芍药甘草汤治疗肝郁引起的大便秘结

便秘怎么办？现在便秘也成为常见病了。

这个女病人便秘得非常厉害，从高中到大学毕业，一直为便秘所苦，非常烦躁，眼睛也有些胀突。老师一摸她脉，就说她肝脉郁得很厉害。

老师又说，人体不单肝脉归肝所管，而且所有管腔、通道，通通都要归肝所管，都要靠肝的推动疏泄作用。

然后老师又断病人有慢性咽炎。病人说，老觉得咽喉有东西吞不下去，又吐不出来。这不正是梅核气吗？梅核气乃痰气结于咽中，是胸膈郁热与痰湿交结的结果。这时既要宽胸中郁气，又要散咽中痰核。

老师便叫我写上两个合方，栀子豉汤加半夏厚朴汤。栀子豉汤是《伤寒论》的名方，专治心烦懊恼、睡卧不宁，可以清膈上郁热。而半夏厚朴汤是典型的治梅核气名方，能令痰气舒达，方歌称：痰凝气滞此方除。

接着，老师又重用白术40克，火麻仁40克，白芍20克，健脾气，润肠道。芍药甘草汤就两味药，可以治疗肝郁拘紧引起的大便秘结。

最后，老师还交代了医嘱，叫病人常举手疏肝，练习甩手功，在家中每天都抽出时间来做做广播体操。

全方为：栀子10克，淡豆豉30克，半夏15克，厚朴12克，茯苓15克，生姜20克，苏梗10克，白术40克，火麻仁40克，白芍20克，炙甘草10克。

这方子从上焦胸膈热烦，到中焦痰湿交结，以及下焦便滞不通，一路都理顺下来。这不正是《清静经》里讲的"降本流末，而生万物"吗？

◎牙痛大多是胃火上蒸

牙痛不是病，痛起来真要命。这个病人正是牙痛，皱着眉头来的。

老师摸他的脉象说，你这是寒包火，然后只叫我开四味药，便嘱咐病人拿回去泡水服用即可。

生大黄 15 克，生麻黄 5 克，生甘草 15 克，薄荷 10 克。

牙痛，大多是胃火上蒸所得。所以用生大黄为君药，导热从肠腑下行，釜底抽薪，其热自退。《用药传心赋》说大黄乃涤荡之将军，《药性赋》也说通秘结、导瘀血必资大黄。用大黄导热下行，六腑以通为顺。又因病人有寒邪客于肌表，火郁而不能出。《内经》说火郁发之。这时又需要提一下肺窍壶盖，则下焦之热更易下行，故用 5 克生麻黄，表散肺家之寒邪。又用点薄荷叶，《药性赋》说薄荷叶宜消风清肿之施。对于牙痛肿胀，既能清利疏导，散去风热，还能疏肝解郁。用点生甘草，乃调中之国老，还清热解毒。

小小的方子也是君臣佐使兼备，麻雀虽小，五脏俱全啊！

这病人服后，反馈说效果很好。后来又来按这方子再抓药，很高兴。

◎重用白术治鱼鳞病

皮肌炎、皮肤脱屑可不容易治。俗话说：治啥别治皮。皮肤病，看似病在皮肤，实则关乎五脏六腑。老师同样是用脏腑生克的整体观来治疗的。

这个小伙子，上次皮肤脱屑非常厉害，老师还拍了照片。这次病人服完药后来复诊，跟上次照片相比，明显好转了很多。老师又拍了照片，以作治疗前后对照。

老师说，这类顽固性脱屑、死皮的皮肤病，必须要健脾，培土生金。这是个鱼鳞病，白术可治。《神农本草经》说白术有疗死肌之功，但必须要重用。于是老师重用白术 60 克，苍术 20 克，再加附子以温运脾肾，振作阳气。

我们读《难经》时体会最深的也是这个道理，为何白术能疗死肌呢？因为脾主肌肉，白术健运了脾胃，就能令肌肉恢复生机。如果损伤了脾胃，肌肉、皮肤便因为失去营养物质的供给，而失去生机，就会再生受阻。这叫万物生长靠供养，失去供养不生长。所以，伤了脾胃的人治疗皮肤病是比较困难的，必须先治好他的脾胃。这就是《难经》所说的，损其脾者，饮食不为肌肤。

这是说，一个人吃伤了脾胃，长期过量饮食，这样最容易得各种皮肤病，且顽固难愈，还特别容易伤风感冒。这是什么道理呢？因为脾胃受损后，由中焦供养到皮肤、四肢精气的途径就被切断了。这就像《孙子兵法》里所说的行军打仗，粮草断了，故寸步难行。兵马未动，粮草先行。皮肤病还没开始治，先要把脾胃治好。脾胃就是粮仓，水谷精微不能由脾胃供养到肌肤，肌肤腠理开合失常，不仅容易患皮肤病、伤风感冒，而且还缠绵难愈，反反复复。从中医整体观来看，这都是脾胃型皮肤病或胃肠型感冒。

这样我们读《神农本草经》白术能疗死肌就明白了。脾主肌肉，肺主皮毛，土能生金，脾能生肺。用整体观、脏腑相关来理解这个药性功效，就更容易到位。

接着老师又加入了他常用的三味药对，即枳壳、桔梗、木香，调理中焦气机升降；再加龙衣（蛇蜕）、蝉蜕，取类法象，令旧皮脱尽，新皮复生；还用点黄明胶烊化，黄明胶乃黄牛皮熬成的胶，以皮通皮，胶能滋润皮肤。

最后，治皮肤病还要照顾到肺的宣发肃降功能，因为肺主皮毛，皮毛开合正常，全在于肺。老师一开始说，治疗这个病人必须要发汗，也是这个道理。《用药传心赋》说，麻黄表寒邪之汗。故老师用生麻黄与竹茹一升一降，生麻黄宣发肺气，竹茹肃降肺胃之气。

◎一味降香治胃气痛

降香是一味良药，能行气活血，又能降气。尤其是现在病人普遍急躁，气机往上亢逆，这时既需要理气，又需要降气。

《药性歌括四百味》曰："降香性温，止血行瘀，辟恶降气，胀痛皆除。"

降香与丹参配伍，治疗冠心病、心绞痛，可活血降气、化瘀止痛。又因为降香独特的辟秽化浊之功，所以对于胃肠血浊杂质比较多时，兼有气郁作痛，这降香的作用就体现出来了。

老师下午收了一大麻袋的降香。老师收购药材，并不在乎价格，但药材一定要保真道地。要真货，不要假货。因为上次药商拿来的降香，泡在水里，只有浅浅的色彩。

老师拿出真降香，热水一倒进去，才一小片降香，整杯开水立即变成紫红色的了。这是中药鉴定的知识。如果我们不懂鉴别的话，很容易上当受骗。老师说，药材买卖里的水很深。实际上，降香就是黄花梨，制作上等家具用的就是它。

这时，我们想到一个医案，以前古代有穷人替财主打工，得了胃痛、头晕，找郎中看。正逢地主家用黄花梨制家具，有很多锯末。郎中便叫这穷人到财主家拿一把锯末回来，然后每天冲服一点，几次便好了。

以前曾听闻"竹头木屑，皆利兵家"的典故，所谓用药如用兵，这竹头木屑也是良药啊！老师善用竹茹、木香、降香，不正是用竹头木屑吗？

老师问我们，降香、沉香的药性是怎么走的？我们四人都说以下降下沉为主。

老师说，它们是降中带升，香味皆能醒脾以升清，这沉香、降香，芳香醒脾，辟浊，把秽浊化开，轻清之气就上升了。所以我们想，胃痛引起的头痛乃胃中有秽浊气滞，清气不能上升，这时用降香降浊气以升清气，正是医案中郎中治病的道理所在。

当然真正增加药的价值，不单于药物本身，很大程度取决于良医。所谓强将手下无弱兵，良医手中无庸药，在良医的手中，非常普通的草药都有神奇的功效。正如韩愈所说："玉札丹砂，赤箭青芝，牛溲马勃，败鼓之皮，俱收并蓄，待用无遗者，医师之良也。"这既是韩愈出彩的人才观，也是中医平等的药材观。所以古人说："竹头木屑，皆利兵家。"关键是要看如何用。不是药好不好，而是你会不会用，会用无弃草，如巧匠无弃木。

◎龙骨调养精气神

老师说，如果有上好的龙骨，数吨也要收。为什么呢？因为这龙骨是在神的层面上调身体，它能镇静安神，治失眠、惊惧、癫狂；还能从气的层面上调肝气上逆，平肝潜阳，治疗各种肝火上亢、烦躁易怒、头晕目眩的疾病；还可以从精的层面上来收敛固涩，用于各种遗精、滑精、带下、崩漏、出虚汗等病症。

中医说，人有三宝，为精气神。调精、调形是初层面的，调气机是中层面的，调神志则是高层面的。病在精气层面，比较容易医，很多药都可以用。可病在神志层面，却相当难治。能作用于神志的中药并不多，如龙骨、牡蛎、茯神、远志、菖蒲、酸枣仁等，这些中药都是老师常用、善用的。

龙骨在调养精、气、神方面都有广泛的用处，在精它可以涩精止遗，在气它可以降气潜阳，在神它可以镇惊安神。

学好龙骨、牡蛎这两味药的功用变化，可以治疗很多疾病。当今时代，太需要镇定从容了。降得浮躁之气定，乃修学第一功夫啊！也是养生做人第一功夫。

老师也说了，他只需这常见的几味药，就可以治大部分疾病。这药海里面的变化，更是深潭无底啊！

什么是龙骨？也有病人问，我们说这是古代的大型哺乳动物恐龙、大象、牛马等的骨骼化石。病人们很吃惊，似乎不相信，这化石不应该收在博物馆里面吗？你们中医也搞出来做药。是的，老师说这龙骨现在可是用一点少一点，而且价格一直往上飙升，假货还非常多。自己要有库存，才能用到真药、好药。

秀梅学过药材鉴定，曾试过把龙骨放在舌头上，那龙骨就像磁石吸铁一样，立即吸紧舌头。我们也试了一下，果然舌头与龙骨紧密地黏涩在一起。这大概就是龙骨能涩精止遗的一大特色吧？用舌头去试验，也是鉴别龙骨真假的一种方法。

龙骨质重，像石头一样，徐之才《十剂》中云："重可去怯。"像龙骨、牡蛎、磁石这些质重的药，能治疗各种气怯病。气怯就是神气浮散了，用石类重镇之药，能令其归元安静。现代很多人心浮气躁，气怯，神志不安其位，龙骨用之，就有镇惊安魂之效。

下午，阳光明媚。我们同老师一起到湖北医药学院的百草园收药，本来想见识各类青草药的，但却因为现在正是初春，大部分草药还是枯黄的，没有吐绿，所以只能采收一些现成的药材，如防风、射干，各收集了一大麻袋。

刚从地里挖出来的防风，我们一尝，是甘甜的。《用药传心赋》说，防风乃诸风之必用。防风能祛风，为风药之润剂。既治外感风邪、感冒、头痛、风湿，也治内伤风动，如肠风、肝风，防风都可作为药引子，而有良效。如玉屏风散治虚人易伤风感冒，川芎茶调散治伤风头痛，痛泻要方治肝风、肠风泄泻，蠲痹汤治风寒湿痹、关节疼痛，防风通圣散治内外不通、大便秘结。这些药方中都有防风的影子。

至于射干，《药性赋》中说，射干疗咽闭而消痈毒。我们也尝试嚼服了一下射干，果然咽喉麻辣，流连不去，直到第二天，那种麻辣感觉还没有完全消去。射干药力偏重作用于咽喉部位，这是毋庸置疑的。可见古人论中药归经作用可能也是亲尝亲试出来的。

今晚，我们喝完小米粥，从知粥味回到大药房，就同老师一起做药丸子。今晚做的是乌鸡白凤丸。我们四人同老师边做药丸边聊天，对于我们学医者经常从事脑力劳动来说，干些轻微的体力活便是最好的休息，这大概就是养生中的劳逸结合吧。

一个人要常劳身，常逸心，便真会养生。劳身就是养身在动，逸心就是养心在静。身体要勤动，心理要放松。

第一次做药丸，先把药泥切成块，然后揉成条，再把药条捏成一个个丸子，老师把最后一关。他说务必要捏得大小均匀。后来，我们也仿着捏丸子，一个晚上就基本把手法练熟了。

老师又谈到中医八法中的和法。和法者，和其不和也。八法之中，和法为贵。老师的治病思路就是以调和气机升降出入为主。比如老师用黄芪、葛根、柴胡这些升散的药时，往往会配牡蛎、黑豆、竹茹这些降浊的药，升清降浊，令气机各行其道，恢复正常，就可以治疗不少常见病、疑难杂症。

中医不是治疾病的病名，而是治人体气机的升降出入。所以，行医者绝不应该被病名所吓住，中医看的是病人整体的气机状态。

比如，人体阳气郁在中焦，上面燥热，会有口腔溃疡、心烦、失眠，下面寒凉，会有小便清长、腰酸腿软、脚部怕冷，如果针对每个疾病来治疗，那不是要吃很多的药，而中医却看到是这个气机失常，调升降而治之。

老师常说，以自身之热疗自身之寒，使寒热气机对流，病人的身体便会一步一步好转，便会渐渐恢复过来。老师称这也是和法，调和上下气机。他喜欢用《内经》开篇这几句话，来形容用药治病升降出入的思路，而且经常吟诵。

清阳出上窍，浊阴出下窍。

清阳发腠理，浊阴走五脏。

清阳实四肢，浊阴归六腑。

第6天 青菜萝卜糙米饭

2月24日

◎ 凡仁皆润

今天同样看了很多病人，每天都有这么多的病人。

有个妇女，两个月没来月经了。老师摸她尺脉说，你太弱了，子宫内膜太薄，没有七八毫米，很难水到渠成。这妇人说她头还有些晕，眼睛有些花。

按老师的思路，这病人是中焦肝胆脾胃郁滞住了，上焦肺气不能下降，以生肾水，所以才特别烦躁。老师开了小柴胡汤为底，再加上竹茹、枳实、桔梗，加强升降中焦气机。由于病人尺脉太弱，故老师还加了菟丝子、巴戟天以补肾。加入火麻仁，令肠道润通。

《药性赋》说，巴戟天治阴疝白浊，补肾尤滋。又说，菟丝子补肾以明目。菟丝子是平补之物，补而不腻，温而不燥。我们也在药房尝了一下，平平淡淡。

这菟丝子能够通过补肾精而使眼睛看清，而枸杞子则通过补肝血而令眼睛看清。至于火麻仁，能润肺，利六腑之燥坚。

我们发现老师治疗心血不足、心烦气躁，喜欢用两味药，一是酸枣仁，二是火麻仁。酸枣仁养肝血，令肝木以生新血，取木生火之意。老师说，心血是要靠肝木而生的。用火麻仁，则是心与小肠相表里的思路，润通小肠，则心脏的阻力、压抑立即舒减。

有不少心脏病的患者死于洗手间中，那是排便之时，肠道有积滞，不滑利，所以心脏压力特别大。故对于老年人或心血不足的人来说，保持肠腑的通畅是养心养血的关键。秀梅在抓药时喜欢说凡仁皆润，酸枣仁、火麻仁润心肠。

肠腑有燥结、拥堵，心主血脉的功能就会大减。

方子为：柴胡 10 克，黄芩 15 克，半夏 15 克，生姜 30 克，西洋参 15 克，大枣 5 枚，炙甘草 10 克，竹茹 20 克，枳实 15 克，桔梗 15 克，菟丝子 15 克，巴戟天 15 克，火麻仁 20 克。3 付。

还有一个肥胖的病人，性格非常急躁，手上长了些水疱，老师说这提示大便不通畅。老师说，水气上散外发是肺气不敛降的结果。肺气不降，肠道就会动力不足。比如，人上厕所，总会先鼓一口气，向下沉，才能顺利排泄。

老师就叫我开麻子仁丸，然后再加入几味降气下行的药，如牛膝、竹茹、龙骨。再加入山楂、木香，帮病人消积去滞。老师说，这病人吃药后会放屁，大便稀烂些。大便能通润下来，手上那些水疱就会消失了。

方药：火麻仁 20 克，杏仁 20 克，白芍 20 克，大黄 10 克，枳实 15 克，厚朴 10 克，牛膝 20 克，竹茹 20 克，龙骨 20 克，山楂 20 克，木香 30 克。3 付。

老师治这个病人是降他的肺肠之气。肺为水之上源，肺能肃降则水气通调。肺气宣发上冲太过，皮肤手上则容易长水疱。这时降肺肠之气则水道可通调。

麻子仁丸，又名脾约丸，是治疗各种习惯性便秘的，特别是老年人或产后、月经后肠燥有积滞的便秘最为适合。为什么叫脾约丸？就是指脾脏受约束、约制，不能散津上归于肺，加之病人肺气上逆，又不能下降通调水道，这样津液不能四布，反倒手上容易长水疱，而肠中却容易干燥。

麻子仁丸，在通泻肠中燥热的同时，还有杏仁以助肺肃降。《内经》说，水津运行的通道是由脾上输于肺，肺再宣发肃降，下达膀胱。

《伤寒论》很形象地称这种便秘为脾约，脾受到了约束，才没有动力输布，谁能约束脾呢？当然是脾的上司，也就是五脏六腑的老板——心了。心为五脏六腑之大主，心有消化不了的事儿，脾胃、肠道就有消化不了的食物，心受约束郁闷了，五脏六腑都会受到波及。老师说，要宽心，少思虑，这也是胃肠保养的关键。

关于便秘的平时保健，少荤多素是最重要的。肠道喜简单而不喜复杂，喜清淡而不喜油垢。许多人宁愿吃药来通便，也不愿意饮食清淡。

有个治疗便秘速效的方法，即青菜萝卜糙米饭，除此三样之外，不再吃其他东西，一个星期内就可以把肠道洗得干干净净。

对于许多习惯性便秘、烦躁易怒的人来说，他们长期都会为求医吃药而困扰，可通过调理饮食，归于清淡，许多健康问题就解决了。

◎组方配伍的五个辩证关系

我们这几天都是上午跟老师抄方，下午则读书做笔记或写跟诊日记。其间，还借了老师的《太氏药谱》来读，里面有很多精髓。老师特别指出书里用药配伍的五个辩证关系，告诉我们，这是此书的精华所在，我们都一一笔录下来。

那么，组方配伍有哪五个辩证关系呢？

一曰散收。散是发散、宣散，指祛除外邪，宣通气机。收是收敛、固脱，指固摄气血。比如虚人外感，一边要祛除外邪，用荆芥、防风来辛散；一边又要固护正气，以白术、黄芪来固表。

二曰攻补。攻为祛邪，补为扶正。如疾病邪正交争，《伤寒论》中在祛寒邪时，还注意保卫气、存津液。如小柴胡汤、桂枝汤，用到生姜、大枣来固护正气。

三曰温清。病情复杂、寒热错综时，或上热下寒，或里热外寒，这时应该寒温并用，如左金丸的黄连与吴茱萸，交泰丸的黄连与肉桂，相互制约，相反相成。

四曰升降。升是向上走，向外走；降是向下走，向内走。凡用药治病，升不可升发无制，降不可肃降太过。比如眩晕，不管是什么病因，它的病机都离不开清阳不升、浊阴不降，应该升清降浊并用。虚者，升清阳为主，如黄芪、葛根、升麻；实者，降浊气为主，如竹茹、牛膝、枳壳，还可加入重镇潜降之品，如龙骨、牡蛎。

五曰动静。静指阴柔呆滞，动指行走通达。补益、滋阴、养血之品，偏于壅塞气机，其性多静；而宣通、行气、活血之品容易耗气，其性多动。所以组方配伍应该动静结合，动中有静，静中有动。如太极图，阴中有阳，阳中有阴。

比如，补法容易引起脘腹胀满、气机不畅，这时可配合宣通脾胃之药，如砂仁、陈皮以消散其胀满。故补气常佐以行气，补血常佐以活血。又如行气容易耗气，这时可加入黄芪、党参以防气虚。如人参败毒散中，有枳壳、桔梗行气，羌活、独活散寒湿，这都是动药，容易消耗中气，可配合人参以防气虚。

太树人临证时用补益之法，经常会用到羌活一味药，使补益之剂具有宣通气机、促进生化之力，这也是临证一得。这里还有太树人临证的几个案例。

如太树人初上临床跟赵老师抄方时，来了个老年患者，气喘，汗出，肢冷，脉象沉细欲绝，病情危笃。赵老师叫太树人把脉、开方。太树人把脉后，便说这病是肾气不纳、肺气不降所致，是喘脱重症，急需回阳救脱，用参附龙骨牡蛎汤挽救。赵老师高兴地说，大有长进，就按你说的去办。

老师说，人身有两个人主宰，一阴一阳。许多危急重症、疑难怪病，都是这两个人不能够统一到一块去，一个人被另一个人控制。这时用药该怎么办呢？就是用参附龙骨牡蛎汤的思路，调和阴阳两个人。

后来，太树人又治疗了一个肝硬化腹水的老头。这老头七十多岁，肚子隆起，像一个大盆一样，面容憔悴，常叹气，疲乏，口中苦，咽中干，胸胁胀痛，不想吃饭，小便量少，大便稀。

太树人把他脉，判定为少阳受邪，枢机不利，导致臌胀证，必须和解少阳，拨转枢机。直接给他开小柴胡汤原方，柴胡用到15克，其余各药都只用到6克，大枣4枚。老头拿着这七味药的方，怀疑有没有效。太树人说，放心吃吧。这老头以前吃了一百多付药都没用，可服了太树人第一付药后，当天晚上就尿了四次，尿量大增，连吃3付小柴胡汤，腹水消尽，其他症状也一并消失。随后太树人又用香砂六君子汤收功。老头感慨地说，可不能小瞧年轻人，人小能耐不一定小。

老师很推崇《太氏药谱》这本书，道理也在这里。老师常说，疑难重症只要思路对了，治疗起来也相当简单。就比如太树人治好肝硬化腹水的老头，为何小柴胡汤有如此神效？因为人体水液正常代谢全赖气机的升降出入，小柴胡汤能调整气机升降出入的枢机。人的气机升降出入废了，身体就有病，废得越久，身体便病得越重。正如《内经》所说，升降出入，无器不有。故非出入则无以生长壮老已，非升降则无以生长化收藏。

《太氏药谱》中还有很多非常宝贵的临床经验，譬如冬瓜子治疗肺痈、肠痈、各种秽浊积滞。老师也常把冬瓜子加入三妙散中，升清降浊，治疗妇科带下异常臭秽及下焦湿热痹病。看了《太氏药谱》，我们才知道冬瓜子这么神奇。

冬瓜是非常寻常的瓜果菜食之物，它的种子为什么有如此神效呢？原来古人发现，把冬瓜子抛入粪坑中不腐烂，第二年用来施肥，地里还可以长出甜美甘爽的冬瓜。古人观察这一现象悟出冬瓜子"极善于浊中生清，其子抗生力强"，故冬瓜子能升清降浊，符合轻可去实的特点。广泛用治上焦的咳喘、脓痰，中焦的肠痈、积滞，下焦的湿热、带下、痈毒臭秽之病。

看来学问未必全在书中，平时善于观察领悟，处处留心皆学问啊！太树人得到的这个冬瓜子的应用经验，也是从一位民间老者口中听来的。

◎品读《药性赋》

晚上，老师给我们讲解《药性赋》。秀梅在黑板上抄写了一段《药性赋》：

诸药赋性，此类最寒。犀角解乎心热，羚羊清乎肺肝。泽泻利水通淋而补阴不足，海藻散瘿破气而治疝何难。闻之菊花能明目而清头风，射干疗咽闭而消痈毒。薏苡理脚气而除风湿，藕节消瘀血而止吐衄。瓜蒌子下气润肺喘兮，又且宽中，车前子止泻利小便兮，尤能明目……

我们一起诵读《药性赋》，老师则一一加以解说。

譬如，当讲到葛根时，《药性赋》说："疗肌解表，干葛先而柴胡次之。"老师说，颈项强痛大多属于湿，用生牡蛎、黑豆往下收，再用葛根升清解肌，而且用量要大，颈项就如同晒太阳一样，暖洋洋的。

接着，我们又谈到皮肤病。顽固性皮肤病，大多病根在脾胃。因为损其脾者，饮食不为肌肤。葛根能把胃中水谷精微供养到肌肤腠理，以解肌发表。

老师又说，这类皮肤病需重用白术。因为《神农本草经》说白术疗死肌，这比葛根效果更好。尤其属于严重掉皮的那种皮肤病，白术还要重用，更能走皮肤，令清阳发腠理，则皮肤腠理致密。还可配些枇杷叶，因为枇杷叶降十二经之逆气，能令浊阴归于六腑大肠中。确实，我们想了一下，排六腑积滞，就是一个肃降肺气的过程。

当老师谈到藕节既能消瘀血，又可以止吐衄时，便说，要特别注意这些对立又统一的中药，既能活血，又能补血，比如当归、鸡血藤，重用又不伤正气。

谈到海藻时，老师特别提到"十八反"，海藻很明显是与甘草相反的。"海藻散瘿破气而治疝何难。"所以用海藻软坚散结时，要特别注意它与甘草相反。

我们还一起谈了盘腿与八段锦，大部分练过盘腿的都能明显感到，盘完腿后走起路来轻快利索多了。秀梅也体会到盘腿特别酸胀时，更要放松、心静，这时坐练八段锦，可以缓解酸麻胀痛，疏通经络。

老师讲到，不是腿难盘，而是心不够柔软，心柔百邪息，念刚万症起。

第 7 天 脉药相合的六组药对

2月25日

◎凭脉用药

今天是周六，我们来任之堂大药房刚好一周了，究竟有没有达到理顺中医思路的目的呢？老师也很关心这个问题，他问我有没有学到东西。我说，学到了最重要的一点，就是对中医的信心。当然还有老师独特的把脉方式——双手合参。

今天，老师还特别把脉法略说了一二。老师开方没有特别固定的方路，而是凭脉处方，脉药相合。老师把他多年实践的脉药思路说给我们听。他说，把脉用药，他是从尺部开始的，绕着病人左右手走一圈。

譬如，今天这个病人，心烦，口干，脉道中焦偏郁，且有上越的趋势，尺脉偏弱。老师就断他颈椎不利索，头晕重，脚有些凉，而且看东西模糊，特别容易烦躁发火。老师就按着这个脉理思路，随手便开了十二味药，是六组药对。

首先，从左手肾脉开始，开玄参、牡蛎，把肾水往下收一收。然后，从左手关部脉偏郁，开当归、白芍，以柔肝缓急，并养肝血。再到双手寸脉管的心与肺，也就是上焦的胸腔，老师用枳壳、桔梗，一升一降，畅达胸中气机。而升降的同时，又恐气机上越，于是老师又加了茵陈、枇杷叶，以肃降肺胃肝胆之气，调和脉道上越的趋势，令肺气能下降于肾中，使金能生水。

很明显，病人中焦脉郁，关部有堵，所以清气不能上达，而见颈椎不利索、头晕，这时，老师再用川芎、葛根，升中焦脾之清阳，缓解颈项湿浊瘀血。川芎上行头目，下行血海，旁开郁结。葛根以其藤蔓悠长，能通达人体十二经脉，且能缓解颈部肌肉僵硬。最后，老师加红参、淫羊藿，以补命门右尺元阳，令元阳有所归附振奋。淫羊藿又名仙灵脾，《本草纲目》说它"味甘气香，性温不寒，能益精气，真阳不足者宜之"，广泛用于真阳不足引起的阳痿、妇人更年期引起的高血压等。

方子为：玄参 20 克，牡蛎 20 克，当归 15 克，白芍 20 克，枳壳 15 克，桔梗 15 克，茵陈 20 克，枇杷叶 30 克，川芎 15 克，葛根 30 克，红参 15 克，淫羊藿 15 克。3 付。

凭脉用药，这是我们今天学到的最重要一点。老师说，把脉要走一圈，使身体左右寸关尺六部脉皆有药物所归。哪部脏腑不通利，便用药物调和。比如心肺郁火者可加栀子豉汤，肾精不足者可加五子衍宗丸，肝气郁结、克犯脾土者可用逍遥散，命门火衰、脾肾阳虚者用附子、白术、干姜，气机上逆者用竹茹、枳实等。

《伤寒论》说："知何部不利，利之则愈。"这就是说，哪部脉象管的脏腑瘀塞住了，不能通调疏利，就用相对应的药物去疏通，病情就会好转。

◎加强版小青龙汤

咳嗽不容易治，俗话说，名医不治咳，治咳丢脸面。这是因为咳嗽难治且易复发，而且咳嗽辨证不容易。《内经》说："五脏六腑皆令人咳，非独肺也。"所以说，会治咳嗽的人，按中医来说，五脏六腑的病他都会治了。

这个中年男性病人，四十多岁，偏胖。他说下半夜咳嗽非常厉害，胸闷。"日咳三焦火，夜咳肺间寒。"这晚间咳重，一般病人都是多见寒底。老师摸他脉后说，肾脉郁涩，下半身有东西堵住，但要先解决咳喘、痰多稀白的问题。

老师念方，我抄下来，是小青龙汤。还好这首方歌在大学时背得特熟，小小青龙最有功，风寒束表饮停胸。细辛半夏甘和味，姜桂麻黄芍药同。还重点提到用干姜、细辛、五味子。

古人云：若要痰饮退，宜用姜辛味。对于稀白痰饮，干姜、细辛、五味子，一用即效，这是古人非常宝贵的经验。广东名医何炎燊把这三味药加入六君子汤中，叫温阳六君子汤，专治久咳痰白量多而难愈的，一用即效。因为脾胃为生痰之源，六君子治本，肺为贮痰之器，干姜、细辛、五味子治标。

由于病人有胸闷、脉涩、心脉不流利，老师还特别在小青龙汤中加入五味药，是专门针对病人气滞血瘀的，即枳壳、桔梗、木香、丹参、菖蒲。枳壳降气，桔梗升提，木香理三焦气滞。丹参活血养血，俗话说：一味丹参饮，功同四物汤。就是说丹参既能补血，又能活血通脉，带有通补的个性。菖蒲，《神农本草经》说："主风寒湿痹，咳逆上气。"对于肺心病、咳喘、气闭有良效。

我们把老师用小青龙汤加这五味药的处方思路，称为"加强版小青龙汤"。

今天，还有一个中年妇人，瘦瘦的，鼻头有些粉刺。老师开了颠倒散，大黄、硫黄各30克，打成粉后，用凉水调敷在患处，可治疗各种鼻头粉刺、酒渣鼻、痤疮。

这方子出自《医宗金鉴》，老师经常用。我们称之为"颠三倒四，又寒又热"。

就是说，这种病有风寒湿郁在外面，体内又有肝郁化火，这样里面郁热泻不了，外面寒湿又散不掉，所以用寒药加热药，寒热搭配，一边泻其郁热，一边散其沉寒，使气血恢复流通，粉刺就容易好。

老师还提到治疗痤疮要内外兼修，外敷颠倒散，同时还可内用枇杷清肺饮。

老师交代这个病人要戒水果，而且不能喝凉茶。可病人不解，说他就喜欢喝凉茶，喝些菊花茶后，吃辣椒也不会上火。老师说，你这是身体阳虚为底，吃辛辣的东西，又喝凉茶，是拿自己的身体当战场，最后会阴阳两虚的。

病人又说，那水果加热了吃怎么样？老师说，水果加热亦是凉，菊花泡茶还是寒。寒凉之物吃多了，身体血脉便走不动，各种垃圾就会堆在那里，搬运不走，成为疾病。这痤疮很简单，放大一百倍、一千倍，其实只是垃圾的产物和堆积而已。少吃寒凉的东西，血脉能温通，就可以搬运走。

《内经》说，人体的气血，逢温则行，遇寒则凝。所以，水果寒凉之物、冰冻饮料都是应该戒口的。

◎行医是行德，无德不行医

晚上车厢宾馆的老板娘请客。饭桌上，谈到医德的问题，行医是行德，无德不行医。老板娘十分佩服老师，老师开方药不收诊金，病人想到哪抓药就到哪抓药，帮病人代煎一付中药，只收 1 元钱。甚至做一料药丸，前后要一周时间，也只收手工费 20 元。

我们大学时，刚接触中医，就学医古文，老师给我们安排的第一篇医古文就是《大医精诚》。《大医精诚》就是孙思邈站在医德层面论行医的，《大医精诚》可以说是任何行医者终身都需要践行的。

行医者，每时每刻无不面临医德的问题，冉雪峰说："士先器识而后文章，医先品德而后学问。"如果没有老师的医德，我们也不会被感召过来，更不可能学到这么多东西。所以说，学问这种东西跟治国的道理也是一样的，惟有德者居之。《论语》说："为政以德，譬如北辰，居其所而众星拱之。"相信以后会有越来越多的行医者、学医者团结在老师身边来。

在看《太氏药谱》时，也特别记住了这句话："夫医者，非仁爱之士不可托也，非聪明理达不可任也，非廉洁淳良不可信也。"对我们学医的人来说，最大的考验并不是药性、汤头、脉理、病证，而是有没有仁爱恻隐之心，能否明辨笃行，会不会廉洁质朴。老师常引《清静经》中一句话来说明行医者的道德，"人能常清静，天地悉皆归。"一个人心中时常清静淡泊，那么天地之间的道德、文章、学问、医理、药性等，通通都会归附到他身上，为他所用。

淡得了名利，则精神自爽；放得下嗜欲，则寿年绵长。一个人只有放下所有，才能拥有全部。医生要淡泊名利，医德不就是要把名利关看淡，把生死关看破吗？把名利关看淡就是无所求，把生死关看破就是无所惧。秦兆虎老先生说过，"一个良医，无所求无所惧，则百病可医，反之则小疾难治。"

老师常说，医道不是发财的门道。行医本来就不是赚钱的行业，而老师却行医行得津津有味。从这里看来，把《大医精诚》背好笃行，比学四大经典还要重要。这是学经典的前行功夫，这也是后面老师要讲的行医者必须要注意的八点医德。

◎不传之秘——三个闪亮点

吃完晚饭后，我们同老师一起又回到大药房里读书、做药丸了。

我们这边读书，老师也坐过来一起谈论医道，我们赶紧准备记录。

灵感这种东西，你当下没有抓住，过后想要重拾就非常困难。所以古代许多文学家、诗人都有这个习惯，时常准备纸笔，放在身边垂手可及的地方，或骑马外出，或游山玩水，或吃饭说话，只要一有灵感亮点，立即记录下来，就连睡觉做梦有好想法，也立即从床边抓过笔，书录下来。

老师写《医间道》时，画"人体脏腑阴阳气血循环图"时，就是在晚上睡觉时突然灵机一发，赶紧起床记录描绘出来。

我们今天及时记录老师所讲，得到了三个闪亮点。医不叩门，道不轻传。这种闪亮点，在古代来说，属于不传之秘的那种，是要放在枕头底下藏起来的，或者要锁到石室金匮中，绝不轻易示人。

第一个闪亮点就是穿破石。关于这个秘方，老师也是摸索经历多年才得到的。刚开始，老师知道他太爷用一味药治疗肝炎，却不知道是什么药。后来，老师大学毕业后，在外地工作时，发现一个村的村民们纷纷砍一种树做保健药服用，治疗各种劳损伤积，以及各种结石、肿块。老师还是不知道这味药。这个疑问也一直压在老师心中多年，直到最后老师在一个江湖郎中家里看到这味药。刚开始江湖郎中绝不肯轻说，老师便提了几瓶好酒过去，这郎中才酒后吐真言，诚心道破，说此药名为穿破石，无攻不破，无所不到。

老师说，这穿破石虽然行走起来比穿山甲要慢，但喝五六天后，那种后劲就非常足，而且稳健有力，特别偏重于走肝胆系统，凡不通者皆可用。

我们听到这里，心中便有底了，以后我们可用这穿破石代替穿山甲、水蛭、蜈蚣这些虫类穿透之药。如果嫌力道不够，我们还可以选用王不留行、路路通、皂角刺，尽量避免使用虫类药。

老师恐我们记忆不深刻，还特意为穿破石的功效做了五大总结：一是穿透力稳健，服用后劲十足，凡体内血脉不通者皆可用之；二是肝胆系统疾病以及各类病痛瘀滞，皆可用之；三是可作为抗结核药，对治各种结核；四是体内各种癥瘕积聚、包块囊肿，譬如乳腺增生、卵巢囊肿、子宫肌瘤、前列腺肥大等皆可用之；五是穿破石根茎金黄，流白色浆汁，带豆腥味，通利之中还有补益作用，可用于农村干活劳伤、积损、陈年旧疾。

穿破石周身是宝，根、茎、枝条皆可入药。一棵树往往上百斤，砍下来全村人用都有余，价钱又便宜，药效独特，正符合传统中医"简验便廉"的特色。

今晚第二个闪亮点就是鸡矢藤。鸡矢藤治疗各类肠积是一流的，平和而有效。当今时代，从小孩到老年人没有不因饮食过度而食滞胃肠的。这种有肠积在里面，外面脸色一般都泛黄泛暗，胃口不好，又容易感冒。

老师说要用药物把积滞化开，颜眉才得以舒展。刚开始老师用肥儿散，虽然有效，但却因为药物苦涩难食，患者难以接受。后来老师发现鸡矢藤不仅效果好，没有难食的异味，而且药性平和有效持久。这样老师往往重用鸡矢藤，帮有积滞的病人排除宿积。宿积严重的可见黑褐色大便，直到大便色泽变浅，积滞化开后便好了。

人能神清气爽，源于二便通调！老师还喜欢重用鸡矢藤与火麻仁合成药对加入汤剂中，既化食消积，又润通肠腑。肠通腑畅，百病消除。

老师说，健康的标准，只要做到四能，那便没什么大碍了，这四能便是能吃、能拉、能睡、能笑。这鸡矢藤便是消积开胃，令人能吃能拉的佳品。故在民间有不少人懂得用鸡矢藤泡茶喝，被视为保健良药。

鸡矢藤还用于减肥，消积去滞就是它减肥的机制。有个病人身体肥胖，痰湿特别重，前来找老师要求减肥瘦身。老师问她胃口好不好，她摇摇头说以前很好，现在不好了。老师就直接开鸡矢藤与苍术两味药，以二比一的剂量，打成粉，叫病人平时拿来泡水喝，一次一大勺，一日三次。

肥人用苍术，瘦人用白术。这是说肥胖的人健脾减肥可用苍术，而瘦弱的人健脾增肉则可用白术。可见，脾虚的人，一则表现为痰湿重，肥胖，代谢不去；

二则表现为气血生化少，瘦弱少肉。

这个小药对，药小力不小，为健身减肥的良药。因为它们符合中医一升一降的思想。鸡矢藤消积化浊，以降胃气；苍术健运湿阻，以升脾中清气。鸡矢藤降胃中浊气，苍术升脾中清气。一升一降，正符合《内经》所说的，清阳出上窍，浊阴出下窍；清阳发腠理，浊阴走五脏；清阳实四肢，浊阴归六腑。

所谓"肥人多痰湿，瘦人多虚火"，这减肥就当以祛痰湿，恢复脾胃脏腑升降功能为第一要义。这小小的一个药对，里面正昭示着这样的医学正道。

第三个闪亮点便是八味药治疗顽固的手足麻木。有老药工问老师手足麻木怎么治，老师说应该用补益气血、散寒除湿的思路，然后老师又说出一大堆药物。那老药工摇摇头，说都不是，治疗寻常的麻木可以，治疗陈年老病就不行。必须要用到八味药，即川乌、草乌、威灵仙、仙灵脾、桃仁、红花、木瓜、甘草。

时间过得飞快，我们听得意犹未尽，老师笑笑说，很晚了，今天就到这里吧！

我真没想到，没日没夜地听老师讲，并且记录，这种知识的盛宴，丰收的喜悦，能战胜一切疲劳。学习的快乐，可以忘记了饥渴。

第 8 天　胸膈郁热五虎将，理气清热效最良

2月26日

◎补气祛湿与减肥用药

第1个病人，是个中年男性，矮小偏胖。老师一号脉，还没等病人说什么，老师便说，你关尺脉以下偏郁，所以腰比较酸重，气郁在中焦，寸脉不足，寸脉主上焦，故你脖子后面不是很通畅，颈椎有些问题。

老师又看看病人指甲，是淡紫色的。又叫病人伸出舌头，看到舌的中后部苔偏白腻。就说你这身体不单瘀，血脉走不动，而且痰湿还很重。

病人不住地点头，老师对自己的脉理还是比较自信的。

接着老师叫我开《伤寒论》的苓术姜草汤和当归补血汤为底。

这苓术姜草汤又叫肾着汤，即茯苓、白术、干姜、甘草，肾着汤用于腰肾被湿邪困住了。肾本主水，反为水湿所困，所以要把水湿化开。《伤寒论》形容这种肾为水湿所困着的状态为"腰以下如带五千钱"。

老师苍术、白术联用而且重用，因为《内经》说："诸痉项强，皆属于湿。"而脾主湿、升清功能不仅是向上的，老师还说这脾主湿功能比较特别，它还向四周上下左右内外辐射出去。故肾中有湿浊，被水湿困着，也要归脾来统管。

老师把肾着汤与当归补血汤联用，就是补气与祛湿的思路。气足则水湿得以运化，扶正以祛邪也。而病人脉道还有瘀血与气滞应该怎么办？老师又加了枳壳、桔梗、木香、丹参、葛根、桂枝这六味药，理气活血，斡旋中焦气血，以解中焦郁脉。

病人舌尖红，烦躁得很。老师又加了生牡蛎、黑豆、竹茹，把阳浮之气以及肾水往下收一收，这样病人也就不会那么烦躁了。

收下来的湿浊、烦躁之气，该怎么排出去呢？当然要从肠道中排出去。故老师最后还加了一味火麻仁，病人大便不是很通畅，下焦郁得很，这样润通肠道，不仅有利于给腰肾肠腑湿浊一条出路，而且上焦心胸烦躁之气也会因釜底抽薪而顿减。这样肠通腑畅，湿浊排出去，则腰肾压力顿减，而转动轻松。

拟方：茯苓 30 克，苍术 10 克，白术 30 克，干姜 20 克，炙甘草 8 克，黄芪 30 克，当归 10 克，枳壳 15 克，桔梗 15 克，木香 30 克，丹参 15 克，葛根 30 克，桂枝 10 克，牡蛎 20 克，黑豆 10 克，竹茹 20 克，火麻仁 20 克。3 付。

还有些病人肠积化热明显，腰腿不利，老师会重用大黄。《神农本草经》说大黄"推陈生新"，这就是以通为补的思想。邪浊祛除则正气复生。这也是张从正"邪去而正生"的攻下派思想。

为什么肾着汤能治腰痛？老师让我们去参上病下治、后病前治、胸病治肠、腰病治腹的道理。一旦想通，肚子是挂在腰上的，我们立马露出豁然开朗的微笑，难怪老师治肥人腰痛时常说，要除湿减肥。

◎治阳痿的三味药

有一个少精弱精、难以生育的病人，想来求子。这个病人刚结婚不久，精子活力只有百分之二三十。老师说，这样的病人，大多不是真正的肾虚，而是肝郁。老师曾经用逍遥散加蜈蚣的思路，把一些不育男性的精子活力由 20%提高到 80%。

但这个病人看着确实身体比较弱，长得非常清瘦，说话也很小声。

老师摸了摸他的脉，然后又看他的舌象，见他懒动寡言，便对他说，你累了，它也累了，你动得了，它也动得了。精子活力差，就是郁在里面了。你要少郁在家里，多做些户外活动，爬爬山，只要你能动能活，它也能动能活，你生气烦躁，它也生气烦躁。然后老师直接叫我开四君子、五子衍宗丸合方。

"四君子汤中和义"，这四君子汤具有君子中庸平和的美德，是调脾胃中土气虚的第一方，红参20克，白术20克，茯苓20克，炙甘草8克。

五子衍宗丸即五种中药种子，取其以子通子之义，子能够传宗接代，繁衍子孙，所以称之为衍宗丸，五子分别为菟丝子15克，枸杞子15克，五味子5克，覆盆子15克，车前子10克。

因为病人还是以虚底为主，车前子偏利，故老师常用黑豆来代替，黑豆入肾，通中带补，不会滑利肾精。

老师还加入杜仲20克，川续断20克，五加皮20克。古书说杜仲入腰胯，这三味药就是专门引药入腰胯的。可引五子衍宗丸入腰肾，补肾精。

最后老师还加了蜈蚣2条，淫羊藿30克，鹿角片20克。

老师说这药吃下去，病人能正常晨勃，再调养一段时间，便能够生育。

这淫羊藿就是仙灵脾，补肾之力平和持久。记得一位老药工说过，中药里面凡药名沾仙带灵的，或者有神的，都必须特别注意，它们功效都非同凡响，比如仙灵脾、威灵仙、灵芝、茯神、仙茅、仙鹤草等。

古人起药名都是慎之又慎的，绝不会随随便便。这些沾仙带灵有神的药物，用好了，可以治疗很多疑难杂病。

老师治疗坐骨神经痛以及各类脊椎病变，也非常喜欢用这三味药，这三味药是有兴阳、助晨勃功效的。为什么呢？

这鹿角片乃鹿头顶诸阳之会长出来的，通督脉，故云"鹿角通督壮元阳"。

而蜈蚣又称百节虫，俗话说，百节之虫，死而不僵。体型多节，类似一个个脊椎构成。又以其善走动，四川产的为道地，故又称为川足。能搜刮脊椎腰背久伏之寒湿以通络。民间有个经验方，就是把逍遥散加蜈蚣一起打成粉，治疗各种肝郁络脉引起的阳痿。这种阳痿，补药是没有效果的，疏肝解郁通络，令肝经能够"下络阴器"，则痿者可振。

这里还要说一下淫羊藿这味药，老师非常善用而且常用。记得古书里说淫羊藿是有它来源的，"西川北部有淫羊，一日百遍合，盖食此藿所致，故名淫羊藿。"这就是说，有一种藿草，羊吃了，能增强繁衍生育能力，故名淫羊藿。

古人是不轻易把这其中的道理言明的。因为其心不正，用了良药，恐怕也会坏事。即《内经》"以欲竭其精"，靠药物来纵欲，只会加速身体的败亡，这会让身体半百而衰啊！《内经》称这样的人为"不知持满，不时御神"。

我们反观要达到年百岁而动作不衰，且能有子，不也在这句话中吗？就是要知道节欲，要知道御神。节欲是淡泊寡欲，御神就是少思虑，令神志能安逸。

老师最常交代病人的医嘱，就是少思虑，多运动。这也是养生的宗旨，即"养心宜静，养身宜动"。有些人好吃懒动，没有节制，又思虑计较非常多，所以才与疾病痛苦长期相伴。

◎ 专治抽筋的药对

腿脚抽筋怎么办？经常有这样的病人来找老师。

有个老年病人，因为脚抽筋来找老师。老师摸了他的脉说，你这抽筋是小问题，很容易解决。你是不是看东西变得模糊了，而且头晕晕沉沉，脖子强硬。

病人点头称是。我一想也恍然，这脚抽筋，是肝主筋，而肝又开窍于目，肝阴不养筋，肝血不养目，所以才会抽筋、眼花。

老师说这病人脉象中焦关部郁得很，有化火的气势，故脉象向上亢越。

治疗抽筋的同时，另一边还要重视兼顾整体脉象变化。老师直接以两味药淫羊藿30克、小伸筋草15克来对治抽筋。老师说这是专病专药，经验之谈，见一个治一个。因为水生木，肝阴要从肾精中抽用上来，所以老师还重用杜仲、牛膝以补肾气，白芍、木瓜缓肝急，这是治抽筋的本。

接着要解决病人肝郁化火的问题。病人因为胸膈有郁热，睡不好觉，晚上易抽筋。这时老师用理气清热的思路，这里有五味药是老师最常用的药组，即枳壳15克，桔梗15克，木香30克，栀子12克，淡豆豉30克。我们称此五味药为"胸膈郁热五虎将，理气清热效最良"，专治肝郁化火的。其实这胸中郁结一打开，闷热一除，许多疾病都可以自愈。

这五味药也是对治时代病的，当今社会生活节奏快，很多人心烦气躁，易于肝郁化火，所以老师特别选用这五味药来对治时代病。

解决了抽筋与肝郁化火的问题，还得照顾好病人的整体气机状态。老师说把脉首先要把整体脉势，气机占七成，病机只占三成。这病人脚抽筋，跟二便通不通利也有关系。老师还加入两组非常巧妙的药对，以增强下焦膀胱、肠腑的排浊能力。病人眼睛有些昏花淡黄，那是因为肝浊不能从大小便排出的缘故。肝郁化火，除了清理中上焦外，还需要通利下焦，给邪以出路。这两组药对就是专为此而设的。

第一组药是炒薏苡仁30克，泽兰15克，渗利小便，令浊气自州都之官膀胱排出，这样眼睛就可以变得清澈。利小便为什么可以让眼睛变清澈？尤其是小便黄赤者，这个道理很管用。我们刚开始不明白，为什么利水的药物可以明目，明目不是要补肝肾吗？《药性赋》说："车前子止泻利小便兮尤能明目。"后来看到这句话，想通了。当肝经被湿浊蒙蔽时，再用补药，只会加重眼花。老师说这是鸠占鹊巢。所以清利浊热就能令眼睛清澈。这也是拨云见日的道理。

而薏苡仁、泽兰渗利小便的功用也同车前子一样。上面眼花黄浊，可以通过引热下行，从小便排出。这也是《内经》"上病下取"的思路。

这第二组药对也非常巧妙，是用火麻仁30克与苦参8克来润通肠道，增强肠道排浊能力。二便通调，百病乃消。老师运用中医整体观来治疗疾病的思路，再一次在这个小小的抽筋方中体现。

我们还特别发现老师习惯把薏苡仁、泽兰、火麻仁、苦参这些偏治下焦疾病的药放在处方的最下面，或加入成方的后面。这里面也是有表法的。

一张处方单可以分为上、中、下，人体也是上、中、下三焦。火麻仁、薏苡仁偏于通调大肠、小肠、膀胱下焦，放在处方下面更容易理顺思路。

这里还要提一下薏苡仁，这里用的薏苡仁是老师亲自炒过的，薏苡仁炒过变成炒薏苡仁，加强健脾化湿之力，而且淡渗利湿，还不至于太伤阴。

关于炒薏苡仁，我们第一次炒时，周师傅教了一遍技巧，说是薏苡仁偏重硬，炒时火候要大，小了透不到里面去，手要勤快翻动，从左翻到右，从右翻到左。慢了还会炒焦。这样炒才能炒出好薏苡仁。薏苡仁炒好的特点是颜色金黄，没有焦味，且香味特别浓。按这样的要求炒，我们只炒了三包，胳膊就非常酸胀了。看来中药的炮制环节也是非常关键且不易的。

◎生姜、大枣的大功效

下午，我们和老师、陆西四人一起到牛头山去采药。老师站在牛头山脚下，说真想把诊所开到这山脚下来，只是合适的房子不容易找啊！确实在山脚下，既方便采药识药，给临床实习的学生讲药，也方便病人爬山锻炼身体。中医讲究天人合一，人与自然和谐统一，这里面就有养生。所以老师说，现代人能抽出时间去爬山也是种奢侈的行为。

记得以前有人解过这个"仙"字，说古人造字何以为仙？人入山而为神仙啊！古人把洒脱无拘、喜欢亲近大自然、进入山林中的人，便叫作仙。

我们边爬山边认药，刚上第一个小山坡，老师就给我介绍了治疗牙疼的麻骨烧筋，说用这麻骨烧筋熬水漱口专治牙疼。我们随手采了一大把，把地上的茎叶砍掉，只取根部。我们还特别尝了尝，极苦，苦到足以皱眉。

接着我们又走到另外一个山头，这山道两旁有木通，还有花椒，老师摘了把花椒叶，说花椒叶极像两面针，要注意鉴别。确实，我们如果没有仔细观察，把花椒叶放到两面针堆里，绝对不容易分离出来。我们这次入山的主要目的是采穿破石，所以对途中的花草就没有特别再留意。

我们经常爬山，知道一些爬山的技巧，其中有三点非常重要。如果爬山的人能把握这三点，一般是不累的，而且会越爬越精神。这三点分别为上、中、下三点。

第一就是上面的嘴巴。嘴巴要轻轻闭上，少说话，"开口神气散，意动火工寒。"就是说一开口，人就会动心，意识会思虑，一思虑就不容易专注，反容易耗元气。再者，爬山如果肆无忌惮地说话，是很容易吃到风的，容易得气管炎。

第二就是中间的腰肾。爬山时可把双手反过来固在腰肾上握住，这招在八段锦中叫"两手攀足固肾腰"，这种做法能够助肾纳气，助肾藏精，使运动过程中的精气能够归藏到肾中。

第三就是下面的双脚。走路时，尤其是走山路，最好是脚尖先着地，这样一则不容易伤到膝关节半月板，二则能够越走越轻巧，不拖泥带水。

走平路时，整个脚底平行贴地很重要，这是行禅的诀窍，掌握好走路的方法，走起路来不知疲倦，越走越有劲。正如老师讲的，做任何事情，姿势不对，永远难以修成正果。走路也要讲姿势，古人讲坐卧不当风，走路要挺胸。老是低着头走叫垂头丧气，气脉压住了，越走越累啊！

我们四人边走边聊，陆西提到有关气功治病的问题。老师说他以前治过一例练气功走岔气的小伙子，搞得精神失常，睡卧不宁。老师摸他的两手脉势都不平衡，心神不定。老师只给他开了四味药，生姜 15 克，大枣 5 枚，合欢皮 30 克，首乌藤 30 克。小伙子吃了几付就好了，感谢不已。老师也没想到，这么简单的几味药，有这么好的效果。

于是老师说，别小看生姜、大枣这么简单的药，那都是体现了一阴一阳在里面啊！两味简单的药就有精深的医道，以后你们凡是遇到两手脉象不一致的病人，都可以放胆用生姜、大枣去调和。

老师把寻常的中药都赞到点上去了，这是用药的经验之言啊！后来老师特别给我一本《重剂起沉疴》的医书，我看到里面说得非常好。书中说：人生病了，就像桌子不平衡一样，只要把偏低的那只桌脚垫上块木头，桌子就平衡了。所以，像竹头木屑这样的小东西，用得好都有大功用。就像老师用生姜、大枣这种再寻常不过的中药来调和气血一样，把没见过的疑难杂病都能够治好。这就是寻常的草药能用好，就是非比寻常了。

◎疮痒瘀斑重用石菖蒲

我们四人继续沿着崎岖的山道往上爬，这种黄土地的山道，越走越有劲，如果是水泥地或石板路，走路缺乏了缓冲，硬邦邦的，人就非常容易累。

一直走到一大片穿破石林，从那小溪流处穿过去，先发现溪边长着不少石菖蒲，在清澈的溪流映衬下，石菖蒲油绿油绿的。我们拿出布袋和小锄子，开始采挖石菖蒲。这种山野溪边的石菖蒲是原生态的，自然界天生天养，药力十足。老师说在这里采的药要比买药商的好多了。

老师还说有另外一种，叫九节菖蒲，一寸长九节的，通心窍的药力更强。现在采挖的菖蒲，一寸也有四五节，长得扎扎实实，肥肥满满，也相当不错。

我们在溪边边采菖蒲边洗，洗完后还要甩干水珠，装进麻袋。不多久，就采好了一小袋。山溪水凉得很，我们洗得手都麻木了。难怪医生经常交代产妇或来月经的女性，千万不要随便碰冷水、吹凉风和吃生冷瓜果。我们这么强壮，洗冷水都觉得麻木痹冷，更何况产后气血大虚或经期的女性。

洗完菖蒲装好后，我们便赶紧拍手取暖，把手从麻木状态拍得痒痒的，再拍得暖热暖热的，这样寒湿之气便不能再伤人了。

谈到拍手，这也是我们从一位台湾医师侯秋东的《拍手健康治百病》一书中学来的。通过简单的拍手功，帮助了不少人恢复健康。现在广东流行得很，早晨到公园里，随处都可见练拍手功的中老年人。

何以拍手能让身体气血调和？因为掌内有心包经、心经、肺经所过。不少人因为思虑过度，伤了心脉。又因为平时好吃懒动，导致肺活量降低。拍手就能够把思虑气结在心胸中的郁气，通过心经、心包经转移到手上拍散掉。

当然，拍手还有其他好处，十指连心，强壮十指，可以增强心肺功能。肩周炎、手足麻木也可以通过拍掌缓解。

拍过后，最明显的是掌心周围有瘀斑、瘀点，那是身体的寒湿瘀毒往外排。越拍手掌越轻巧灵敏，那就说明练对了。

我们还有一个惊喜，就是每天拍掌半小时，一个月后，练起毛笔字来，居然水平也提高了不少。这可能是附着经络的毒邪消散了不少，所以手指定力特别高，手感特别轻巧灵敏。

谈到菖蒲这味良药，老师说非常重要。《神农本草经》称菖蒲"主风寒湿痹，咳逆上气，开心孔，补五脏，通九窍，明耳目，出音声"。老师说凡药带补又能通的，非常符合人体状态，都应该谨记。譬如鸡血藤既能补血和血，又能活血通脉。当归也一样，既能补血养血，又能活血化瘀。而石菖蒲这种药，开心孔的同时，既能补五脏，又能通九窍，补中带通，这药不简单。

老师在治疗各类顽固性疾病、疮痒瘀斑时，一般都会重用石菖蒲15～20克。为什么呢？因为《内经》说："诸痛痒疮，皆属于心。"可见大凡痛疮斑痒都归心所管，而得这类疾病的人也大多有烦躁难安。故老师又说，凡痛甚者，必心烦闷，此乃风邪入心经，非此物不能除。

今天刚好碰到一个脸上长斑、非常痒痛的女病人。老师一摸她的脉，就说她心经有风热。

这病人从外地坐车过来，是江浙一带的，在那里治疗了很多年，都没治好，现在是大学四年级，准备实习找工作。因为脸上长斑，她非常自卑，情绪低落，更是苦恼烦躁。这回她妈妈亲自陪她过来。

她最关心的是能不能治好，老师安慰她说，比你病重得多的都可以治好，你要放心，不要担心。

可怕的不是病，而是纠结的心。疾患本身不可怕，对待疾患错误的认知是非常可怕的。绝大部分人不是死于病，而是死于这些错误的认知和消极的态度。

老师观看她以前的方子，大都以桃红四物汤活血化瘀为主，还有不少清热解毒的药，其间还用了不少西药。老师说这个病人要用一收一降一利的思路。

老师叫我先开龙骨、牡蛎各30克，把浮阳上亢之火往下收；再用枇杷叶20克，竹茹20克，龙胆草6克，分别把肺气、胃气、肝气向上亢逆的势头往下降下来；然后再用泽兰15克，薏苡仁30克，把收降下来的热火引到膀胱、小肠经排出体外。这七味药是收降的，用于降服病气，给病气一个出路。

接着，老师又说，疮痒归心所管。病人心烦气躁，用丹参20克，菖蒲15克，徐长卿15克，三味药去心经之浮热并活血。由于久病入络，老师还特别加了全蝎5克、蜈蚣2条两味虫类猛药，以搜剔附着在经络上的顽固邪毒。

老师说，全蝎、蜈蚣治风痒痛肿。这丹参、菖蒲、徐长卿、全蝎、蜈蚣就是通利的思路。

最后，老师还特别加入白术、甘草两味药，而且还重用白术 40 克。因为《神农本草经》说白术能疗死肌，它可以帮助脾脏把精微物质向上向下向内向外向左向右输送，推陈出新。治疗皮肤病必须要健脾，因为脾主肌肉，这白术就是以健脾长肌肉为主的，故能推除陈旧的伤疤，长出新的肉芽。

另外老师还专门叫病人去超市买十五个鸡蛋，下午准备帮病人炒蛋黄油。这蛋黄油外敷可以治疗各类皮肤病。

石菖蒲治疗皮肤瘙痒，从心论治，《奇效良方》里早已有所发挥，里面有首方歌，老师也经常引用，说：

> 威灵甘草石菖蒲，苦参胡麻何首乌，
>
> 药末二钱酒一碗，浑身瘙痒一时无。

这方子只有六味药，治疗皮肤病瘙痒却非常灵效，里面既有通心经的石菖蒲，又有祛风通络的威灵仙，还有何首乌，能祛风止痒，通便排毒，配合胡麻，能够使伏藏的风湿热毒自大便而出。

◎ 穿破石的精神

接着，我们跨过小溪流，开始采挖石壁缝隙里的穿破石。老师指着穿破石说，穿破石的性子就是这样，不是石头密布的地方，它还不长呢！可见对于各种顽石般坚固的肿瘤、肿块、积滞、结石，辨证配入它都可以穿破吸收。

我们轮流着采挖，因为这穿破石的根实在是太长了，深深扎进岩石缝隙里，好像石头都被它穿破攻裂。陆西就问老师，是不是整棵树都可以用啊？

老师说，是的，地下的根包着一层金黄的皮，叫作根带皮。而地上的枝干，带着许多小刺，叫作枝带刺。这穿破石通身都是宝，根带皮、枝带刺都可以入药。

我们终于把这株高过人的穿破石挖了出来，并轮流着把它剁成一段一段的，方便装袋，一会儿就装满了一小麻袋。然后再沿着溪边山路，边下山边砍一些小株的穿破石。装满后，我们便直接下山了。

背着满满的穿破石，我们对这位不畏岩石险阻的草药兄弟充满了敬意。国外研究发现，精神意志力脆弱的人更容易被疾病光临。

在学习穿破石治顽症的时候，有没有学到它面对一切困难无所畏惧、势不可挡的精神，有没有感受到它无坚不摧的意志力，以及敢向岩石扎根，向困难开炮的无比勇猛秉性。有的话，那就是《内经》"勇怯论"里讲的，勇者气行病愈。对于身患顽疾包块的病人来说，比吃穿破石更重要的是，有这份不向任何困苦低头的勇气，人一有这勇气，能量立马提升，这就是穿破石精神。

疾病像弹簧，看你强不强，你强它就弱，你弱它就强。

回来的路上，老师说，明天有一位从广东某中医院过来的同行，叫赵青峰，这次他也过来交流学习，你们可以相互学习一下。

第9天　搓脚心能引火下行

2月27日

◎重新解读九味羌活汤

今天看的第 1 个病人，是个坐办公室的中年男性，斯斯文文的。老师一摸他的手，肥肥满满，软绵绵的。老师说，手如棉，一生不动刀和镰。这人平时应该很少运动。又摸了他的脉，老师说，你前列腺有些问题，运动过少，久坐不动，阳气都郁在里面，宣不上来，所以头脑整天晕乎乎的，阴囊也有些潮湿，颈椎也不利索。

那病人点了点头，又苦着脸说，浑身都酸软无力，脖子也僵硬。老师说，诸痉项强，皆属于湿。诸寒收引，皆属于肾。然后直接叫我开九味羌活汤打底，再加上薏苡仁、黑豆、龙胆草，并重用葛根。

九味羌活汤：羌活 10 克（太阳膀胱经），防风 8 克（少阳胆经），苍术 10 克（太阴脾经），细辛 5 克（少阴肾经），川芎 10 克（厥阴肝经），白芷 10 克（阳明胃经），黄芩 5 克，生地黄 5 克，生甘草 5 克（三药清气分、血分之实热）。

这九味羌活汤是治疗外感风寒湿三气、内有郁热的良方，出于张元素的《此事难知》，为后世时方中的佼佼者。

广东潮汕有一位老中医，治疗一般疾病，凡身体酸重难耐的，都以此方加减变化，疗效颇佳。现代药理研究也认为此方能扩张周围血管，改善微循环，开合毛孔，调节机体内外，所以此方对于脏腑经络气血运行不畅有着不一般的疗效。

《内经》说，善治者治皮毛。这句话有两重意味，一是要在疾病初起阶段及早介入治疗，二是要善于通过皮毛的开合来治愈疾病。人体的皮肤毛发是身体的最大器官，它的收放开合最关乎健康。我们读《伤寒论》，看里面的方子，发现张仲景是个善于治皮毛的高手，许多方子从皮毛的开合出入中去看，别有一番意味。

九味羌活汤如此重要，所以这首方歌要脱口而出，即：

> 九味羌活用防风，细辛苍芷与川芎。
>
> 黄芩生地同甘草，分经论治宜变通。

方不是死方，而是活法。大匠示人以规矩大法，而不示人以巧。巧妙之处要靠自己去领悟，这九味羌活汤的大法，《此事难知》里说，上面九味药不可以执死，应该看经络前后左右不同，病邪多少大小轻重不一，增损用之，其效如神。

老师是这样增损变化的：这病人阳气郁在下焦，发不出来，外邪着于皮肤腠理，容易流连不去，所以酸软无力。病人还有些口苦，应该是邪气郁而化热，因而加入少量龙胆草（3 克），泻肝胆郁热。

故用九味羌活汤散膀胱经及肌表的风寒湿邪气，并用薏苡仁、黑豆祛脾肾下焦郁积之气。龙胆草小量用，降肝火，也健胃。这样能使肌表寒湿与体内郁热外散下排。《内经》说："其高者因而越之，其下者引而竭之。"

这方子一边以九味羌活汤发越肌表上面的寒湿之气，又以薏苡仁、黑豆、龙胆草利导下焦郁结之浊水从小便出，宣上畅下，整体论治。最后用 50 克葛根以升清舒经，令清气上达头面，不致晕沉，再柔缓舒解僵硬的颈项。

老师说，病人服后，会微微出些汗，就会慢慢缓解过来。最后，老师还是交代病人，要少思虑，多运动，少窝在家里，多去爬爬山。

葛根虽好，亦不能代替运动。可以治疗一时的疾病，却不能治疗长久的不良生活习性。人总是先由生活习惯的不健康，最后才会引起身体生病。所以老师对每个病人都会不厌其烦地重复这个非常重要的医嘱。

中医是治本的，治本不一定要用中药，调整生活方式，正如《内经》所说，食饮有节，起居有常，不妄作劳，故能神与形俱，而尽终其天年，度百岁乃去。不正是最好的治本吗？

◎ 腰痛的内幕——肺气不降，金不生水

有位病人便秘，月经量少，她是家庭主妇，经常窝在家里，又喜欢吃花椒、辣椒。老师把脉后，说她有咽炎、食管炎，叫她少吃花椒、辣椒。这是典型的肺火上冲，金不生水，故而肾水减少，肠道也因此失去滋润，而排便困难，月经量

也少。

病人问可不可以吃人参养荣丸，老师说，你这是痰气内阻，肺火上冲，不可以吃，吃了痰多，会加重咽炎、食管炎。这样，老师就在普通的药物中加入杏仁10克，枳壳20克，牛膝15克，并重用这三味药，以降胸肺之火。

老师说，肺气不能往下降，肠道动力就减少，这是肺与大肠相表里啊！确实，杏仁肃降肺气，枳壳宽中下气，牛膝引药下行，能令上冲的肺火往下降顺，则肠道推动力自然增强。譬如，人上厕所时，便会用力努挣，这其实就是一个简单的肺气下降引起肠动力增强的自然生理现象。

这又是一个中医的整体观，脏腑关联，肺脏与肠腑息息相关。下病上取，下面的肠积通过调理上面肺脏的通降却能够得到很好的解决。所以治疗便秘，未必一定要用清热解毒、润肠通便的思路，尤其是对于肺火上冲的，用肃降肺气、宽中下气的药，反而更有效。

至于病人月经量少，月经是肾化生天癸水来的，为什么肾会化生天癸水减少呢？也在肺火上冲、金不生水啊！这好比天上久不下雨了，地上自然干旱缺水。而肺就是人的天上云气，肾就是人的地下流水。降肺气就是让人体内下雨，肺气一降，肾水一足，月经量就足了。

那么哪种人最容易肺气不降、金不生水呢？一是看电视、电脑太多，上网太多的人。因为这种人都拼命地把精水抽到眼睛上来消耗，不断往上往外越。

二是容易烦躁生气的人。因为肝主一身气机，肝气上亢，则肺气不能下降。

三是说话太多的人。肺主气，司呼吸。言多伤中气。许多行业，如跑业务，当教师，搞管理，需要讲很多话的那种，慢性咽炎、气管炎或鼻炎，往往成为他们的职业病，为什么呢？就是因为源源不断地说话，不断地往上往外付出，肺气不能很好地通降。结果郁结在鼻，则为鼻炎；郁结在气管，则为气管炎；郁结在咽喉，则为咽喉炎，或为梅核气。

四是好吃懒做的人。他们平时缺乏运动，阳气郁在中焦，肺气降不下来，中焦有堵塞，上下气机都不能很好地交通。

这个时代很多人都喊肾虚，其实真正肾虚的人很少，大部分都是金不生水、肺气不能正常肃降引起的假性肾虚，这是腰痛的一个内幕。《内经》说，肾为作强之官。肾肯定没有那么容易虚掉。对于一般腰膝酸软、行走不利、自以为肾虚的人来说，能从上面四方面保健调养，使金能生水，天能下雨，肾中的精气必当源源不断地充足矣！

◎脚要热——搓脚心能引火下行

看到今天的第 20 个病人了。这病人是位男性，三十几岁，黑眼眶却非常明显。老师一摸脉便说，你睡不好觉，又烦躁得很，还双脚冰凉，晚上容易抽筋。病人连连点头称是，还说，我眼睛不是很好，晚上为什么容易抽筋呢？

老师说，肝开窍于目，肝主筋。老师又说，心藏神，有两种情况使心神难安，不能入睡，一是心血虚了，心神难以回归；二是心胸有郁热，心神也难以回归。你这是有郁热，所以睡不着，平时要多搓搓脚心，引火下行。

说完老师便对我说，他这个是上热下寒，叫我开交泰丸（黄连 5 克，肉桂 8 克）与二至丸（女贞子 15 克，墨旱莲 15 克），再加龙骨、牡蛎、磁石，以重镇潜阳，把肾水往下收，以解决烦躁难眠以及双脚冰凉的情况。

然后老师再随症加减，眼睛模糊，就加枸杞子、菊花以明肝目；脚容易抽筋，老师又加淫羊藿、小伸筋草、川牛膝，专治脚抽筋。在老师看来，腿脚抽筋与眼睛模糊都只是疾病的外表，真正的病机是上热下寒，中焦肝脉郁而化火。

老师又说，你眼袋重，不可再吃生冷水果，生冷水果容易伤阳气，它会让郁热更难以发散出来。

关于心肾不交引起的失眠，上半身烦躁火热，下半身却冰凉寒冷，老师常以交泰丸为底方调理上下。

下午，老师又借给我两本书看，一本是《身在中医》，一本是《医家四要》。我先看《身在中医》，因为它通俗易懂，容易消化。

而《医家四要》是古代很好的中医入门读本，是古代师徒相授、弟子学医打基础的好书，有些类似于《医学传心录》，都是师徒亲口相授，不轻易传予外人的。民间派的很多中医都以此为读本，经常背诵记忆。

我很快就把《身在中医》看完，里面就有一个用交泰丸治疗失眠、口腔溃疡多年的病例。这位病人吃了很多药都没效，老是治不好。因为很多医生不是把他的病当成寒来治，就是当成热来治，要么就当成气滞血瘀来治，都没治好。后来医生问他，你还有什么其他问题？他说阳痿。这医生一想就明白了，这是上热下寒、心肾不交啊！心火独亢于上，故口苦生疮、烦躁难眠、舌尖红。亢旺的心火不能下温肾水，而使肾水寒于下，故见阳痿。

医生直接选用交泰丸和导赤散合方，仅六味药，交泰丸为黄连、肉桂，导赤散为生地黄、木通、竹叶、甘草。病人服 3 付后，口腔溃疡、阳痿一并而愈，睡觉也好了。

这是非常成功的辨证论治。老师也常对我们说，人体本有自愈功能，能引自身之热来疗自身之寒，能使寒热对流，这是高明的医生。

对于这个上热下寒、眼花脚凉的病人，老师特别吩咐，叫病人要常搓脚心，这搓脚心也是一种养生功法，能引火下行，令眼睛清凉，手脚温暖。

正常的人是寒头暖足的，即头顶清凉，手足温暖，这叫"水火既济"。而病态的人，则是头顶烦热，手足寒凉，气火上亢，降不下来，这叫"水火未济"。而常搓脚心，就可引上焦之火气来暖下焦之元阳。

关于搓脚能明目，道理也在这里。这里正好有一个典故。话说北宋年间，大文学家苏东坡深谙养生之道，搓擦脚心是他每日必做的功课。一日，苏东坡去拜会佛门好友佛印，下榻寺里歇宿。就寝前苏东坡闭目盘膝而坐，搓擦脚心。佛印见状，便笑着对东坡说：东坡学打坐，默念阿弥陀；想随观音去，家中有老婆。奈何！苏东坡也笑着说：东坡擦脚心，并非随观音，只为明双目，世事看分明。

所以做眼保健操，不单要做到眼上，按中医理论来说，还应该做到脚上，这是上病下取啊！尤其是当今时代，人用眼普遍过度，心烦气躁，那是热在上，如果不把它引下来，时间长了是会得各种奇奇怪怪的病的。

《健康之道》这本善书中讲到，荷兰有一位医学博士，活到99岁，并留下一封遗书，名叫《健康之秘》，这封遗书被英国一富翁以高价买去，打开一看，有三句胜于金玉的无价良言，头要冷，脚要热，三餐只吃七分饱。

粗看没什么，细细一品味，这三句话居然包含了所有健康秘诀。头要冷是心理方面，头脑冷静，不轻易动情绪。脚要热是运动方面，要常走路，摩擦脚底生热，或者搓脚引火下行，交通心肾。三餐只吃七分饱，是饮食方面，人在保持适当饥饿的时候，免疫力是最灵敏的。知足乃为常乐法，不饱方为却病方。

◎国医大师朱良春的勉励

今天赵青峰从广东过来，专门跟老师学脉诊，为期一周。他个子较瘦，在广东某中医院工作快十年了，医院的待遇也不错。但他却一心想开自己的中医诊所。所以他一来这里，就认真地跟老师学脉诊。现在老师摸过脉的病人，他也摸摸脉，一有空闲，便向老师讨教脉理。我们则在老师旁边笔录，记医案，写跟诊日记。

上次有从德国过来向老师讨教的西医生，他是因为看了老师的书，感触很大，在书上画满了各种疑问。老师说，德国的西医比中国要先进几十年，他们做磁共振就像我们做 B 超那么平常。他们还能认可中医，那么谦虚地过来学习。

虽然德国的西医非常发达，可对于很多痛症都没办法，只能靠镇痛药缓解一时之痛，所以他们镇痛药用得非常多。而中医恰恰擅长这方面，不用镇痛药，通过调气，却能起到很好的镇痛效果。而中医这方面的优势正好大大地弥补了西医的不足。

老师还有想法，想团结一些懂外语，又有中华文化根底的人，把中医文化更好地向国外推广。

今晚老师又带我们去食客天下吃饭，想到老师不收诊金，药物又用最好的药，替病人煎一付药只收一块钱。任之堂大药房一天赚的钱，还不够晚上我们吃一次大餐呢？我们很不好意思，来学习医道，却还要老师破费。我们宁愿到大食堂吃五块钱的三素饭菜。

老师却说，我现在最不缺的就是钱了。每天就几十块钱生活费，已经足够了。这并不是说老师赚很多钱，而是老师把钱财看得很淡，很是知足。老师比较关心中医的发展，对我们这些中医后进非常关怀照顾。只要想学的，没有不可教的。老师心慈善，又热心肠，为人大方爽快。

连国医大师朱良春于九十五岁的高龄，仍然给老师写了信笺，对老师寄予厚望，并共同勉励所有中医学子，要团结一致。

那信笺是用毛笔书法写成的，老师装裱后把它挂在任之堂大药房里，让前来学习的中医学子，皆能相互勉励。

岁月易逝，人生倥偬，修身养性，克己奉公。

勤研岐黄，力求上工，尽心竭力，服务民众。

顺应自然，切忌骄纵，克尽职责，善始善终。

知足常乐，其乐无穷，和谐相处，心胸宽松。

与人为善，互尊意融，善待他人，不求有功。

恬淡虚无，真气必从，颐养天年，咸臻寿翁。

此愚治学为人之道也，愿与各位同仁共勉。

朱良春辛卯虚度九五

在食客天下吃饭，老师点了很多菜，很开心，最后还有两大盆菜吃不完，我们则坚持不要浪费，打包回去。

我们本来可以吃得清淡，吃得健康，还不用花钱买药吃苦药。但人们却猛吃猛喝，不知节制，最后还把身体吃坏了，花了药钱，吃了药苦。所以，现在绝大多数的病都是吃喝病，人体需要的不多，吃进肚子里的过多。

老师药房中最常用的也有这三味药——鸡矢藤、穿破石、火麻仁，这些都是专门消积化滞、润肠通腑的。当今肥胖病高发，老师选择这三味药，是完全有依据的。

饭桌上，我们还谈到广东十大名药，如陈皮、巴戟天、菖蒲、砂仁等。其中有一味化橘红，就是化州的橘皮，在广东乃至全国都非常出名。

为什么化州的橘皮祛痰的效果那么好呢？这跟当地的土质含有大量的礞石有关，而礞石在名方礞石滚痰丸中非常重要，专治老痰、顽痰。所以化橘红里面就因为含有礞石药力，祛痰的效果就特别好。

吃完晚饭，还是回到大药房做药丸，并且要做两料。我们四五个人做完一料，一般也要一个多小时。试想一下，如果老师一个人做，那不得一晚上啊！

做完第一料药丸时，已经九点多了，老师便叫王蒋先送秀梅回去，别太晚了。而我们则继续做第二料药丸。这药丸木香量很大，药丸里透发出浓浓的药香味来。

老师非常重视用木香来理三焦气滞，中成药中有一种叫木香顺气丸的。那天也正好有一个病人过来，说气不顺，老打呃，吃汤药又不方便，老师就叫她去买木香顺气丸。只要顺顺气，那呃气便下去了。

老师说他平时看病经常遇到考验。有些病人与你很投缘，一用药就对上了，他们也很信任你。而另外有些病人，却会来跟你扯皮。

孙思邈《大医精诚》里说，行医者要先发大慈恻隐之心，并誓愿要普救天下含灵之苦。医者的这份慈悲胸怀，是时时处处的，没有分别的。越是碰到难缠的病人，这就告诉我们行医者，越需要忍耐，越要把他当作考验，不能起嗔怒。有形之火烧万贯家财，无形之火烧灵敏天性。

有一位师姐，脾气好时记忆力非常好，连续生气发怒后记忆力严重降低。她感慨地说，动怒真是在损智慧啊！

老师最后总结说，大家都知道逆境淘汰人很快，不知顺境淘汰人更快。我们行医者，有了一定功力和名气后，看病人千万不要太傲气，不要自以为功力高而强势，医生的气势太横了，反而不容易体察细微的病机，也难以领悟医道看好病。故曰：

处逆境随恶缘，不起嗔怒，障碍全消。

处顺境随善缘，不起贪痴，福慧俱增。

第10天　吊痧疗法巧治病

2月28日

◎神奇的吊痧疗法

今天接着谈吊痧疗法。因为每天都给不少病人吊痧，少则三五个，多则十来个。吊痧疗法，对于皮肤病、肌肉粘连、肩关节痹痛、腰膝酸软、下肢静脉曲张等各类疑难杂病，都有立竿见影之效。

大部分病人吊痧过后，都会觉得身体病痛缓解不少，手脚也利索了，头颈也灵活多了。最明显的就是那种手脚有些屈伸不利的，属于寒湿瘀血阻在血管里，吊痧后多能主动屈伸。这样，病人对治好自己疾病有了信心，医生也增长不少信心。

今天，我们就亲眼看见老师把一个病人的上下气机拍通。

这是个慢性咽炎的女病人。这病人诉苦说，咽喉长期有东西堵在那里，吞也吞不下，吐也吐不出，现在头经常晕晕沉沉，吃过各类中西药，觉得越吃越重，平时只要稍微用力吞口水，或用手按在喉咙里都觉得不舒服，连眼睛看东西也开始模糊。老师叫她少吃花椒、辣椒，不要吃生冷瓜果，这是因为阳气郁在里面，升不上来。

老师让病人放松坐正，然后老师用一只手扶住病人后颈，一只手用暗力，慢慢地点揉病人的天突穴。刚开始病人怕怕的，好像很痛的样子，皱着眉，咬着牙忍着。老师安慰她说，放松，没事的。老师一直揉了五分钟左右，病人痛得鼻头上都有些出汗。我们在旁边看着，也能感受到病人的痛。

五分钟后，老师揉完，叫病人吞吞口水，看看怎么样？病人松了一口气，由于天冷，口中吐着浓浓的白气，显然是气血通利了不少。老师说，好点了吗？病人吞了吞口水，明显气顺了不少，然后说，好些了。

老师又问，那脖子呢？病人又说，脖子还有些僵僵的。老师便直接叫病人放松坐稳，拍打病人的百会穴，由轻到重，同样拍打了五分钟左右。周围的其他待诊病人都拭目以待。吊痧完后，老师问病人觉得咋样了？病人舒了一口气，转了转头颈，说好多了。

老师说，这头顶百会为诸阳之会，病人的阳气郁在里面，才会导致咽喉与颈部不舒服。我就想，老师这样吊痧，不就相当于给病人服用了一付葛根汤吗？帮助病人把阳气生发出来，病人微微出汗后，头颈自然松解不少。而老师按病人的天突穴，把病人咽中的痰气揉散开，不正是给病人服用了一付半夏厚朴汤吗？这病人阳气郁在里面，痰湿交结，聚在颈中而为梅核气，可以用中药宽胸理气化散开，也可以手法或点揉或吊痧，以顺气降逆，最终目的都是把病治好。

中医的推拿按摩吊痧手法，对于治疗一些疑难杂症有立竿见影的效果。事实也正摆在我们面前，那些对中医不是很相信的人，只需看了这个场面，以及病人接受吊痧按摩后的反应，应该相信中医的疗效了。

◎升清降浊的两组药对

吊痧完后又继续看病。老师摸到脉象偏郁涩，看到舌下静脉曲张显露，一般这种病人都会交代给我们吊痧。吊痧部位宜心包经与膀胱经为主。心包经宽胸散结，以散烦躁郁火；膀胱经引热下行，加强机体排浊功能。

接下来，第 7 个、第 8 个病人，都是明显的肝经湿热患者。

第 7 个病人，中年男性，口苦胁胀，阴囊潮湿，头还有些晕沉。老师说阳气郁在关尺以下，所以有脚汗，而且腿脚不利索，腰也有些酸胀。老师直接叫我开龙胆泻肝汤，方歌随口默诵出，方药随手便写下来，边诵边写药。方歌为：

> 龙胆泻肝黄芩栀，泽泻木通车前子。
>
> 柴胡归地兼甘草，肝经湿热力能排。

方药为：龙胆草 6 克，黄芩 10 克，栀子 10 克，泽泻 15 克，木通 15 克，车前子 10 克，柴胡 8 克，当归 8 克，生地黄 10 克，生甘草 8 克。

我写完后，老师还是以他升降的理论，特别加了两组药对，两升两降，而且重用。两升，黄芪 50 克，葛根 40 克；两降，薏苡仁 20 克，牡蛎 30 克。黄芪与葛根重用，把郁在下焦的清阳之气往上升，则头脑好像被阳光一照一样，立即轻松不少。薏苡仁、牡蛎把湿浊之气往下降收，使郁结化散，则胁痛、阴臭可除。

老师说这升清降浊的思路可以对治绝大部分疾病。我就想，《内经》里说，有者求之，无者求之。这句话的意味应该也体现在这里。不管人是有病无病，还是大病小病，恢复正常的气机升降过程，都是最重要的。

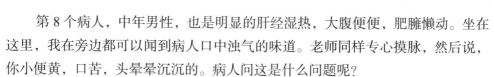

第 8 个病人，中年男性，也是明显的肝经湿热，大腹便便，肥臃懒动。坐在这里，我在旁边都可以闻到病人口中浊气的味道。老师同样专心摸脉，然后说，你小便黄，口苦，头晕晕沉沉的。病人问这是什么问题呢？

老师说，这是肝脾湿困，清阳不升。病人又指着胁肋诉苦说，这里痛，晚上像针刺一样的痛。老师说，你饮食要注意，要少荤多素，不要吃水果。

然后老师又叫我开龙胆泻肝汤打底，很明显这个病人肝经湿热，要比前面那个严重。而且还有积滞堵在肝经上，所以才会胁肋刺痛。老师除了加葛根、黄芪、薏苡仁、牡蛎两升两降外，还特别又加了两升两降，而且重用。两升，苍术 10 克，白术 30 克；两降，竹茹 20 克，冬瓜子 20 克。这苍术、白术把清阳往上一升，竹茹、冬瓜子把浊阴往下一降。湿浊郁积在肝胆脾胃，甚至已经开始影响到血脉，所以才会刺痛，故老师特别加强升降的药对。

病人大腹便便，苍术、白术可以健运脾气，令堵在腰腹中的湿浊化散开，即"脾主大腹"，脾经拥堵，大腹肥满。现在吃喝应酬多，不少人都患了吃喝病，把脾经都拥堵了。病人口苦，乃秽浊之气上逆，且烦躁难眠。《药性赋》说："又闻治虚烦，除哕呕，须用竹茹。"秽浊之气上逆，可选竹茹以降气，而《药性赋》称冬瓜子健脾祛湿，可见冬瓜子能引湿浊气下行，自膀胱排出，且性味平和，不易伤人。

老师说，这病人血脂还偏高，血脂乃饮食积滞所化，所以治疗血脂以化食消积为主。这样老师最后又加入鸡矢藤 30 克，穿破石 40 克。鸡矢藤消积之功至伟，穿破石专走肝胆经，最善治疗肝胆部积滞、囊肿、结石。鸡矢藤消胃肠积，穿破石化肝胆积。

一般轻微的积滞会引起病人一时的不适，可长久没有把积滞消散化开，就会形成肿块。《金匮要略》说："见肝之病，知肝传脾，当先实脾。"可见，治疗肝经疾病不能局限在疏肝治肝上，而是应该肝脾并调。鸡矢藤健脾胃以消积，以强壮脾土功能，就是为了防止肝木克犯脾土。穿破石穿破结滞，令气机上下通达，而不至于使结滞留滞在胁肋作痛。这两味药是防止疾病恶变的。

◎屡试屡效的验方

中午我们和王蒋、秀梅四人忙完后，就到东风汽车厂的大饭堂里去吃饭。我们边吃饭，边聊今天的所得。我说今天得到两个民间有效的偏方，是患者反复尝试都很好的方子，来我们任之堂按方抓药。老师叫我把方子转抄了下来，我也顺便抄录了一份。

这两个方子，其实说秘密也不秘密，古医书里就有。第一个方子，患者说是治疗心脑血管梗塞的，吃后就会好转。患者当然不知道怎么辨证论治，只知道什么药方治什么病。所以往往有些有效，有些没效，有些还有副作用。这个方子是以血府逐瘀汤为底，再加生脉饮，还加入黄芪、丹参、砂仁、白豆蔻这四味药。

血府逐瘀汤出自王清任的《医林改错》，治疗各种血瘀梗阻。老师曾经跟张至顺老道长一起座谈，张老道长治病最推崇王清任的《医林改错》，并且说，这《医林改错》就几块钱一本，真正把它弄懂后，绝大部分的疑难杂病都可治了。而老师也对《医林改错》的血府逐瘀汤中用桔梗、枳壳一升一降的思路领悟颇深。

老师说，医生，有从形体上治疗的医生，有从气机上治疗的医生，更有从神志上治疗的医生，当然能够从神志上治疗的医生是最高明的。能够用枳壳、桔梗从气机升降上治疗的，也是相当不错的。而从形体上看到各种包块肿瘤，就用清热解毒、攻坚破积的思路，把身体变成战场，这样的医生又次之了。

我说出来后，秀梅马上用笔记下来。这些病人验证过的方子，那一定是有效的方子。我们大药房可以多加留意，平时有些病人拿自己的药方来抓药时，可留底备份，收集起来，再问病人这药方主要是用来治疗哪些疾病，用后的效果又如何。如果效果很不错，就可以集结成偏方秘方。

而第二个方子是一个妇人拿来的。由十二味药组成，分别为：黄芪 60 克，当归 15 克，乳香 10 克，没药 10 克，鸡血藤 10 克，海风藤 10 克，络石藤 10 克，青风藤 10 克，牛膝 10 克，秦艽 10 克，杜仲 10 克，川续断 10 克。

老师看了这方子，没什么剧毒或相反的药物，便叫我们按方抓药。我抄完方子，看对方是个妇人，于是我就说，这方子应该是治疗风湿病的，生完小孩后，感受到风寒湿邪，手足麻木痹冷，腰膝酸软，也有良效吧？病人点点头，然后说，她正是用这个方子来治疗风湿的，而且说是秘方不轻传。我就说，这是很平常的方子，一般学医的人都能以方测证，知道这方子是治什么的。

这方子以黄芪、当归补气生血为底，明显有气血亏虚。再用四藤以通经络，是经络为风寒湿痹阻不通。还用乳香、没药，病人还有血瘀刺痛。加入杜仲、川续断、牛膝，是解决肾虚的问题，补肾以造血。而秦艽一味药，《用药传心赋》里说，秦艽治骨蒸之劳热。这是因为产妇气血不足，拼命地要骨髓造血，骨髓超负荷造血，就会发热，就像汽车发动机在爬坡不够力时，会发热得很厉害，中医叫作"血虚生热"，那种热是从骨髓里透发出来的。生完小孩的或者更年期的妇女，最容易出现这种情况。

来抓药的妇人有些奇怪，她在想，怎么看一下方子，就知道这方子是治什么病的。其实，这对于学中医的人来说，并不是件难事，这叫"以方测证"，或叫"以方测病"。

这方中放了乳香、没药，比较难喝，可以加姜、枣调和。

以前，我们当地有药童，就是经常在药店抓药的，长大后就叫药工。他一直在药店帮忙抓药，抓了几十年。每当有人拿些特别的方子来抓药时，他便会问问，然后把方子记下来，这样日积月累，他就收集了不少当地民间的偏方验方，所以时间久了他也开始看病治病，后来效果越来越好，名气也越来越大。

他最善治疗的就是那种妇人经期碰到凉水，或者男子干活劳累，房劳伤肾后触受风寒，这种疾病在民间非常常见。西医检查不出任何异常，就是功能失调，病人浑身不适。简单的几味药，微微发汗，病就好了。他把这种药叫作"伤水方"，后来我看了那方子，原来是以九味羌活汤为底方，加上藁本、蔓荆子之类的风药。秘方很神秘，可一经道破，却很平常。

所以我们也跟秀梅、王蒋说，病人拿药方来抓药时，我们要特别注意，因为只有好方子，病人才会信任，才会保存。只有方子有效，病人才会自己抄下来，然后抓药煎服。这时，如果能与病人多加交流，探讨这方子的来龙去脉、服用效果，就可增长见识，开拓思路。

老师说，中医的根在民间，从这点来看，许多民间家庭也常保存有秘方效方，而且是常用、经久有效的。老师开出来的一些方子，病人服用有效后，也会传抄保存，成为偏方秘方。虽然说中医主要是辨证论治，但也有一些专病专方，有是病用是方。正如老师长期摸索实践后得到淫羊藿与小伸筋草这两味药专治抽筋，见一个治一个。

◎重用葛根通鼻窍

吃完晚饭后，我们抓紧写跟诊日记。为何要抓紧？因为我们原计划是在这里待半个月，买 3 月 3 日的火车票，就准备南下了，今天 28 日，还有三四天，非常紧迫，所以我们忙起来，连下午都不能腾出时间去跟老师学炒蛋黄油。

除了老师交代的《药性赋》要背好，我们还要写好跟诊日记。把跟诊日记写好，可以让后来来老师这里学习的学生知道，既然要来这里学习，就一定要留下些东西。留下最宝贵的知识、记忆、心得、体会。而我们写的这些东西，也正好给其他后来到老师这里学习的医子们作为垫脚石，更方便快速地进入老师的医道大门，登堂入室。

我们也一向秉着"好记性不如烂笔头"的宗旨，要勤动脑与勤动笔，劳逸结合，学起东西来比较耐久。我们把第一本跟诊日记拿给老师时，老师看后非常高兴，说写得很好，学习就要善于总结，这样做学问才会深刻，这样学的东西才会扎实。我们跟秀梅说，要养成做笔记的好习惯，自己一有想法，或听到别人的好想法，可以立即记录下来。灵感这种东西，稍纵即逝，而且你当时或许知道，如果没记录下来，过后很快就会忘掉。勿以善小而不为，每个小知识点都是学问殿堂的一砖一瓦。

我们又说，要学习朱良春老先生做学问的态度，"每日必有一得"，就是每天起码要有一个新的心得，没有的话，都不允许自己松懈睡觉。这样久而久之，我们就会越来越充实。这样，我们又编了一首《座右铭》说：

> 读书临证，每日必有一得。
>
> 修心养性，每夜反省一失。

这一得一失，也是升清降浊。有新的心得，是升清；反省旧的过失，是降浊。所以做学问既要往外求，也要往内修。

不自反者，看不出一身病痛；不耐烦者，干不成一件事业。

秀梅马上说，那你今天就给我说一个新的心得，我好记下来。

我们就想起老师谈到的一个病患，鼻不闻香臭的。这种病人吊痧过后，鼻子灵敏多了，眼睛本来有些视物模糊的也变得清楚多了。

老师说，鼻子不通，不闻香臭，是清阳不升，要重用葛根，起码 50 克，即可见效。这正是《伤寒论》中葛根汤的思路。寒邪郁在肺表或膀胱经，肌肤毛窍便为之闭塞，阳气郁在里面，不能很好地升发。故而这种病人，不单鼻子不利，颈项还转动不灵，眼睛视物也不清晰。这时，重用《伤寒论》的葛根汤，效果非常好。

这一周以来，碰到不少这样的病人，老师都用葛根汤加减。

可如果病人是少气懒言，一派虚象，这时就不是简单的外感了，而是属于内伤脾胃。这时就要用到李东垣的补中益气汤，并重用葛根。因为《内经》说："头痛耳鸣，九窍不利，肠胃之所生也。"不单是头痛，就算是九窍不通利的病变，如眼睛视物模糊，鼻子不闻香臭，口中尝食物没什么味道，耳朵听声音不怎么清楚，甚至脱肛，小便尿白，这些都要从脾胃来治疗。以补中益气汤为底方，辨证加减。

难怪有经验的老中医常说，补中益气汤，如果用得好，可以治疗上百种疾病。当然，九窍也包括尿道与肛肠。《内经》也说了："中气不足，溲便为之变。"所以治疗蛋白尿，也需要从脾胃中气来调。

我们再想一想，这九窍不利，九是阳数之极，不局限于九窍，也包括人体八万四千个汗毛孔窍，以及身体骨节脏腑间孔窍。故治疗皮肤病皮窍的问题，也需要注意兼顾到中气脾胃。我们发现老师治疗这方面的疾病都会用到黄芪与白术，不正是这个道理吗？就是为了帮助脾胃健运升清啊！

老师提到黄芪、白术时，说到脾主升清的功能，以前我们只是狭义地理解，脾升清，不就是把清气往头顶上升吗？老师说，脾的升清不单是往上升，脾脏是肝胆脾胃中最特殊的一个。肝升，胆胃降。而脾的升清却是向四周辐射的，也向上，也向下，也向内，也向外，也向脏腑，也向四肢。故病人四肢无力，要从脾上找问题。所以老师用补中益气汤时，都会重用黄芪和白术。

今天，我们就说这个心得，就是鼻不闻香臭这种症状，一是有可能外感风寒郁住孔窍；二则有可能是内伤脾胃，精气不能上升，九窍不利。这时该怎么办呢？也是两个思路，外感法仲景，用葛根汤；内伤从东垣，用李东垣的补中益气汤。像葛根、白术、黄芪这些药，老师都经常重用而且善用，容易取效。

第 11 天　任之堂的不传之秘

2月29日

◎脾肾肝引起的腰椎间盘问题

产后因没坐好月子而得病的很多，所以妇人产后要特别注重保养。许多类风湿、乳腺增生、子宫肌瘤，都可把原因追溯到产后坐月子时。

今天第 6 个病人就是产后受风寒的。她诉苦说，以前碰到冷水，觉得皮肤有些凉而已，后来碰冷水就觉得麻，到现在一碰冷水，好像觉得骨头都会痛。

老师摸她的脉象，说她是产后受风寒，加上悲伤郁气，寒湿郁在里面。老师说她肝脉、肝气明显上越，现在春天了，阳气会往上拔，所以肾虚的人特别难受，腰腿会酸胀。那病人也说她腰腿酸胀，而且眼睛昏花，容易流泪。

这是因为肝气上越后，肺气不能很好地肃降。本来是金克木的，现在木旺却反侮金。老师又叫她伸出舌头，看了下舌下络脉，粗大瘀青，然后叫我开血府逐瘀汤。

当我开到柴胡时，老师叫我把柴胡换成木香。他说，现在春天，而且病人肝气上越，柴胡用了会加重肝气上越的趋势。老师不仅换用木香，而且还重用 40克。老师说这个病人，气滞是因，血瘀是果，气为血之帅，气行则血行，气滞则血瘀。之后又加入龙骨、牡蛎，把上越之肝气往下收。病人因为悲伤郁气，乃中焦肝胆脾胃有积，老师再重用穿破石与鸡矢藤。由于这些积滞郁久了有化热的趋势，所以病人夜卧不宁，故又加入了栀子、淡豆豉两味药，以宽胸膈去郁热。基本方路就这样。

经常都会碰到腰椎间盘突出或滑脱的病人，今天第 7 个病人就是腰脚特别酸胀，而且凉飕飕的。这时，赵青峰问老师，该如何治疗腰椎间盘出现问题的各类腰腿痛。老师说，所有的病都要从五脏六腑、气血阴阳来思考，腰腿的问题也一样。腰为肾之府，肾是腰的老板，肾住在腰里，腰就是肾的宅家。

赵青峰又问，五脏怎么与腰肾相关呢？老师说，五脏之中，与腰肾相关密切的有三脏。腰椎间盘正常是肌肉、骨头与韧带相互维系的。脾主肌肉，肾主骨，肝主筋韧带。这三脏功能失调引起的腰椎间盘问题最为常见。而心主血脉、肺主皮毛就用得少了。所以治疗腰椎间盘问题，主要还是要从脾、肾、肝三脏入手。

接着，老师又说，脾主肌肉主湿，脾气虚则肌肉为湿浊所困，故腰部为之板硬重浊。又因为脾主四肢，腰脚行走也不利索。《伤寒论》说，腰以下冷痛，腹重如带五千钱，用肾着汤。这肾着汤完全是由脾入手，把腰部湿浊之气搬运走。

老师喜欢苍白术联用，而且重用。这也是肾着汤中肾被湿浊困阻的用方心得。老师说白术去腰部死血，能疗死肌，这时白术要用到 50～80 克，比三七去死血、瘀血还强。白术调脾，脾能化生万物，就可以吞食大量湿浊瘀血，并搬运走。

老师又说，这类病人走久了，酸痛会加重，这是因为久行伤筋，是肝的问题，这时要重用酸枣仁，养肝血，令肝能主筋。还有肾精不足、小便清长的，腿也容易抽筋，这时老师就以补肾精为主，用五子衍宗丸。老师常把车前子易为黑豆，因为黑豆也是通补之物，通利湿浊同时还可以补肾，不像车前子一味利湿。

腰与督脉相连，还要加入走督脉的药引子，严重的可加入动物药，因为虫类药善于走动搜剔，比如蜈蚣、鹿角片、土鳖虫、乌梢蛇。蜈蚣类似脊椎，又名百节虫，善搜剔背脊、椎间盘之间的死血。鹿角片乃头顶元阳所汇，能通督脉。所以说蜈蚣入背脊，鹿角通督脉。

如果碰到剧烈寒痛的，老师就说非川乌、草乌、威灵仙不能除。尤其是痛入骨髓，要用到天南星 50 克，30 克以下都很难见效。而且用天南星时，为克制它猛烈之性，还要备用 100 克生姜，并且要久煮，久煮辣味减。

我还看到老师用过几次马钱子，心想马钱子是非常可怕的药，怎么老师有时候居然用到三到五枚。老师说，马钱子入汤剂，难溶于水，所以三到五枚并不为多，也不过是 3～5 克而已。但如果入散剂，就必须要制过，一般不能超过 1 克。凡是胃蠕动不了的，或顽固的肌肉板结，马钱子有助于恢复。

关于椎间盘问题的调理，还必须靠病人配合。老师说，人放松休息了，椎间盘自然就会慢慢缩回。好事不在忙中求，治病康复也一样，是急不来的。越急经脉它就越打结，而松通松通，一松它就通，所以放松宽缓才有助于疾病的康复。

老师又举了个例子说，人的手被刀划伤了，它会自愈，这种自愈功能非常强大，手术都不可能愈合得那么完美。人的精神心理越放松，它自愈得越快越好。所以老师每每都交代病人治病期间要少思虑，要放松。

记得《倚天屠龙记》中张无忌承受灭绝师太强悍的掌力，没被打死，遂而悟道：它自狠来它自恶，我自一口真气足。可见疾病再怎么凶恶猛烈，我们只要能恬淡虚无，放松身心，则真气自足。多些精神内守，则病安从来？

◎乱世重典与轻舟速行

中午，我们准备下班后一起去吃饭。老师又特别拿给我一本书，叫《重剂起沉疴》，让我回去好好看。乱世用重典，重剂起沉疴。大概老师也希望我们以后临床治病，碰到当用大剂量的，要敢于用大剂量。正如中医大家李翰卿所说："欲起千斤之石，必用千钧之力。"他还打比方说，大温大毒，大积大聚，宜用大剂量急救之。因为此时已有火盛燎原之势，杯水难救车薪。

书中也举了历代医家用大剂量达到"力专效宏"的效果。如吴又可治瘟疫用大剂量大黄。余师愚治热毒疫症，重用石膏。王清任治偏瘫中风后遗症，用超大剂量黄芪。张锡纯治疗脱证，用大剂量山茱萸、山药。

当代方药中治疗病毒性肝炎，重用升麻至 45 克以解毒。岳美中治疗鹤膝风，用《奇效良方》四神煎，原方原剂量，黄芪 240 克，远志 90 克，石斛 120 克，川牛膝 90 克，而且一付药煎成汤剂后，一次顿服。服药下去，脚都会出汗。邓铁涛治疗截瘫患者以补阳还五汤，治疗重症肌无力用补中益气汤，皆重用黄芪 120～200 克而奏效。汪承柏用活血凉血之法，治疗淤胆型肝炎，重用赤芍 120 克。

而吴鞠通也说过，如果药物剂量不够，即便是药方与病症相符，疗效也会大

打折扣。比如吴鞠通自己曾在六月患病，恶寒不解，大汗如雨，他先服桂枝汤 1
付，桂枝用到二两都没效果，第二天用到八两，服用半付，病就好了。又如半夏，
吴鞠通说："一两降逆，二两安眠。"所以用半夏治疗失眠，不用大剂量很难有
效果。

当然也有另外一种说法，叫"轻舟速行"，也叫"四两拨千斤"。四两拨千斤
是太极拳中的术语，太极拳《打手歌》曰："任它巨力来打我，牵动四两拨千斤。"

这样来说，小剂量也同样可以达到大效果，中医也叫作"轻可去实"。什么
情况下用小剂量呢？《重剂起沉疴》书中也做了下总结。一是上焦风火之邪，
上泛清窍，这时治上焦如羽，非轻不举。这时如果药量太重，药过病所，反而
无效。

二是各类慢性病、调理病、胃肠病，因为久病或过服苦寒攻伐之药，导致中
气亏虚，脾胃受纳困难。这时如果药量偏重，非但不能治病，反而会重伤胃气，
制造新的疾病。古人称这种情况为"慢病轻治"。慢病轻治，一方面是因势利导，
不伐无辜；另一方面则是少量频服，不伤胃，还能渐渐地苏醒脾胃，振奋中气。

三是妇科杂病，属于功能性疾病，大多是月经不调，气机升降失常而得。这
时往往小剂量轻轻拨动气机，令月经正常通调，其他病症也就随着告愈。

至于小剂量用药时，还有哪些特点呢？引火归元，宜用小剂量，如肉桂；反
佐药物，宜用小剂量，如左金丸用少量吴茱萸；升提气机，宜用小剂量，如补中
益气汤用柴胡、升麻；疏通气血，苏醒脏腑，宜用小剂量，如归脾汤中用小剂量
当归、木香。

所以说，中药有用霸道剂量，过关斩将，也有用微小剂量，轻舟飞渡。这剂
量是不传也难传之秘。正如国医大师任继学所说："中医不传之秘在药量，传方传
药不传量，等于没传。"

中午我们去买了火车票，是 3 月 3 日晚上 7 点的火车。今天 2 月 29 日，我
们还有三天的时间，非常紧迫，我们必须要把跟诊日记记录好，同时还要把中医
思路理顺。这十多天来，一直跟老师抄方，听老师讲医理、病理，然后写成跟诊
日记。就是为了在这短时间内把中医思路理顺。

老师说，要花很多年时间，才能形成自己的医学体系。我们也开玩笑地说，
我们只需要把老师形成的体系嫁接过来，就像不是良种的龙眼树，因为嫁接了良
种的龙眼枝，它也可以结出美味的果子来。

所以说，我们学医不怕起步晚，不怕资质浅，只需要认准某一位大医家的良

种枝条，直接嫁接过来。譬如学张锡纯的，就一门深入他的《医学衷中参西录》；学黄元御的，就一门深入地读他的《四圣心源》。认准某位医学大家的学术思想，一门深入，长期熏修，定有番大成就。

在心还不够清静时，要专学一家，这叫纯以利其身。在心已能清静时，可以广学多闻，这叫杂以成其大。

老师也很推崇《医学衷中参西录》，他说，这本书读久了，读深了，在字里行间里就可看到张锡纯的再现，可以看到他的性情、发心，他的内心世界，他的酸甜苦辣，甚至在梦中也可与他交流，得到他的真传。这大概是日有所思，夜有所梦吧！我们还以为老师在说神秘呢，其实这些东西是完全信而有之的。

一本书，就像一个 DNA，它装载着医家的全部灵魂，和他生平的所有信息。至于能不能够沟通，能不能够悟懂，大概就要看个人的悟性了。

◎《内经》的形神观

今天晚上，我们边做药丸，老师也边讲他的体会。

老师说，人的身体有两个我，一个是肉体上的，一个是神灵上的，即形与神。有些人肉体很强大，经常锻炼，很强壮，却并不长寿。有些人，肉体并不怎么强悍，却活得很长寿。歪脖子树不倒，药罐子长寿，可见，寿命的长短跟神是有很大关系的。

为什么人能长寿健康？因为心神清静啊！长寿也在心神的清静。人为什么经常感冒发热生病啊，心不清静啊！《内经》说："清静则肉腠闭拒，虽有大风苛毒，弗之能害。"这就是说，一个人的心神能常清静，他的肌肤是固秘的，即使有各类毒邪、六淫之气，也伤不到他。

任何养生法门，如果没有在心神层面上提升，都不是高级的养生。

今晚陆西的妹妹陆东也一起来老师这里，一边听老师讲体会，一边帮老师做药丸。陆东问，同性恋，中医可不可以治？

老师说，不要被病名吓住，万病不离气机。让该升的气往上升，该降的气往下降。我们立即想到《内经》所说的："气从以顺，各从其欲，皆得所愿。"这是说，气机各按自己的轨道走，就像公路上的车一样，往左走的往左走，往右行的往右行。又像九大行星一样，各有各的轨道，互不干扰，就和谐太平了。

接着老师又谈到艾滋病，老师曾治疗一例艾滋病患者，只用了 8 付药，症状明显改善。老师自己也没想到中医中药的效果这么好。老师把那药物跟我们说了，都是非常常见的药物，而且是老师常用的，比如枳壳、桔梗、木香、栀子、淡豆豉，这是理气清热的；还有附子、白术、干姜、龙骨、牡蛎，这是补阳潜阳的；还有黄芪、当归、红参，这是补壮气血的。这些药物都是老师常用的。再次印证了那句话：世界上没有神奇的方法，只有平淡的方法，平淡之极，乃为神奇。

老师再次提到形与神中神的重要性。每个人的形体肉身都是一样的，最关键的，不同的是神。神就像车的方向，开往天堂与地狱，都是神的作用。

陆东又问老师，脑出血、中风偏瘫能治吗？陆东也是来找老师治病的，她的无心随口一问，老师讲了一个非常经典的案例，就是形体肉身与心神一并治疗的。

老师喝了口茶说，有个地痞，凶神恶煞，他回到乡村里，村民们都避之如猛虎，离他远远的。有一次，他酗酒过度，得了脑出血，身体全瘫掉了，昏迷不能动。但这人意志力特别强，也就是说他神志方面特别顽强。即使身体已经瘫痪不能动了，但他的神志却一直要他醒过来，一直给他信号，我必须要醒过来，必须要动起来。强烈的求生欲望催促下，结果不到十天，他居然可以勉强动了，并醒了过来。然后马上找当地的医生治疗，好是好了些，却手脚不麻利，连正常自理都不能。后来又找了好多医生看，花了不少钱，都没有什么大的改善。

在心灰意冷之际，他看了老师的书，就来找老师，扔下行李，当面就跟老师说，如果我这病治不好，我就从这桥上跳下去。老师的药房前面就是一座大桥，叫作二堰桥。老师说，治好可以，但你必须按照要求来做。

于是老师边开方给他调理，还叫他在药房旁边捡黑豆与黄豆。他刚开始手脚板硬，根本没法捡黑豆与黄豆，这样老师又改为让他捡杏仁，这杏仁大了点，容易捡了一些。捡到顺手后，大约花了一周时间，老师又买些弹珠子给他抓，结果不到五天时间，他就可以抓稳了。而且坐在药房旁边，一抓就是一上午，没有不耐烦的意思，老师则在药房里面看病。

这样又过了一个星期，老师便安排一些实习生带他去爬山。刚开始要人扶，还只能爬到半山腰，后来他自己可以爬上去。坐公交车时，人家都会给他让座，都知道他是瘫痪恢复的病人，而他相反还给别人让座，拉着车厢的把手，任凭车子晃，他仍抓得稳稳的，这也是老师交代他这样做的。由于他走路不平衡，还颤颤巍巍的，老师便给他弄了个七斤半的大棍子，再叫他挂着棍子走三四里，然后再搬火砖，这样耐力和体力都有很大的长进，他也咬紧了牙关，挺了过来。

老师说，这靠什么？靠的就是神啊，神志战胜一切，意志战胜一切。

他慢慢恢复得越来越好，但还有一点，就是手腕肘仍然扭曲僵硬，不能像正常人那样旋转。老师又叫他拿棍子来挑石头，反关节旋转，努力地做那些自己力所不能及的动作，这样做了一个多星期，居然可以自己转动了。平时还在大药房里帮忙拖地干活，老师叫他拖地时，像练太极画圈一样，把筋骨揉缓。

老师后来总结说，这身体的康复，靠的是什么呢？靠的是汗水啊！一分耕耘一分收获，万分耕耘万分收获。用汗水可以换来健康。

他在治疗期间一共来任之堂三次，第一次是一个月，第二次是半个月，第三次则是一个星期。后来他还带他老婆来看病，他老婆得的是顽固性头痛，老师重用葛根汤，并叫她去爬山，后来几次就好了。

看到阳气郁在里面的病人，老师除了开汤剂给病人，往往都很喜欢叫病人去爬山，以配合治疗。尤其是在太阳出来后去爬山，边爬山边晒背，阳气发越出来后，身体就调和了，也可以帮助药效的发挥。头痛顽固不愈，本来头就是诸阳之会，肯定有沉寒痼冷，将阳气郁在里面。这时用葛根汤是汗法，而叫病人在出太阳的时候去登山，往高处走，这也是汗法，殊途而同归，相得而益彰。

之后，这个地痞居然在这场大病后觉悟反省很多。老师多次同他谈心，劝他改邪归正。后来老师还叫他搞药材种植，种半夏，搞得红红火火。

从这个医案，我们可以看出什么叫彻底治愈一个人，不仅是要治好他身体上的病，还要让他彻底洗心革面，重新做人。这点也是最难做到的。

救人病救一时，救人性救一世。如果只治好他身体上的病，没有把他的心性调过来，那他还会用这个身体去危害一方众生。如果真是这样的话，治好了他的病，那又有何功呢？老师说，让一个人身体强壮并不难，难的是让他心中有仁爱，身体强壮是假强大，心中有仁爱是真正的强大。这叫仁者无敌。

《内经》说："形与神俱，而尽终其天年，度百岁乃去。"养生是养形与神，治病也要调形与神。形体上的病，容易医；心神上的病，却比较难治。

这里有一个案例，为老师亲口所讲。

有一个老人，他的头弯得像虾子一样，下巴都贴到胸部了，好像被石头压弯了一样。当他一走进老师的药房里面，便立马觉得胸中气足，能挺直胸，昂直头。可一出药房去，背又驼下来了，头也低垂下去，非常沮丧。于是他经常待在药房里，都不想出去了。只要在药房里，他就神志安定，胸背挺直。

这究竟是什么道理呢？是中药的四气五味呢？还是药房医生的正气呢？我们宁愿相信这是老师药房里面的正气。《大医精诚》说："凡大医治病，必当安神定志。"这安神定志应该有两重意味，一个是医生自己有浩然正气，能够安神定志；

另外一个则是医生能够令痛苦的病患安神定志，病患一看到医生，就觉得有信心有救了。

◎ 阳气不升用葛根

谈到神志的疾病，陆东又问，植物人，老师能治吗？

老师说，要明白植物人的机制，他是阳气起不来了。首先要明白人入睡与醒来的机制。这时赵青峰问，那人因为什么而睡着，又因为什么醒来呢？

老师说，入睡是阳气由表入里的过程，而醒来是阳气由里出表的过程。

这时，老师不直接讲植物人，而是讲小儿尿床。他说，有一个案例，是小儿尿床的，每晚都尿床，父母就算是在夜晚时想打醒他都打不醒，可是这小儿一尿床就自动醒过来。

老师说，这小孩补肾也没用，因为这是阳气不能很好地宣发出来。后来老师用麻黄、菖蒲等宣阳的药，把阳气一宣发出来，小孩就不尿床了，可以自己醒了尿尿。

老师又说，这样推而广之，植物人长期嗜睡的问题，就是阳气长期郁在里面发不出来，只要把里面的阳气发出来就醒了。

赵青峰又说，是不是人会醒过来，就是阳气由脚下升到头上，人睡醒就是人阳气上升充满的过程。所以天刚亮时，人照到太阳就会自然醒过来。而人睡觉，就在太阳下山以后，那是不是就是阳气由头顶下沉到脚部后就入睡了。

陆东恍然大悟说，那植物人颅脑神经受伤，不正是阳气通不上来吗？人会困倦乏力，是不是人阳气也升发不上来呢？

老师笑着点点头说，这是阳气的升降问题。不单是小儿尿床、嗜睡、困倦，甚至植物人，还有各种记忆力衰退，人老容易打哈欠，都是阳气不能升发上来。可用宣阳法，如小续命汤或麻黄、川芎。阳气能正常往上宣发，头脑就清醒了。

尿床的可以醒过来，嗜睡的可以清醒过来，困倦打哈欠的可以精神过来。老师豪情顿生，如果有机会的话，他也想治疗植物人，甚至艾滋病，这是老师把医理、药性弄明白后，情不自禁的由衷之言。

接着，老师又特别提到，刚才那个小孩尿床的为何要用生麻黄？老师说，麻黄不光走皮肤肌表，而且能令脚也暖和，它是把骨髓深层的阳气一步步透发到筋、脉、肉、皮最外面，所以硬皮病、鱼鳞病都要重用生麻黄，还要加白术，加强疗死肌、推陈出新的效果。而如果头脑损伤、血管梗塞，影响到神志，可用穿破石配丹参，不仅效果好，而且可降血压。

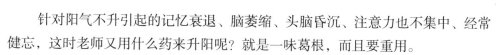

针对阳气不升引起的记忆衰退、脑萎缩、头脑昏沉、注意力也不集中、经常健忘，这时老师又用什么药来升阳呢？就是一味葛根，而且要重用。

◎ 存心自有天知

至于做药丸用什么粉防止粘连，老师试过很多，如山药粉、石膏粉、滑石粉、米粉，最好还是用米粉。既对药性无影响，做起药丸来也不黏手，做起来也顺畅。

至于做成的药丸，该怎样弄干最好呢？老师曾尝试用太阳晒，可没有太阳怎么办呢？而且即便有太阳，也不容易把药丸晒干晒透，干不透的药丸，久了是会发霉的。老师又尝试炒干，可炒后又会影响到药物的疗效。后来，老师有一次把当归放在铁花篮里，然后安置在炉子里烘干，一烘就干，而且干得透彻。这样老师马上灵光一闪，发明了任之堂大药房最独特的烤箱，而且这烤箱还是用旧铁桶改装的，废旧利用，改头换面，还有新功能。老师说，用这烤箱，两天就可以把药丸彻底烘干。

老师开玩笑说，这可要保密，是任之堂的不传之秘，不可发表啊！

接着，老师又讲了一些药物鉴别的知识。现在药材市场造假很严重，譬如桂枝的横切面是四边形的，造假者往往用苹果枝代替。还有茯苓与茯神，茯神是有松根穿过的，可造假者居然人工制造茯神，用松枝和白粉团压成块，然后再切片，看起来好像是真茯神被松枝穿过一样。就连最便宜的薄荷也有掺假的。所以老师进药都非常谨慎，有很多药都是老师特别交代药农去采的，还有不少药物是老师和学生一起上山去采挖的。确实，如果辨证准确，却不知道用了假药，而不能取效，这是多么令人伤心的事啊！

从商之人应知晚清商圣胡雪岩留给我们的一首戒欺文，我们来看一下是怎样来的。当时江南药行恶性竞争，打价格战，孰不知在比价格的外壳下，私底下却是在比质量的下降。胡雪岩深明此理，乃提书"真不二价"（倒读"价二不真"），挂于药行，以此在药行竞争中，不退反进，以良好的信义，深受民众欢迎。

当时虎骨紧缺，胡庆余堂的采办主管想为药行谋取暴利，以豹骨代替虎骨，以尽人臣之心。孰不知，真正为东家做事情，讲求的是信义，若弃信背义，而为东家图利，反陷东家于不义。后来被东家胡雪岩知道，胡雪岩大怒，立马把他逐出药行。并作戒欺文一首，以正商德，文曰："凡百贸易均着不得欺字，药业关系性命，尤为万不可欺。余存心济世，誓不以劣品弋取厚利。惟愿诸君心余之心，采办务真，修制务精，不致欺予以欺世人。是则造福冥冥，谓诸君之善为余谋也可，谓诸君之善自为谋也可。"所以，对于药商来说，有句话非常好，"买卖虽无人见，存心自有天知。"

老师还会给大家讲一些经营商道，千年的寺庙常有，百年的企业难得，为何同仁堂三百多年仍然兴旺？原来它有一个堂训，品味虽贵，必不敢减物力；炮制虽繁，必不敢省人工。非典期间，国家规定的一付药六块钱，而生产这付药却要亏两块钱，许多药厂根本没有动力去做，而同仁堂不仅做，而且还动用各方力量生产，超额三百万剂，表面上亏了六百万，可当年的营业销售额不降反增，在大众中信誉非常好。

老师称之为经营财气，不如经营人气，有德经商，众望所归，可以做成一切。经营人气，用的就是利他。单方秘方特效药，都不是任之堂的真正不传之秘，利他的精神，才是任之堂的真正不传之秘。

第12天　通肠道也是防壅补

3月1日

◎加强版逍遥散

今天第1个病人，是一个中年妇女，四十岁上下，长期抑郁，生闷气，浑身上下都是病。老师把脉后说，你眼睛花，有胃炎，太急躁，容易胸闷，腰容易酸痛，腿脚也不利索。那妇人一一点头，还说，她两三个月才来一次月经。

老师摸她肝脉说，你肝脉郁得很。然后又说，越是看起来复杂的病情症状，其实病机越是简单。譬如这个病人，身体从上到下好像都出现了问题，其实病根就在肝。首先，她肝郁化火，子盗母气，就伤了肾水，所以腰、肾、月经出现问题。其次，肝郁则木不能生心血，这叫母病及子，心血是要靠肝木来生的。这样病人心血减少后，就容易头脑晕沉、眼花。

老师叫我开加强版逍遥散，即逍遥散加枳壳、桔梗、木香。由于病人月经不调，还有胃炎，老师还加入延胡索，《药性赋》说，延胡索理气痛血凝，调经有助。《内经》说，厥阴不治，求之阳明。厥阴是肝经、心包经，阳明是胃肠经。心烦躁、肝郁、肝病的人，单治肝是很难治好的，这时要注意从胃肠道来调。

因为病人又说她有糜烂性胃炎三四年，胃是六腑之一，治六腑以通降为和，即"六腑以降为顺"。所以，老师还特别加入蒲公英、大黄、火麻仁、鸡矢藤四味药，以通降肠腑，排除肠道积滞，令肝中郁闷之气有个出路。《内经》讲，肝与大肠相别通，脏邪要还腑，即肝毒要靠肠来排。

方药为：当归 10 克，白芍 20 克，茯苓 15 克，白术 20 克，柴胡 10 克，炙甘草 10 克，生姜 20 克，薄荷 10 克，枳壳 15 克，桔梗 15 克，木香 20 克，延胡索 15 克，大黄 15 克，火麻仁 40 克，鸡矢藤 20 克，蒲公英 20 克。2 付。

这个方子就是肝脾胃肠并调的思路。老师说，像这类病人，排出黑便后，气顺了，月经便会准。最后，老师又交代医嘱说，你平时思虑过度，暗耗心血，应该少思虑，多运动。

《大学》讲，富润屋，德润身。如何用德行来滋养身体，实现《内经》里讲的德全不危？中华民族最宝贵的两种美德，勤劳和勇敢。

勤劳的人脾胃好，右关脉有力；勇敢的人肝胆好，左关脉条达。所以肝郁的人，要勇敢地利他；脾滞的人，要勤劳地干活。

◎马勃粉治阴囊潮湿特效

双手有冻疮瘀斑怎么办？这个病人来复诊了，手脚冰凉改善。

老师前面给他开了当归四逆汤，加了附子、红参、黄芪、白术、葛根，目的是要制阳光，除阴翳，把身体里的阳气制造出来，去消除阴寒之邪。这病人双手比刚来时明显要好多了，没那么瘀青了，也有血色了。

方药为：当归 15 克，桂枝 20 克，白芍 20 克，大枣 5 枚，通草 8 克，细辛 8 克，炙甘草 10 克，黄芪 30 克，附子 20 克，红参 15 克，白术 20 克，葛根 40 克。3 付。

老师问他，阴囊潮湿好些了吗？他说，好些了。

老师用马勃打粉给他外敷。马勃粉对治阴囊潮湿是专病专方，特效。

老师又问他，小便多不多？他说，比以前多了。

老师说，阳气升发是件好事，你看夏天阳气大，故多雨水；冬天阳气少，故少雨水。我一想也是，这病人的阴寒之邪，除了靠皮肤汗孔排出，还要靠血脉流通，搬运到膀胱，通过尿道排出。老师特别加入扶阳助气化的药，这样病人身体阴寒的邪气，就像冰块碰到阳光一样，融化了，小便自然就多。所以说，尿道通利，排出浊水，也是疾病不断向愈的一个好征兆。

第 7 个是皮肤病患者，病人来复诊，皮肤脱屑已明显好多了。

老师跟他说，可以不用服汤剂了。然后老师叫我开桂附地黄丸为底，加补气的红参、黄芪、白术，再加透邪走皮的生麻黄、龙衣（蛇蜕）、蝉蜕，还用养阴血的黄明胶，调和营卫的生姜、大枣，再用枳壳、桔梗、木香，把诸味药理一理，然后做成丸剂。方为：桂枝200克，附子200克，熟地黄200克，山药150克，山茱萸100克，茯苓150克，泽泻100克，牡丹皮100克，黄芪500克，白术500克，红参150克，生麻黄150克，蝉蜕100克，龙衣100克，黄明胶300克，生姜200克，大枣100克，枳壳150克，桔梗150克，木香200克。1付，制丸。

丸者，缓也。丸剂可以久服，以其药力缓慢持久专一故也。所以愈后收功的各类慢性杂病，老师经常都会做丸剂。

◎ 虎杖与乌梅散收消息肉

又有咽喉息肉、说话声音沙哑的女售票员，她非常急躁，那该怎么消息肉呢？老师还是用他散收的思路，只给病人开了虎杖与乌梅两味药。

虎杖，能活血定痛、清热散结、解毒。可以做跌打药用，能散各类瘀血、热毒结聚。还可以化痰止咳，因为痰核凝结在咽部，虎杖可以苦降泻热。由于它还有类似大黄般泻下通便之功，故能引咽喉热毒之气从下面大肠排泄而出。

而乌梅是酸敛的，能让各类息肉、肿结收敛缩小。可内用，可外敷，治疗息肉、胬肉。而《神农本草经》也说它可以去死肌、蚀恶肉。

在知粥味喝小米粥时，秀梅问，这两味药怎么可以治疗息肉呢？

我们说，就打个形象的比喻吧。这乌梅酸收，就是把息肉肿结抓住；虎杖，苦降、散结、泻下，就是以杖往下击打息肉。如果只用虎杖击打，而没有乌梅来抓住，病邪则会躲闪，去而复来。如果单用酸敛的乌梅抓住病邪，却没有用虎杖往下打，那依然奈病邪不得。所以，老师用散收的思路，把病邪往手中一收，然后再把它打散。这也是今天的一大心得吧！

这种散收并用的治病思路，针对病邪就是抓起来打。秀梅听后，赶紧把这"抓起来打"的思路记下来。这是以前很少养成的好习惯，就是在学习期间要有随时准备拿笔记下知识亮点的心。机遇、灵感，总是垂青那些有准备的人。所以，我们在老师身边跟诊，最忙的就是眼睛、耳朵和手中那根笔。

文人手中的笔、纸，如同剑客腰间的剑，须臾不可离身也。一个人是不是真善学，不看他有多聪明，而看他有多勤快。世界上绝大多数大成就者，名医名相，名工巧匠，他们不是凭聪明而成就的，而是依靠对师长的恭敬和重视。

有师弟问，师兄，为何你能记录得那么快？我们笑笑说，如果有诀窍的话，那就是我对老师讲的东西无比重视，一分重视一分速度，万分重视万分速度啊！这应该是大家都常听到的尊师重道。

　　关于这散收的思路，我们又扩展了思维，联想到乌梅丸，它可以下蛔虫，机制何在？也是抓起来打。方中用大量乌梅抓住蛔虫，令其安静不动，再用黄连、黄柏苦下之药，令蛔虫不能逗留，向下散去。正如古人所说，蛔得酸则静，得苦则下。

　　我们再把思维放宽点，那治疗肿瘤肿块呢？是不是也用这个简单的散收思路？老师常跟我们说难易相成，越是疑难的疾病，思路对了，方法越是简易。肿瘤肿块，也先要把它酸收起来，抑制它过度生长。

　　老师除了用乌梅酸收外，还善用常用一味民间良药——抽抽桃。这是普通药店里都没有的。什么是抽抽桃呢？就是桃子还没有成熟，就枯萎掉到地上，可以捡来晒干入药。

　　老师说，这药能抑制肿瘤的生长速度，使肿瘤变小。比如，有喉癌病人，水谷不能进，奄奄一息，咽喉部严重闭塞，抽抽桃下去，咽喉就开了，病人还可以进些水谷精微。至于这抽抽桃治肿瘤的机制何在呢？老师说，这桃子未成熟就萎缩掉下来，处于生长最旺盛的时候，突然被阻止住了生长。以这种自然界的现象，去疏通人体的变化，就是令肿瘤在未完全长成的时候，使其萎缩脱落。

　　我们又想到其他方子体现的散收思路，即"抓起来打"。如二陈汤，专治各类痰湿结核，它里面就有乌梅。以前想不明白，现在也想通了，加乌梅是把痰湿收敛到一处，再用陈皮、法半夏、茯苓，把它散开化去。

　　又有小青龙汤，专退各种白痰、白饮，里面最有特色的三味药就是干姜、细辛、五味子，这也是抓起来打的思路，散收并用啊！用五味子把各种湿浊之气收敛到一处，再用干姜、细辛，涤荡打散。故古人说："若要痰饮退，宜用姜辛味。"

　　痰饮本来就是无形无迹、变动不拘的东西，如果不能把它收敛捆绑起来，很难真正彻底制服。我们想一下，那女售票员的咽喉息肉，又何尝不是痰饮结聚所作呢？所以还是要"抓起来打"。

　　这抓起来打，从治疗简单的咳嗽、痰饮，到重一点的各类息肉、蛔虫，再到严重的肿瘤肿块，它都是一理贯通的。中医叫作"以法统方"，用这个方法就可以统领很多方剂，治疗很多疾病。

◎煮粥的启示——血黏度偏高要滋阴

第 11 个病人，刚退休不久，好吃喝。病人说他血黏稠，夜尿多。

老师说，血脂高跟血黏度偏高是不同的。血脂高是血中油脂高。血黏度偏高，可以打个比方，煮粥的时候，熬到后面水越来越少，粥就越来越黏，这时再往粥中加些水就不黏了。所以，治疗血黏度偏高，要用滋阴的思路。一般重用白芍 30 ~ 50 克，养好肝阴就见效。

这个病人，老师就叫他晚上用生姜和大枣煮水喝，可适当加点糖和盐。因为病人脉细，主血少，用姜、枣助脾胃化生气血。

至于血脂高，老师的治疗思路又是不同。一般老师会用苍术和鸡矢藤搭配重用。苍术升脾清气，鸡矢藤降胃浊积，脾胃升降正常，油脂就容易消化掉，减肥也是这个道理。治疗血中油脂，并不在血管中治，而是要在化生血液的胃肠中去治。阳明胃肠是人体最大的降机，这个电梯下去，每层楼的污垢垃圾都能够下去。

◎肠道一通，补而不壅

第 13 个病人，是做服装生意的女老板。老师一把她的脉，就说关部郁住了，平时思虑太多，思虑伤脾，脾不能生气血，故唇白、贫血。老师又看她手黄，叫她伸出舌头，舌苔有些水滑，淡胖。便叫我开归脾丸。

肾脉也不足，肾主骨生髓，西医说骨髓能造血，而中医也是通过补肾以助气血生化。故老师又加入杜仲、川续断、桑寄生三味药补肾中精气，以资化源。

肾精为阴，取水能生木，木生心血；肾气为阳，取火能生土，以助脾胃运化。所以治疗心脾，也需要兼顾到肝肾。尤其是气血不足又腰膝酸软的病人。

病人又诉苦说，睡觉不沉，老容易生气。老师又加入香附、首乌藤，以理气安神。还加入火麻仁。火麻仁润肠通便。大凡思虑过度、谋虑过多的人，除了消耗阴血外，气都会郁结在肝、脾、心中，同时大小肠也会气结不畅，加入火麻仁，专利大肠气结积滞，使归脾丸补养气血，又能通调胃肠，补而不滞。

一般医生经验，是在补气血药中加入一些理气的药，如砂仁、陈皮，防止壅补，而老师则加入火麻仁，因为肠道便是最大的通气管道。肠道一通，就补而不壅了。

方药为：红参 10 克，白术 15 克，黄芪 25 克，当归 15 克，炙甘草 10 克，茯神 15 克，远志 8 克，酸枣仁 20 克，木香 15 克，龙眼肉 15 克，生姜 15 克，大枣 5 枚，杜仲 15 克，桑寄生 15 克，川续断 15 克，香附 12 克，首乌藤 30 克，火麻仁 20 克。3 付。

◎ 肾之豆——黑豆

第 17 个病人，是个修电器的技术工，小伙子口苦，失眠，而且烦躁，多油汗。

老师说，为什么病人会流油汗？你看夏天的松树，木热则流脂。肝火郁旺，则油汗出。一旦碰到秋天或肺主的天气，下敛下降，油汗便好了。所以，秋天松树就很少流脂。从这个道理，老师治疗各类脂溢性脱发、脂溢性皮炎、酒渣鼻，都会用到降肺气的思路。降肺气，令金能克木，则肝火、肝郁可调，则油脂、油汗通通归入大肠。降肺气为何可以把污浊油脂降入大肠？因为肺与大肠相表里。

老师常说，只要把这个气机走一圈，身体就好转了。这个气机是什么？就是肝气往上升，肺气往下降。

接着，老师给这个口苦、失眠、烦躁的病人，开了个合方，用交泰丸（黄连 6 克，肉桂 8 克）与柴胆牡蛎加葛根汤（柴胡 10 克，龙胆草 5 克，生牡蛎 20 克，葛根 30 克）。这是余国俊先生在《中医师承实录》中专治肝胆火旺口苦的方。我初入临床的时候，受此书影响很大。还有五大医话，如《长江医话》《黄河医话》等。

然后老师又重用枇杷叶，以降肺金，还加入栀子豉汤，解胸中郁热，接下来热得有个出路，从哪里走呢？当然从小肠、膀胱渗利出去。所以老师又加泽泻、炒薏苡仁、黑豆三味利水而不伤阴的药，让肝肺下降下来的郁热能从小便排出。

《药性赋》说，泽泻利水通淋而补阴不足。从胸膈、肝肺降下来的郁热，必须要有个出路，泽泻可以给病邪一个出路。

至于黑豆，老师常说，牡蛎与黑豆相配，就相当于六味地黄丸三补三泄的思路。黑豆还能安神、解毒、助睡眠、补肾利水，是通补之物，补而不滞，利而不伤。老师常说，像这类又能补养，又能流通的药物，非常符合人体的机能，应该特别注意。

黑豆是"肾之豆"，是养肾的。而肾又开窍于耳，黑又为夜晚的色彩，所以黑豆能养肾以助睡眠。所以，黑豆拿来煮粥，养肾通耳窍的同时，能够令人沉睡。尤其是在冬天服用，助肾封藏，正当其时。

有些病人晚上失眠，又不想吃苦药，问有没有食疗之法？当然有，只要晚上吃素七分饱，再用点五黑汤，即黑豆、黑芝麻、黑米、黑木耳、黑枣，就有引阳入阴之妙，有导引白天进入黑夜的功效。

当然顺便提一下，也有个五红汤，即红豆、红枣、红衣花生、枸杞子、红糖，这小方能补能量，提升精神，适合白天服用，增强血细胞力量，服后再去运动，动力更强。

说一下这黑豆的作用。以前养马的时候，到了冬天，都会在马的饲料里加一点黑豆。马吃一个冬天，比平常的马更要膘肥体壮，甚至很多久病衰老的马吃过后，都还能显露出难得的生机。尤其是冬天服用，强壮身体真是功不可没。

有人就说，吃个黑豆难道还要等到冬天吗？其实一天就有四季，夜晚入冬，所以老师叫那些肾虚腰酸的病人，晚上用黑豆煮水送服壮腰健肾丸，效果不错哦。既补肾虚，又利浊水。

◎ 抑郁自卑有办法

晚饭后，王蒋也一起上五楼来学习，他在一旁背《药性赋》，我们则一起在整理医案。由于赵青峰在老师这里学习也有一周了，明天要南下广州。我们想今晚老师一定会谈论很多医事，所以八点半就到大药房来，他们已经开始谈话了。

我们急忙拿出笔记本与笔，开始边听边记录。幸得当时全心记录下来，笔记记了近三十页，下面就是老师的谈话记录。

王蒋问，为什么师兄能一下子记录这么多的笔记？

我们笑笑说，这应该是源于对中医的热爱，还有对老师的敬信。我把老师讲的话看成比金玉良言还重，你只要对老师有一分的怀疑，你的笔就会慢下来。学一样东西，不怕你不够聪明，就怕你没办法一条心地将老师敬信如父亲。古代为什么把老师称为师父呢？无比地恭敬，容易产生奇迹。

晚上一起听老师讲的还有两位病人，一位是山西的书商，一位是深圳的白领。老师已经开方给他们调了，晚上闲聊，主要是教他们要端正心态，正确看待疾病。

书商很担心自己的身体，怕得肿瘤。疾病不可怕，可怕的是你对疾病的认知和看法。生病不怕，可怕的是你常有生病感。

老师说，人的身体就像大自然一样，会废物利用，重新吸收。自然界没有废物，全部都可以被吸纳转化。人体的脏器也一样，完全可以消耗掉邪气肿块，肺可以宣化掉，脾可以运化掉，肾可以气化掉，肝可以疏泄掉，心可以流通掉。

不要以为肿瘤就那么可怕，那不过是痰湿停聚的产物而已。它可以停聚，也可以消散，身体都有途径可以排出。

那该怎么排出呢？我们都心中存疑，听老师说下去。老师又说，排浊靠五脏，五脏不好，是管五脏的大脑——心脑出了问题。所以要给它放放假，散散心。

　　书商就问，我气力不足，一爬山就气喘，怎么办呢？爬不了山了。这书商只有三十多岁，年轻得很，身体看起来并不弱，可是对自己却不够自信。老师说，八十岁的老太太都可以虔诚地爬上山，烧香拜山，何况年轻人，别把自己定位得太柔弱。你可以先上牛头山，走那黄土路，人要心理上先战胜疾病。

　　大自然没有废物，都可以被利用。人体也一样，没有废物，都可以被消化。人会生病，只是五脏一时失调。

　　接着，老师讲了一个案例，就是一个观念的差别，完全把疾病救治了过来。

　　一个小伙子得了阴囊潮湿，非常自卑，不敢见人，烦躁得很，后来便发展成了抑郁症。他父亲带他来找老师看病。老师说，这病没啥问题，完全可以治愈。药物我帮你开，你要心情放松，尽管爬山去。于是这父子俩就去爬牛头山，刚开始走了一公里，就觉得腿痠痛，走不动，后来坚持爬上山，反而觉得腿脚越来越有劲。

　　小伙子非常高兴，觉得我也能爬山了，爬得比别人更有劲，我并不比别人差啊！这样心胸一打开，只吃了老师的 8 付解郁的药，就把病治好了。所以说，一个人不能太自卑，认为自己能干，就一定能做好，认为自己身体行，就肯定行。

　　老师总结说，这都是我们自己的问题，其实身体本来没什么大病，只是五脏失调了，五脏为什么会失调？就是长期紧张，五脏运行受阻。如果天天放松，让神清静下来，那么五脏自然就正常运化了。你如果不放松，就等于不让脾动，身体自然停满痰湿，腰圈粗粗肥肥的。如果紧张憋闷压抑，那就是不让肺动，肺就充满浊气，老觉得自己气力不够。所以身体好坏都在观念转变，都在这一念之差。

　　就像那阴囊潮湿得抑郁症的小伙子，爬上山去，转一圈回来，就哈哈大笑，说我能爬山了，很高兴。心胸一放松，五脏六腑就把那些湿浊给排泄掉了。

　　而当代许多人说每天忙不过来，怎么能闲下来去放松呢？老师也常说，这是意识的问题，并不是身体的问题。引用古代一位智者的话，就很好地说明了这点：终日俗务纠缠，终日逍遥物外。

◎任之堂常用的三十多味药

　　看到我们和王蒋、秀梅都到齐了，老师便说，我们就来谈谈学医吧。

学医很复杂，很不容易，典籍汗牛充栋，有成千上万册，如果都背下来，会觉得很累。张三这样说，李四那样说。同样的病，有用下火派的大黄，也有用补肾派的熟地黄，还有对立统一、寒温并用的，这么多机制用来治病，我们何去何从，怎么能搞得清楚。

　　如果单记方歌，一部方剂大全就有一两万个汤方，怎么可能记得住？方子就像圈套，你套好了就是好方，而套不好，执着于方，记得越多，并不是越好。

　　方是人定的，你也可以定方。就像《伤寒论》张仲景定了一百一十三方。而我临床上常用小伸筋草、淫羊藿治疗脚抽筋，来一个治一个，治一个好一个。这就是一个定方，方就是理法里面用出来的。

　　中医讲究理法方药，你有了理法，也可以定方。比如，病人有瘀血，我们用的理法就是活血，可以用三七、丹参，也可以用鸡血藤、川芎，也可以用三棱、莪术，还可以用桃仁、红花，还可以用穿破石，这些用好都有效。药物虽然不同，但它背后治疗的作用机制是一样的。

　　我小时候也一直在背方药，背理法。后来才渐渐明白，中药真正以简驭繁，并不需要太多。比如，我平常用的这三十多味药，如玄参、牡蛎、白芍、当归、柴胡、香附、丹参、桂枝、红参、鸡血藤、川芎、葛根、附子、白术、干姜、茯苓、龙骨、麻黄、杏仁、枳壳、桔梗、木香、枇杷叶、枳实、竹茹、鸡矢藤、穿破石、薏苡仁、火麻仁等。

　　你们信不信，我就用这简单的几十味药，就可以把常见疾病基本治好了。这全在于里面的药味与剂量的加减变化。如柴胡从5克到50克，枳实从5克到50克，都有各自不同的特点。

　　用药要把人体气血循环参悟透，再根据人体病邪的性质去调理就行了。下降的让它升举，上亢的让它下行，中间郁住的让它旁达。这样的话，可以用这药，也可以用那药。比如，用半夏降逆，也可以用竹茹降逆，都有效，可以用柴胡升清阳，也可以用羌活升清阳，可以用郁金、木香解郁，也可以用香附、陈皮解郁，都是一样的道理。

　　后来老师又说，即使把常用的几十味药抛开，用其他的药，照样可以治好病。老师要我们不必执着于一方一药，关键是要把人体气机升降循环的道理参悟透。看《内经》通篇都很少讲真正地治病，而是讲正常的人体气机是怎么循环的。

　　《道德经》里讲，知常曰明，不知常妄作凶。中医讲"知常达变"，知道正常的身体升降循环，就可以调理异变的各种疾病。

◎《了凡四训》的自我检讨——不孕不育者的福音

深圳的这位白领是来找老师治疗不育的。

老师便讲到肾亏。老师说，用中药可以很快把他的气机调好，肾亏补足，可如果他天天同房，自己又搞亏了，或者饮食不忌，食用生冷水果伤精，致使精子没活力，这就是自我教育的问题了，不属于医疗用药的范畴。

《了凡四训》这本书很好，是不孕不育者，乃至各类有身心疾病的人最佳的医嘱，里面关于生育小孩的论述非常精彩。

《了凡四训》是袁了凡自己婚后多年无子，并且仕途不顺，在得高人指点后，依教修行，终至子孙满堂、仕途显赫的经验之谈，里面有育子妙方。

如袁了凡的自我检讨："地之秽者多生物，水之清者常无鱼，余好洁，宜无子者一；和气能育万物，余善怒，宜无子者二；爱为生生之本，忍为不育之根，余矜惜名节，常不能舍己救人，宜无子者三；多言耗气，宜无子者四；喜饮铄精，宜无子者五；好彻夜长坐，而不知葆元毓神，宜无子者六。其余过恶尚多，不能悉数。"

书里袁了凡先生自我反省的六点，正是当今时代部分人的通病。

第一，有洁癖。爱弄各种化妆品、香水、沐浴露、洗面奶等。把神志注意都集中在外表的干净，而不重视心灵的清净。

第二，一有小事不顺，便烦躁发火，不能和气包容，天地和则万物生啊！人生气是天崩地裂，翻江倒海。《内经》里讲，十二经是江，胃肠为海。头顶为天，脚底为地，人一发脾气，从头顶到脚底，没有一处气血是通利的。故曰，脾气大，身体差，有脾气，没福气。又曰，乐是神治病，气是鬼索命。

第三，忍，这里是残忍的意思，残忍自私，缺乏慈爱之心，不利于生子。

第四，言多伤中气，一坐在一起，就讨论他人是非，很少反求诸己。

第五，吃喝应酬多，酒为穿肠毒药，多饮拔肝气，消耗肠津肾水。

第六，熬夜上网，彻夜长坐，久坐伤肉，久视伤血，久熬夜伤精，精血肉俱伤，伐根以求木茂，可得为乎？

◎悟性从哪里来

老师今晚喝了点小酒，借着酒性好发挥。究竟戒不戒酒？如果喝酒后，脾气还那么差，最好别喝。老师常说，没节制吃饭都会吃伤，不是戒不戒酒的问题，而是凡事都要戒过度。

我们与赵青峰这一两天就要离开了，王蒋是刚来老师这里学医的，想了解学医者要注意什么？医不叩门，老师这里的医道大门是敞开的，谁有心想学好中医，都可以在老师这里学到传统中医。

我们在聊天时，还打了个比喻说，老师这任之堂大药房是流动人口集中地。老师是渡舟人，既渡病人，也渡学生。确实，这里有些病人成为学生，有些学生也是带病来学的。

老师接着又说，这学医打基础，功底是越扎实越好，如同金字塔，能够建得高，是因为地基打得厚。所以，学医打基础，还是要厚积的。功底基础越扎实，将来攀登的高度便也越高。

老师又提到盖房的原理，"旁开一寸，更上一层。"房子基础打不好，楼房一建高，反而就倒了。所以，我们人生想修为更上一层，只有再回归基础，基础多牢，决定多高。

现在我也还在背诵药性、汤头，看张锡纯的书，地基打深厚了，房子盖得才稳妥。这打基础是没有什么技巧可言的。

老师谈完了打基础，这是教我们要下苦功夫。要得真学问，须下苦功夫。

接着，老师又谈到悟性。怎么悟呢？老师说，比如别人成功的经验，如蒲公英清热解毒治乳痛，我们还可以用它来治胃痛、眼痛，甚至还知道它有一定的疏肝效果。所以，要在平时生活中时时存疑，医道在生活中，譬如这个湿怎么除？腰腿为什么会酸胀？太阳出来为什么会好点？阴雨天为什么会加重？生气时旧病为什么会发作？想久了，你的医理、药性就会豁然开朗。

又比如，血黏度高怎么治，用常规的活血化瘀药，却偏燥治不好。这比如稀饭煮得那么黏稠，再怎么搅动它，都觉得黏稠。可如果加点水，不就稀释了吗？这样用滋阴的药物，重用白芍50克以上，就把血黏度给解决了。

其实生活中处处皆学问。老师说，这个道理还是北京一位在校学生悟到了，后来还写成论文发表在网上。

又比如，肠道有硬块积滞，如何推动？像船搁浅在沙滩上如何行走？当然是"增水行舟"了，可用增液汤。肠道是管道，血脉也是管道，血脉走不动了，不也可以用增水行舟之法吗？尤其是脉细涩，心肝血少的。重用白芍30～50克，效果就出来了。这跟单用桃仁、红花之类活血化瘀的思路是完全不同的。

处处留心皆学问，悟性这种东西要相信。

◎脉象之首脉为郁脉

接着老师谈到四诊，尤其是脉法。老师推崇家传脉书《诊脉心法》里说的，"脉象之首脉为郁脉"，他多年切脉的感受，就是首先要找出郁脉。没有找到郁脉，就不知道是何脏受病。《诊脉心法》曰："郁脉乃粗意，与细正好匹，其意定部位，何经何脏立""总按为第一，求得粗与细。分取为第二，细辨是何疾。"这是老师诊脉的纲要，就是先用整体观念总按，再分部取脉象，辨证论治。

老师说，脉法很重要，四诊之中，我看病主要是号脉，我对脉法比较自信。脉法的整体观念很重要，所以第一是总按，没有把整体观念按出来，就头痛医头，脚痛医脚。这样跟西医就没什么差别了。

其次是，寸关尺三部脉象分取，这三部脉象不可能同浮同沉，如果按二十八种脉象，笼统的跟病人说是脉弦、脉涩、脉细，这说明此人还不会号脉，没分部位描述，说明他是在猜病人的状态，猜病是经验，而非真正号脉。

当然有经验的中医，由于行医时间长了，他凭经验也会猜准。比如，他会看相用药，如脸颊无肉是脾虚，眼睛跳动是肝脉急，鼻头出汗是肺气不敛，长得肥臃、大腹便便是痰湿，还有肾虚眼袋黑，肺热鼻头红。他通过望诊都可以判断，但望诊不能代替切脉。如果想要进一步提高望诊术，还要精修《心相篇》这些见到外相就能明白病人内心因果的学问。

又比如闻诊，病人一说话，就有股异味扑过来，很显然是胃气不降。嗅觉灵敏的人一闻便知。还有说话声音大小、有力无力，可知虚实。

又如问诊，按十问歌细细地从头问到脚，反复地问，也可以问到个大概。问得厉害的，如胃痛、腰痛，是血瘀还是寒湿，病邪性质都可以清楚。

任何一门诊技，都有大用，望闻问切，也无所谓高下，各有所长。看好了病，才是王道。所以任何诊断手段都只是为你治病服务，并不能成为你炫耀的资本。学好了也不能混饭吃，把病看好才是正途。譬如，有人精于望诊，如江湖看相先生，他一望就知道个大概。你的家庭、父母如何，你的身体怎么样，说个精准，却没法下药。所以说，四个诊法，哪个学得透都有用。

接着，老师又详细谈切脉。老师说，切诊，首先要整体观，要分上下内外。寸上尺下，浮外沉内。这是整体的，要搞清楚。但脉里面也有假象。尺脉弱，主腰膝酸软无力。可病人腰脚正常，你这时精通脉象后，就可以通过号脚上太溪脉，来补寸口脉的不足。又比如病人寸脉弱，一般主头颈供血不足。可病人头颈好好的，你可摸人迎脉，脉象有力便无碍。而寸口脉弱，它不仅主肺，也管大肠，也主上肢，还管脑袋。心脉也在寸口，心火亢，还要综合号手少阴心经。号肾脉也有假象，比如肠道有积滞，这并不是虚弱，只要一拉出积滞，脉象就有力了。

还有，肾脉有力却腰酸，医生给他吃补肾药，他腰就酸痛得厉害，我估计这是以前的医生没号准脉。那是鸠占鹊巢，要先祛除痰湿才能补进去，要先泻后补。就像一盆污水，要清理干净，是先注入清水，还是先放掉污水。当然是先放掉污水，再注入清水，才能得到清澈的水。

所以，一个医生永远要给自己提个醒，这是真的，还是假的。不能被个人的偏见所误导，傲慢与偏见不利于诊断病人。

老师又说，脉涩、滑、细、弦，这些都要知个大概。把脉要把整体加细微就好办了。脉理一点都不玄，很多医生号脉都不号这个整体。

号脉先号脉势，总按为第一。

◎学医的八个误区

老师今晚还特别对我们初学医者讲了一些要注意的地方。

接下来，是老师讲学医的很多误区，我们一一把老师说的记录在案。

老师说，第一就是学医不要有秘方思想，不要到处找偏方秘方。大部分都是常规的病，常规的方就可以医治。真正养人的是普通五谷杂粮，贪口腹之欲，多吃天上飞的，地下走的，容易吃出乱七八糟的病。我们只要用普通的药就行了，如陈皮、甘草、麦芽、鸡内金、山楂、山药、白扁豆、连翘，这些药用得好，照样可以治疗疑难杂症。化腐朽为神奇，才是真的神奇。在普通中发现奇迹，才是真的奇迹。能在普通的大米中尝出香味，能在常见的大白菜中尝出甜味，这才是高手。真正治病的高手，就是知常达变，用最平常的药，就可以治最复杂多变的疾病。

又如小茴香，这么普通的药，可以做香料，参悟了这个道理，与人体气机联系，就可以治疗腹部的疑难杂病了。用药普通不伤人，我们都是用非常普通的药，而不是一来病人，就用川乌、草乌、马钱子来标新立异，故作神秘。

当然，普通的药也有层次之别。如九制老陈皮，就比新的要好。道地的藏红花比川红花要强。同样的大白菜，乡村农家的比大棚种植的要好吃。大厨师做出来的味道，跟普通小饭馆煮出来的又不同。用心不同，结果就不同。

普通的药物能化腐朽为神奇，这就是真本事。所以，不要特别追求秘方、祖传，所谓的秘方，其实用的都是相当普通的药材。

《大医精诚》说：省病诊疾，至意深心，详察形候，纤毫勿失。惟当审谛覃思，不得于性命之上，率尔自逞俊快。

接着，老师又谈到行医者的第二个误区。老师说，不要有先入为主的想法。病人一来一望，就先下个病机，比如声音说得大点，就断他为肝火重。小声怯弱，就断他为肾气不足。当有了先入为主的想法后，你所问的思路都会围绕着这个问题转。这病人可能就是个简单的肠道湿热，你就只往肝上想。或病人只是心情郁闷、怯弱，你就说他肾虚。所以，不能轻率下诊断，先入为主。有经验的老中医，是可以凭经验来治好很多病。有时经验确实能帮人，但有时也会害了自己。

《大医精诚》说：不得道说是非，议论人物，炫耀声名，訾毁诸医。

老师接着谈到行医的第三个误区。不要打击别人，抬高自己，这也是很多医生最大的误区。所谓尺有所短，寸有所长。每个人都有他的独特之处。目前中医的发展就困扰在这里。动不动就说，那家伙不行，这家伙也不行，就我行，其他人都不行。这种眼光是没法发现美的，以欣赏的眼光来看时，看到的一切都是好处。中医是同行，不是冤家，我们是战友，不是敌人。因为各有所长，相互弥补，才会相互提高。所以人各有所能，就要做好自己本分。千万不要打击、诋毁对方。

《大医精诚》说：不得专心经略财物。

老师又说到行医者的第四点误区，就是很多医生喜欢宰病人。五付十付药，就收两三千块。医生没必要宰病人，有人装穷，有人装富，也没有能力判断病人的贫富。而真正行医时要特别注意，人活得越单纯越好，要一视同仁，不要抱有宰的心理。当你恶念一发时，人的形神是不统一的。当你看淡名利时，你的身心是很和谐顺畅的。所以要有平等观，一来病人，如果就想着他的贫富，怎么赚他的钱财，这心就不平衡了，不平衡的心会让身体变得不平衡。

名心不除，毁誉动之；利心不去，得失惊之。世人都在笑天上的孤雁成为惊弓之鸟，不知道我们天天被名利之弓箭所射中，处于惊动状态，身体怎么会好呢？不用拉弓射箭，你抵抗力就掉下来了。所以学医者要志于道，不要志于谷。

医生本身就不是赚钱的行业，想通过行医赚大钱，这本身就是错误的。

《大医精诚》说：行医者，要胆愈大而心愈细。

老师说第五点误区就是心不够细。行医者心细才能觉察洞悉疾病。要做一个好医生，要求是很高的。心静不下来，是没办法看到细微差异的。所以要做一个好医生是很不容易的事。既要有儿女情怀，又要有英雄胆略。比如号脉，需要整体把握加细微把握，真正的号脉是一个不断历练的过程。心要非常细，但又不能钻到牛角尖里。胆要非常大，但又不能无所顾忌。做事情要有胆量，但又不能鲁莽。

《大医精诚》说：不可自矜己德，偶然治愈一病，便昂头戴面，有自许之貌，谓天下无双，此医人之膏肓也。

老师说的第六点行医者误区，就是不要夸大自己功劳，逢人就说自己有多么高明。治好病人，好像病人欠他多大的人情一样。其实医生治病，只是帮病人度过一个小关而已。医生不能帮你渡过河后，还背你上山，你的路要靠自己走。所以，病人也不能对医生期望太高，要求太高。

比如，感冒治好了，医生绝不能保证你一辈子不感冒。你胃痛了，医生治好了，也不能保证你一辈子不胃痛。所以，真正能挖根治好的病没有几个。故病人不可把希望全寄托在医生、药物上。医生也不过帮病人度过一个个小小的劫难而已，更不能居功自傲。夸大自己的功劳，会对自己的水平提高影响很大。确实，杯子里的水满了，人就会把它倒掉。人如果居功自满了，天就会把他倒掉。天之道，损有余而补不足啊！所以《易经》中"谦卦"是最吉祥的，居功自傲是最要不得的。傲气是学医的衰相。

第七点，老师说，真正的西医是不反对中医的。比如，德国的西医生看了老师的书后，专门过来请教老师，拿上百个疑难杂症、问题来问老师。老师说，德国的西医水平要比我们先进几十年，他们对各种疼痛都没有根治之法，只有治标的止痛药，他们都没有小看中医。

就拿头痛来看，有个上海的顽固性头痛患者，当上火来治，吃了很多清热下火的药，吃后会舒服一些，过后又剧痛，总是反反复复，最后还把脚都吃得冰凉。人哪有那么大的火呢？身体每个症状的出现都是一个信号。

比如房子冒烟着火，应该治火而不是治烟，要看清真相。这个病人脸色发黑，小腿发凉，还吃下火药，我就给他按参附龙牡汤的思路，没有用一味清火的药，病人吃后，上半身哆嗦，其实那是寒气从上面散出。结果第三天就不哆嗦了，却觉得身体很虚乏，我再给他一些调补气血的药，一周后便痊愈了。

接着，老师又总结说，当对立的病症出现时，不可偏执于一端，应该两边都抓。如病人上半身火热头痛，下半身却很冰凉，用温病派思路清火，会加重他脚凉；用火神派的附子热药下去，也会出问题。吃大量附子会把肾水烧干，会取代人体功能。这种对立的病状，就应该让身体气机自动循环起来。

第八点，老师说，行医者不要轻易下论断说这个病治不好，更不能轻易放弃任何一个病人。《内经》说："言不可治者，未得其术也。"疾病都是可治的，不能治说明医道还没有钻透。轻易放弃是慈悲智慧不够的表现。

《内经》说的这个术，不局限于中医、中药、针刺、艾灸，也包括吊痧、点穴、按摩、导引等，包括心理疏导，这些都是医道、医术。

譬如，有大病绝症，先教育好他们，治他们的心，然后才用药。行医起码有四个层面，一是治肉体的，二是治气机的，三是治心的，四是治神的。所以，能调神治心的都是治疗疾病的医术，在教育层面普及中医，是最厉害的治未病。

今晚，老师做最后总结说，人生有很多疑惑，学医有疑惑，人生有疑惑。有疑惑就要问，不疑惑是不正常、成长不了的。问题是成长的空间，疑惑是向上的阶梯。

第13天　治不育一二三四五

3月2日

◎来自民间郎中的外洗方

今早，我们八点半准时到，任之堂大药房前已经排满了病人。来找老师看病的病人来自全国各地。这些日子，江浙地带的病人挺多的，一个原因可能是疗效好，一传十、十传百吧，另一个原因则可能跟老师写的书籍有关。

江浙地带文化氛围比较好，有很多书香门第，古人云："江浙文人多，沪上名医撖。"江浙多文人才子，沪上就是上海，那地方名医辈出。许多江浙病患都带着老师的书来找老师看病。从这里我们想到，老师上午看病，下午爬山、写书、整理医案的决策是相当正确的。因为给某个病人开方用药，只是治疗一人一时之病，如果把经验整理成书籍，却可以治一方民众，乃至数十上百年后的疾病，没有时间与地域的限制。有一句话说得好，一时劝人以口，百世劝人以书。

一个智者有三大事业，讲论、著论和辩论。老师带弟子讲学，著书立说，并且答疑解惑，都是在做智者的事业。

我们中医也是善道，行医也是在行善。治人一时，可以凭处方用药，但治人百世必当以书籍流传。所以，老师现在也越来越重视把经验教给我们，老师说，他不教学生，他只把自己的经验和所学所知全都交出来。

阴部湿疹瘙痒比较难治，老师面对这种顽固性阴囊潮湿、瘙痒的疾病，一般采取内外兼治的治疗方法。因为这种湿疹瘙痒没有特效药，且容易复发。俗话说，治啥别治皮。这皮肤病治起来，颇让不少医生头痛。

第1个病人是东风汽车厂的工人，三十来岁，喜欢吃海鲜，喝啤酒。他诉苦说自己阴部常潮汗，脚臭，瘙痒。

老师说，冰冻啤酒把海鲜这些肉毒都关在身体里面出不来，当然又臭又痒了。于是就叫我开六味药，分别为：蛇床子100克，苦参50克，百部100克，黄柏50克，葛根150克，枯矾50克。然后叫周师傅抓药并打成粉，吩咐病人一次抓一把，丢入开水盆中，待温度适宜，便用药水洗涤患部，然后泡脚。

病人才洗了两次，阴部就不潮湿了，脚部瘙痒也解除了，脚臭当然也好了。

老师这个方子也是来自民间秘方。《太氏药谱》中谈到治疗难治的皮肤湿疹，就用到这个思路，而且只有四味药。原来一位民间郎中有一外洗方，视为不传之秘，太树人跟他多次长谈，软磨硬泡，最后才从他口中套出这外洗方，专治周身上下皮肤湿疹，后来这个方子还献给了国家。

方子为：苦参60克，蛇床子30克，百部30克，益母草30克，煎水洗涤湿疹。如果患者全身湿疹，可以用药水洗澡。每付药可以煎洗两到三次。根据身体情况，再辨证配合内服中药，效果更佳。

老师还在方中加了葛根和枯矾，因为病人阴囊潮湿、汗多，枯矾可以收一收；湿热郁在下焦，清气不能上升，故加入葛根以升清气。

老师还把这种药改为打粉，一是方便病人使用，少了煎汤的麻烦，兑入热水中即可用；二是打成粉后，有效成分更容易析出。

◎积水蒸化的启发——小腹受寒单用小茴香

第2个女病人得的是非常常见的妇科杂病。她胸胁隐痛，小腹容易胀，小便次数多，手脚怕冷。

老师叫我开逍遥散打底，再加枳实12克，竹茹20克，木香20克，加强中焦理气、降胆胃之逆的力量。还加入小茴香10克，益智仁30克。

老师说，这种病人有水液潴留在三焦之内，不能下行膀胱，所以时时有尿意，但却解不出来。这样的女性患者，往往在做B超时可以发现有盆腔积液。这时单用补肾缩小便的方法就不行了，因为膀胱为脏器，既能收缩，也要能疏放，所以老师特别配入益智仁以收缩膀胱，小茴香以疏放宣通下焦膀胱气机，促进水液运行。

小茴香，在日常生活中常用作调味料，这药对于妇女、老年人阳虚、尿频、腹胀满，既安全且有效。天气冷的时候，积水难化，天气一温，积水就容易气化。观察大自然现象，就知道积液要怎么去化。

老师说，小茴香性温，走下焦，能够散小腹之寒，宣通小腹气机。患者服药后常常出现小腹转气，放几个响屁后，尿频即愈。这种尿频一般是小腹受寒，老师经常单用小茴香 20～30 克，一天一付，1 付见效，3 付即愈。

◎ 治疗瘙痒的两组药对

第 6 个是脸上长斑、瘙痒的患者，在美容店里工作，却不相信美容店里的产品，而来找老师用中药调。她非常紧张地问老师能否治好？

老师说，你要是能配合治疗，肯定能治好！首先要把水果给戒了，别吃花椒、辣椒，凉茶、凉药都不能喝，要多去运动，就容易好。病能得就能治，多少比你病得还严重的，照样治得好好的。

老师的这句话就是一个安慰剂，病人的心必须要安下来，对自己必须有信心，对医生也必须有信心，治起病来会顺利很多。

老师说，诸痛痒疮皆属于心，这病人心中有风热。便开菖蒲 10 克，威灵仙 15 克。菖蒲开心窍，威灵仙治疗各类脏腑、皮肤、骨髓、神经疼痛麻木。

老师说，威灵仙这味药有仙灵气息，中药里面凡沾仙带灵的都不简单，而威灵仙是仙灵俱备，这药能够把五脏的真气宣放出来，所以一般不可过用。

接着老师配用一个药对，丹参 30 克，徐长卿 20 克，这两味药去心经风热极佳。老师说，两药相配，有类似西药扑尔敏抗过敏的功效。是各种过敏、瘙痒的专方专药。

这两组药对是治疗瘙痒的关键。老师把这两组对药配进逍遥散里，病人只吃了 3 付药，回来复诊时，脸上就不瘙痒了，斑点也淡了些。她说以前用化妆品很难有这个效果。

老师说，化妆品是作用于皮肤表面的，你的瘀斑是在肌肉深层次上，需要靠内服汤药，由里往外透才好得快。后来按这个方子调了几次，基本就治好了。

老师说，像这斑痒虽然是小病，可如果随便用清热解毒的药，很有可能就会让斑变得更黑，更顽固。

◎ 慢病久病要治脾

第 8 个是食管癌患者。大凡肿瘤，都喜欢两种体质的人，一种是酸性体质，就是肉吃得多，营养过剩，青菜又吃得少的；第二种是缺氧体质，就是好吃又懒动，呼吸气短，脏腑缺气。老师交代家属说，老年人肿瘤不应该太过紧张，只要老人能吃能睡，不要给他增加压力。

老师并没有特别因为是肿瘤而用什么偏方秘方，也是非常普通的方子，以调理老年人脾肾功能。脾为后天之本，肾为先天之本。这老年人以腰酸胀、活动不利且疼痛难忍为主症，老师便以《伤寒论》中的肾着汤为底加减变化。

这个病人是湿浊郁在下焦，不能升腾起来。老师特别交代病人可到民间找百草霜这味药。百草霜就是农村烧柴火的锅底的黑垢，乃经百草烧炼而成。

老师说，百草霜这味药，凡天上的雾，地上的霜，以及半空中的水，都可以收制。入了人体，上焦的气，下焦的水，中焦的湿，都可以收制。这肿瘤患者年老体弱，三焦水湿停聚，便需要药物来疏通收制。

医院都说没办法了，但这老人却一直顽强地在老师这里吃中药，靠中药带病延年，提高了生活质量。他有的时候嫌药味苦难喝，老师就跟他说，你食管癌了，能喝得进药就是幸福的了。只要能喝得进中药，就不算最苦。当你去看那些不能吃喝的病人时，那才叫真苦！

欲往下比，人会欣慰。多想别人的苦，人会很知足，知足就会常乐，

这老人听后，觉得老师所言甚是，也多了份与疾病斗争的勇气。后来老师还建议他用灶心黄土来煎汤熬中药，以培养中焦脾胃土气。

中医认为，人的抵抗力、免疫力的大本营是脾，故《内经》有四季脾旺不受邪的说法，李东垣凭借这句话著《脾胃论》，名震医林。故有慢病久病当治脾的说法。

◎ 疲劳综合征用苍术、白术泡茶喝

第 13 个病人，非常有代表性。按病人的说法，他是得了疲劳综合征，年纪轻轻，又没有什么重病大病，老是觉得自己很疲劳，很困。

老师说，神不足则思睡欲倦。《医学传心录》说："多睡者脾胃倦而神昏。"

这种病人不仅易困，而且非常容易感冒，西医常称之为胃肠型感冒，反反复

复，最后得慢性鼻炎。这种抵抗力差、免疫力低的体质，从中医看来就是脾虚，脾虚怎么办？《治病主药诀》中说："脾胃受湿身无力，怠惰嗜卧用白术。"白术乃振奋脾中清阳的神品。

老师摸他脉后说，这是中焦关部有瘀滞，是脾胃滞塞，清气升发不上来。老师便叫我开桂枝汤和玉屏风散。玉屏风散中，苍术 20 克，白术 40 克，联用且重用，还加入葛根 30 克，川芎 20 克。

老师说，头晕、易疲劳都是因为大脑缺气，平时病人多思虑，少运动，导致脑供血不足，中医认为是脾虚湿盛，使得清阳不升。

老师在《万病从根治》中也常建议这样的病人用苍术、白术二药泡茶喝，等量各 10 克，对于平时少运动、多坐电脑旁的白领阶层来说，有一定效果。可以让清阳上升，缓解头部晕晕沉沉。加入川芎、葛根，专治脑供血不足。

苍术、白术、川芎、葛根这四味药是专门健脾除湿、升发清阳的。既然清阳都已经出上窍了，那接下来就要解决浊阴出下窍的问题了。

下窍是排浊的，主要是大肠与膀胱，老师加入鸡矢藤 30 克，火麻仁 20 克。鸡矢藤消肠中积垢，火麻仁润肠通便，令积垢排出，而黑豆 20 克便把浊水往肾、膀胱一收，通利之中带补，则浊水去而精气生。这三味药，负责清理膀胱、肠腑，便是解决浊阴出下窍的问题。

方药为：桂枝 15 克，白芍 20 克，生姜 15 克，大枣 4 枚，炙甘草 8 克，黄芪 30 克，防风 10 克，苍术 20 克，白术 40 克，葛根 30 克，川芎 20 克，鸡矢藤 30 克，火麻仁 20 克，黑豆 20 克。3 付。

年轻人本来就没什么大问题，就是懒了些。老师说，要少动心脑，多动手脚。一个人想多做少，身体就会病倒。腿脚不利索，就是行动力不够的表现。想到什么，当下立刻就付诸实践。做人境界提升，身体健康系数也会提升。

他吃了老师 3 付药后来复诊，精神得很，他说最大的改善就是以前整个头部早上晕晕沉沉，现在不这样了，走路的劲头也足了。于是再守方进药。

这种疲劳综合征的病人，由于缺少运动，血脉运行得很慢，所以饮食上要特别注意，凡黏性食品应少吃不吃。哪些是黏性食品？如鸡蛋、糯米、肥肉、糖果、鸡肉等。这些东西一吃入肠胃，便黏糊糊的，容易生痰湿，阻碍血脉流动。

最后是少荤多素，尽量少吃或不吃有血的东西，起码保证晚上那顿是全素。符合"早餐好，中餐饱，晚餐少"的养生原则。而且因为晚上万物归藏，人阳气减弱，过食、饱食或食难消化之物，都会让人昏沉，困倦乏力。

◎气药的用处

我们从《高手过招》中看到这样一个良方，是苏忠德老医师的十六味流气饮。这方专从调气层面治疗周身上下一切肿块，善用者神效无比。凡身体气滞血瘀水停，周身上下郁塞不通，皆可用之。

这汤方我们没用过，但老师常用的枳壳、桔梗、木香，方子里也有。

自古以来十六味流气饮有很多个版本，为什么叫流气？就是让周身气机顺畅流动起来，凡积滞肿块气血流动所过者化，之所以会有积滞肿块，就是因为气血长期不能通利流动所致。扫帚不到，灰尘不会自动跑掉；气血不通，病痛不会自动清空。

方歌只有两句话，三物二陈苏芪防，槟枳乌桔青木香。三物就是指四物汤去熟地黄，以其滋腻滞涩气机故也。三物即川芎、赤芍、当归。二陈即二陈汤，陈皮、法半夏、茯苓、甘草。接下来分别为苏叶、防风、黄芪、槟榔、枳实、乌药、桔梗、青皮、木香。

这是中医理气派的基本用药思路。在民间理气派的医生也是非常多的。这里提到十六味流气饮理气的思路，就是因为老师今天谈到气药的用处。

赵青峰看老师治疗肝郁脾滞的病人，木香动辄用到三四十克，非常不解。赵青峰坐在老师旁边，也跟老师号脉，我在一边抄方，这时正看到第 15 个病人。老师说，这个病人看似心肺阳气不足，实则是大小肠不通，有肠积，所以要重用理气药。

那病人会不会气力不足而营养不足呢？老师说，这病人天天忙于吃喝应酬，身体营养足够，只是肠积有滞而已，气力不足并不一定是营养不够。

赵青峰还是有些不解，枳实、木香用这么大量，会不会破气太厉害？老师说，有病则病受，肝郁脾滞，用木香、陈皮是顺气为主，而青皮则是偏于破气，所以木香重用治疗肠积并不伤人。

接着，老师又说，为何枳实降气之力要大于枳壳呢？因为枳实沉一些，密度大一些；枳壳轻一些，空一些。即《药性赋》所说："宽中下气，枳壳缓而枳实速也。"

这个时代，吃喝应酬病很多，《内经》说："饮食自倍，肠胃乃伤。"书里常说，肝郁脾虚，用逍遥散。可对于肝郁脾滞的人来说，逍遥散的力度就明显不够了。这时老师就会加入枳壳、桔梗、木香，加重理气之力。

由此可见，并不是医生喜欢用理气、破气的药，而是因为很多病人确实是饮食没有节制，把胃肠、血脉都吃得走不动了。很多病人，老师给治好了，又胡吃海塞，把身体吃坏了，吃坏了，再来老师这里吃药调理。可见身体的疾病，单靠中药也不能治本啊！必须有中医养生的观念，饮食有节，疾病是三分靠医生治，剩下的七分则要自己来调理啊！没有医生会保证给病人治好感冒、胃痛后，病人一辈子不复发的。所以老师常说，真正能挖根治好的疾病没有几个。

大多数疾病是病在饮食生活观念上，真是"痰生百病食生灾"啊！

当今时代，吃喝应酬病占了大半，针对饮食过度引起的肝郁脾滞、食积难化，该如何调整饮食习惯呢？老师说，少荤多素这是一方面，还有很重要的一点就是饥饿疗法，即疾病以减食为汤药。《红楼梦》中也有这样的饥饿疗法，就是通过适当减少饮食，生出饥饿感，把胃气养出来，然后消化病气。所以古人说，忍得一分饥，胜服调脾之剂。

而我们也发现，人生病时胃口自然会较弱，这也是身体的一种自救行为，它是在消化病气。病人自动会吃得少、吃得清淡，给他好吃的他也不喜欢。所以平时养生保健治病期间，非常重要的一条就是时常保持饥饿感，少荤多素，饭到七分饱。

◎男子不能生育有六病

从老师这里的病人看来，不孕不育的也非常多。不孕不育已经成为现代都市人群的普遍关注焦点，女的称为不孕，男的称为不育。

第 22 个患者，是不育症。未谈治疗，先谈医嘱。不育症药物治疗只是辅助手段，病人真正身体强壮，才是孕育之道。《辨证录》说，凡男子不能生育有六病，一曰精寒，二曰气衰，三曰痰多，四曰相火盛，五曰精稀少，六曰气郁。

我们从这六方面就知道不能生育者应该注意什么。

一曰精寒。冰冻、凉饮、生冷水果等都应该戒掉。俗话说，冰冻断人种，烧烤毁人容。北极南极终年冰寒，寸草不生；赤道周围温暖如春，草木生生不息。老师也强调，空调决不能对着背吹。

二曰气衰。人年龄大了，年老气衰，不能生育孩子，是很正常的事。还有言多伤中气。气少则病，气衰则亡。人在气不够的时候，自身功能都难以自保，更没有多余的力量去产生精子，所以年老多便秘，排尿也无力。试想一下，一泡屎尿都没力气拉出去，这时有没有足够的精力来产生精子呢？

三曰痰多。痰是黏滑之物，能够使精子活力减退，不能游动。平时喜欢吃鸡蛋、肥肉、糯米、动物内脏、糖果的人，都是偏于痰湿体质，血液黏滞，精子活力差。所以孕育首先要少吃或不吃黏性食物。鱼生痰，肉生火。还有西餐大都是黏性食物，容易生痰助湿。

四曰相火盛。哪种人相火盛？熬夜的人特别容易相火盛。老师交代他们不要熬夜上网，别以为上网只是伤眼睛，视物模糊戴个眼镜就好。从中医整体观来说，肝开窍于目，肝主筋，熬夜上网抽用的是肾精肝血，损伤的是筋骨。长期面对电脑、手机也是令浮火上腾于双目的一种举动。浮火上亢了，腰肾便寒冷，精子动力便差。

五曰精稀少。纵欲者不治。老师说，精子要七十多天才能长成，所以治疗精少、没精的病患，不可能一两个月就解决问题，除非是精子活力差的。

六曰气郁。生闷气可令肝经收缩，不能疏泄。肝经是下络阴器的，精子要有足够动力，必须靠肝疏泄畅达。有不少阳痿、不育的患者，仅用几味疏肝理气的药物便可解决，如四逆散加蜈蚣。说明生闷气是很杀精的，他会把精子郁死在下焦。正如老师所说，你累了，它也累了，你烦躁，它也烦躁，你走不动，它也走不动。

那么这个病人又该怎么治呢？我边抄方，边发现这个病人说话声音低怯，底气不足，很明显是虚证为主。老师建议他吃聚精丸，这聚精丸是由鱼鳔胶与沙苑子两味药组成，偏于黏稠，可以用苍术泡水送服。然后老师开方。

我们后来把老师这个方子总结了一下，叫不育一二三四五。

当天中午，我们与秀梅、王蒋一起吃饭时，谈到每日跟师必须有一得，我们便说今天这一得，就是老师的治不育一二三四五。记住这个口诀，以后碰到类似病人，在这个底方上适当加减变化，应该就八九不离十了。那什么是不育一二三四五呢？一味鸡矢藤消积，二芪当归补血虚。

三药入肾续杜皮，四君五子衍宗奇。

若还晨勃无气力，蜈蚣鹿片仙灵脾。

那么这一二三四五蕴含的医理、药性又是什么呢？鸡矢藤消积化滞，有积滞便有气郁，有气郁精子便乏力。鸡矢藤消积滞的同时，也消滋腻的药物，使身体易于吸收。因为补肾的药物大都偏于滋腻，鸡矢藤消积开胃气，使身体易于受纳。当归补血汤由当归、黄芪二药组成，是气血并补之方，专门治疗气血两虚的贫血、出血等病症。续断、杜仲、五加皮三味药转入腰肾，引药入肾，补而不腻。四君子健脾养后天之本，五子衍宗丸补精助先天之本，以子通子。

老师说，病人晨勃正常后，生育的概率就大大增加。

这蜈蚣、鹿角片、仙灵脾（淫羊藿）都是兴阳之品。特别是淫羊藿，大有来头。在西北，很多牧羊者发现羊吃一种草后，一日可以交尾数十遍而不殆，所以人们称这种类似豆叶的藿草为淫羊藿，羊吃后可大大增加繁衍生息的能力。用以治疗男子真阳不足引起的阳痿，效果极佳。还有个经验，以淫羊藿配石楠叶，可治疗女性性欲冷淡。淫羊藿又叫仙灵脾，也是沾仙带灵的草药，需要重视起来。

如果是女性不孕的，老师便常把四君子汤换为四物汤，原方打底不换。

四君子汤加四物汤，就是中医所谓的八珍汤，专注气血两虚。古人起方名，都不是轻易起的，《易经》里讲，作为君子，要自强不息；作为女人，要厚德载物，这才是四君子汤、四物汤的真正含义。

◎ 简验便廉是中医的特色

虽说我们这个时代是温饱问题已基本解决的小康社会，可很多人却因为过度温饱而不健康。身体这种东西很奇怪，太过了会生病，不及了也不行。故《内经》说，生病起于过用。一天到晚看电视、电脑、手机，过用了肝血，导致肝气走不动了，郁在那里。吃饭也经常过量，引起胃肠长期超负荷承载，这样胃肠也走不动了。

这个皮肌炎的女患者，嗳气，长期过度温饱，脸上、手上尽是红斑，今天来复诊，已经来复诊很多次了。我问她好些了吗？她说，腿脚本来没什么力气的，现在轻快多了。以前吃激素强的松，吃得嘴巴都烂了，胃也有毛病，一直减不下来。后来在这里吃中药后，才把激素减下来。以前人显得水胖，现在好多了。

皮肌炎虽然现在还没有根治，但在老师这里吃药，症状逐步改善，她很有信心。可见，中医中药不单可以治病，而且还可以减轻西药的副作用。有些西药要病人长期服用，而且药量越来越大，副作用也越来越大。俗话说，不服药得中医。中医的最终目的就是要让病人不吃药也能获得健康，哪有终身抱着药罐子的。

现在病人吃激素，一天吃到十五粒，吃得人都肿了，如果不是中医中药，她怎么可能减下来呢？我问她，你现在每天吃多少片激素？她高兴地说，由十五片减到三片了，但还不敢全停。现在胃口好多了，腰腿也有力，还可以带小孙女，逛超市、花鸟市场，以前出门走不远就没劲，现在逛完花鸟市场回来，仍然有劲。

老师说，她本身的阳气，现在正逢春天，要往外发。却因长期饮食不节，阳气升发不畅，所以现在还经常嗳气，我们调调她的脾胃。

然后老师就叫我开平胃散与枳术丸合方，然后再用寒温并用的思路，加大黄、黄芩、附子、肉桂、石膏、赭石、降香、金银花，这些药物打成粉，给病人服用一个月，一共才三十九块钱。

真正的中医就这么实在。能看好病，或令疾病好转，用的中药又很简单，这叫简验。病人服起药来不麻烦，而且花的钱也不多，这叫便廉。简验便廉也正是真正民间中医的特色。

以前有个当地的环卫女工，得了酒渣鼻，每年春季鼻子都红肿。她找老师问该怎么办？老师把脉后对她说，我配些药粉给你抹抹。然后老师就给她配颠倒散，即大黄、硫黄各等份，研末，一包才几块钱。她回去抹了几次后，居然彻底好了。

后来，她又介绍了几个类似的病人过来，有些效果特别好，但也有些用颠倒散效果不明显的。譬如，一个酒渣鼻的老年人，他刚开始用颠倒散，效果不明显，老师说他肠胃中有积滞，上冲肺鼻，得先吃保和丸，疏通肠胃，然后用颠倒散，一抹就好了。后来，果然是这样治好的。

可见治疗疾病，还是按老师说的，有时候要内外兼治，即便是小小的皮肤病，也有五脏六腑相生相克的变化。有时病人不懂，单用软膏涂皮肤，阻碍肺气宣发，反倒加重疾病。

颠倒散用大黄、硫黄等份打成药末，凉水调敷患处，是治疗各种粉刺、酒渣鼻的经典方剂。这种粉刺、酒渣鼻的机制就是体内有郁热化火，但肌表又有寒湿之邪困阻，是郁热难以疏泄，寒湿不得消散。

老师说，一味寒药——大苦大寒的大黄，加一味温药——大辛大热的硫黄，药力激荡，寒热对流，这样郁热得泻，沉寒得散，病就自然好起来了。而且硫黄本身还能杀虫，不论寒热都有效。

对于这种病人，最重要的是平时要注意饮食习惯，一是少吃花椒、辣椒，以免身体积热；二是要把水果戒了，水果、凉药把身体阳气郁在里面，透发不畅，形成寒包火的各种皮肤病、粉刺、牙痛、口腔溃疡、咽喉炎等。

◎继续学习历程

火车是明天晚上，我们中午吃完饭后，回到宿舍，连午觉也不能睡了，必须要把跟诊日记写完。

每天几十个病人，只要随便抽出几个典型的来写，就够写上一个下午。所以

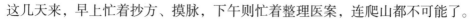

这几天来，早上忙着抄方、摸脉，下午则忙着整理医案，连爬山都不可能了。

中午吃饭时，深圳的一位患者说，他刚去游完龙泉寺，龙泉寺在十堰市比较出名，我们也想去看看，后来我们还是决定整理医案。因为随时都有机会去游玩，但不一定都有机会随老师身边学习。

我们到一个地方，很喜欢逛二手图书市场。旧书店里有不少宝，现代出的很多书偏于泛滥，以前出的很多书都很凝练。中医和西医不同，中医是越古老越有韵味，西医是越现代越发达。我们比较喜欢传统文化，所以平时喜欢往故纸堆里钻。

我们还喜欢去山林，山林是最大的疗养院，尤其是森林公园，有泥石黄土地的那种，人越走越有劲，越走越有味道。特别是人迹罕至的深山，里面空气很好，空气中就有百草的飘香。人爬山能得健康，道理也在这里。

中药治病是用它的四气五味，而山林之中，草药飘香，就有它治病的气味。老师也常说，山珍海味再好吃，最终也会吃青菜萝卜，奔驰宝马再好坐，到头还是要穿布鞋爬山。可见人们健康的生命归宿，最终还是在自然的山林中。

晚上老师请我们一起吃饭。在饭桌上，老师说，今天早上赵青峰终于搞明白了郁脉。当时老师摸完一个中焦郁滞的病人，赵青峰摸过后，突然跳了起来，兴奋地说，哈哈！我摸到了！原来赵青峰他弄懂了老师所说的郁脉。

老师是崇《诊脉心法》的。《诊脉心法》说："脉象之首脉为郁脉。"所谓郁脉就是不顺畅之意，六部脉象相对偏粗，即为郁脉。老师说他多年来切脉的感受，他说没有找到郁脉就不知何脏受病。当时赵青峰激动异常，因为他瞬间体会到老师郁脉的意思。

后来，与老师辞行前，赵青峰执弟子礼，并言不虚此行，对老师感激之情更是溢于言表，临行前说，一日为师，终身为父。有空我还要过来学习。

饭后，同老师一起送王蒋、秀梅回宿舍，我们则跟老师回到大药房。

我们把跟诊日记交给老师，算是基本完成任务。

老师问，这些日子学得咋样了？我们说，基本理顺了许多临床治病的思路。特别是咽喉炎、食管炎、胆囊炎、颈椎炎、腰脚不利索、视物模糊等这些病症。我们跟老师这么多天，都隐隐觉得有些诊病断病的把握，这些东西都不是书本上可以直接学来的。在现实临床中，老师手把手教，学得很深刻。

老师又说，以前也有个福建的小伙子，也是学中医的。他是利用度蜜月的时间来这里学习的，学得非常刻苦。后来，本来打算同他老婆去武当山的，到头来还是不舍得耽误时间，没有去，直到假期结束才走的。

老师说，这小伙子学到了东西，他只待了那么几天，以前用中医，医院不重视，现在回去可以了，有疗效了。比如有个病人，头晕眼花，用升清降浊的思路，头不晕眼不花了。他很高兴，还时常与老师联系，请教一些疑难杂病。

老师说，枳壳、桔梗是很好的药对，还有龙骨、牡蛎，可以解决不少疾病。

人体气机升降好比交通，该左走的左走，该右走的右走，不管大病小病，有病没病，都要各司其属，都要这样，清升浊降，各归其位。

老师又说，中医调的是心、神、气、形，调气比调形更重要，调气后就要调神了。所以治病期间要重视话疗。老师所谓的话疗，就是通过语言把健康的生活习惯、良好的心态告知患者，令患者能够遵从。

之后，老师又讲起他小时候读书的经历，还有大学时到废品收购站去买各类旧书，后来又谈到立体几何、物理、化学。

谈到立体几何时，老师说，学中医要把病人立体化，像把脉一样，脉一摸，气血的立体感就要出来。中医的整体观不是一个平面，而是一个立体。

所以，老师还想再续写《医间道》。老师说，《医间道》里的"脏腑阴阳气血循环图"是从平面上来绘的，以后还要继续深化。人体是一个空间立体。老师说他还需要继续完善提高自己的医学体系。

老师又谈到他学化学的方法，就是单纯啃破一部教材。当时老师的同学看各种学习资料、辅导教材，老师却没有，他是专看化学教材，看破吃透一本书，从头到尾，从尾到头，翻得比谁的教材都要破烂，哪个知识点在哪页，老师都一清二楚。后来高考，老师化学考了将近满分，146分。

看来读书不在多，而在精。不怎么看课外辅导资料，却可以考出高分，这不是天赋，而是制心一处。所以老师谈到中医的学习方法时，常说需要认准某位大医家的思想，杂而乱，不如纯而精。

老师问我们是不是急着要赶回南方？我们说并不急，没有什么特别要紧的事。老师说，既然这样也可以多留些日子。

我们想了一下，觉得也是，古人学一门技艺，都要有"石上坐三年"的决心与毅力。我们在老师这里前后学习还不到半个月，虽说每天都学到很多东西，但作为一名合格的传统中医师来说，还远远不够。这样我们就决定再待一个月，并且每天继续写跟诊日记，整理医案。上午抄方、把脉，下午读书、写日记心得。

老师说写跟诊日记很有意义，可以令很多没能来任之堂的中医学子，直接学到很多东西。在帮自己理顺中医思路的同时，也帮大家理顺中医思路。

第14天　春天里的病

3月3日

◎春天肝阳上亢的病人多

《大医精诚》说："一人向隅，满堂不乐，而况病人苦楚，不离斯须。"

现在许多家长带小孩来看病，都是心急如焚，宁愿代小孩受病。

今天第1个病患是小孩发热咳嗽，家长特别关心，问了老师很多问题。这小孩发热，起源于父母过于关爱小孩，想给小孩进补，用玉屏风散煮羊肉给小孩吃。

老师说，春天不能随便进补，春天阳气往外往上升，不要随便吃温补的东西。

老师又说，春天肝阳上亢的病人很多，我们要帮他收收。小孩是少阳之体，正逢春天，阳气上越，会把下面的阴水消耗掉。这小孩是明显的脾肾阳虚、肝阳上亢。

春天的病有三种：一是阳气升不上去，要用疏肝顺肝的思路；二是阳气升发太过，要用镇肝收敛的思路；三是阳气郁在中焦，要用升降调和的思路。

老师便开了个简单的方子，以桑叶、桑白皮、竹茹、黄芩清泻肺热、降胃气，再以芦根、白茅根甘淡之品引浮热从膀胱小便排出，用龙骨、牡蛎把亢越的肝气往下镇收，还加入芍药甘草汤，养阴缓急，止咳嗽气急。

方中十味药基本都偏于顺降。人体气机有降就有升，"孤阴不生，孤阳不长"，故治病不能纯升亦不能纯降，纯升则阳亢不制，纯降则气泻不止。这时，老师在十味顺降的药中再加入一味苍术，可以让小孩在降气顺肺的同时，能升发清阳。这样方子就有升有降了。

老师说，善于调升者，必于降中求升；善于调降者，必于升中求降。升降相因，则循环无穷矣！老师还交代病人回去要搓搓脚，引浮热下行。

关于小孩应该如何保健，许多家长都不知道。小孩的病其实是家长惯养出来的。所谓关心则乱，我们临床上看过很多父母太过关心小孩，含在口里怕化了，捏在手里怕掉了。对小孩的欲求过于顺从，要吃什么尽管给他，还担心小孩营养不够。恰恰相反，很多小孩根本不是营养不够，而是营养过剩，胃肠有积滞。

老师说，不能给小孩零食，零食害人不养人，零食养病不养命。

民间有句话，若要小儿安，三分饥与寒。现在的父母很少能理智地给小孩三分饥与寒的，只会过度温饱，导致小孩经常感冒发热。这点也是很值得思考的。

◎化痰湿积滞的鸡矢藤和海浮石

第 5 个病人是位在家居士。她得了胃病，说胃老容易胀，火烧火燎的。这次是来复诊的。上次吃了药，好些了。

她说，吃药后大便变得稀烂，一天两次，肚子也老咕噜咕噜叫，放屁多。

老师摸她脉后说，你上次肝脾郁得很，现在松了些。放些屁，拉些稀屎，肠通腑畅，中医叫"去宛陈莝，推陈出新"。

老师问她脑袋清醒了些吗？她点点头说，是清醒了些。只是现在嘴巴还特别干，一点唾沫都没有。老师问她，打呼噜吗？她点点头。老师说，这是痰阻气滞，以口呼吸口就容易干。她是吃素的，但却说出门就坐车，脚容易抽筋，口中异味也特别大。其实，吃素的目的并不是吃清净的饮食，而是要达到素心的目的。素食只是手段，素心才是根本。她说，她学佛，每天都诵经，但仍然很烦。

老师说，你思虑太多，思则气结，思虑伤脾，肝脾功能不能正常运行，所以想多了也是病。你身子中间长胖，是中焦气机堵住了，所以胃中容易有烧胀感。

老师知道她头晕及胃胀的症状减轻后，又继续守方，所谓效不更方，老师还是用加强版的逍遥散，还特别加入鸡矢藤与海浮石。

老师说，病人身上有痰湿积滞，鸡矢藤能化散肠中积滞，海浮石专化顽固痰湿。这病人吃后食欲会增加，胃口会开，还会不断放屁，也容易睡觉。

◎春天惹的祸——心病通小肠

第 6 个病人，是个小学教师，顽皮的小学生经常惹得她心烦，心慌心悸。这次是来复诊的。她说她睡觉不好，老容易出汗，吃了 2 付药后，现在好些了。以前脚怕冷，一年四季都冰凉。

老师摸她脉后说，她阳气上逆得太厉害，本来春天就属于阳气上升，这样的话她下面的水湿都会被带上来，所以心脏很不舒服，这是水寒射心。

她问什么是水寒射心？老师说，劳心太过了，心虚火微就心慌，气色晦暗，脸上有黑气，为水气上泛。如果不调好的话，容易得心脏病。她说她已经有心脏病了。

老师又问她平时大便怎么样？她说平时有些便秘，大便没劲。这样，老师便开附子 25 克，白术 20 克，红参 20 克，温补脾肾阳气。脾肾阳气主动，主运化，主温煦，这样就等于是加强了胃肠动力。再用龙骨 20 克，牡蛎 20 克，芡实 30 克，竹茹 30 克，把浮阳之气向下收。然后再用丹参 20 克，桂枝 15 克，酸枣仁 25 克，菖蒲 15 克，宣通心气，宁心安神。心与小肠相表里，心脉不通，要用火麻仁 30 克润通小肠，减轻心脏压力。

老师上次跟一位同行谈到火麻仁时，这位同行对中药药理了解得比较多。他告诉老师说，最新药理研究表明，火麻仁对受损的心肌细胞有修复作用。

老师笑着说，这个作用两千年前张仲景《伤寒论》中早就研究出来了，炙甘草汤治疗心动悸、脉结代，里面就有火麻仁。火麻仁既能润肠道，还能润心脉。主要通过润通小肠腑来治疗心脏，这叫以腑治脏。

上大学时有一本非常流行的中医书籍，叫《步入中医之门》，作者毛以林教授提到，他阅读叶天士医案时发现一个疑惑，叶氏治中风，常在方中加火麻仁，多数医家认为，用火麻仁是滋阴息风。毛教授反复思量，带着疑问，请教彭坚教授。彭坚教授反问说，你看中风病人，是卧床的多，还是能走的多？当然中风患者大都长期卧床，运动能力减退，肠蠕动功能就很差，这样大都有大便难的症状，所以火麻仁在方中的作用就是直接润肠通便，肠通心脏压力就减。

客家俗话把通便讲成是放轻或放松，这也是火麻仁用于治疗偏瘫的奥秘。这也是深明医理，反复临床，才能够推导出这种结论。

心经有热，要靠小便导出体外，再用益母草 10 克活血利水，使水寒之邪不能上逆为害。老师交代病人平时多搓搓脚，晚上适当泡泡脚，把湿浊之气往下移。

老师治疗心脏病，非常重视中医整体观。在扶心肾阳气的同时，一般都会用龙骨、牡蛎镇静安神，反之阳亢为害。在通心血脉的药中，常用丹参、桂枝、酸枣仁、菖蒲。由于心与小肠、膀胱关系很大，小肠不通，浊气会上泛心窍，膀胱不利，浊水也会上泛心窍。这时用药就会照顾到润肠通小便。下焦肠腑、膀胱通畅，上面心脏就容易安宁。正如一个国家，边疆息战，君主便心宽。

这病人后来又复诊了几次，基本上心不慌了，大便也比以前规律了。在老师这里，我们学到非常重要的一点，就是心脏病治在肠腑，大便一定要规律顺畅。有不少心脏病病人就是在洗手间里发生不良事件的。

◎ 放风筝的启示

有位广东化州过来的病人，经常呃气，老师开方调气机。老师说，咳嗽嗳气，不论寒热，都可用枳壳、桔梗对药调中气。若中焦还有积滞，就加入木香。

这病人住在车厢宾馆，经常一天到晚看电视。老师跟他说，要多爬山、运动，少窝在宾馆里看电视。我一边给你疏肝补肝血，你一边却看电视消耗肝血，这病不好治啊！确实，如果病人不配合医嘱的话，小病也会缠绵难愈，即便是大病，病人肯真心配合治疗，也可以大病化小，小病化了。

这病人吃中药后，觉得肠胃有些痛，但过后就舒服些。

很多人也会这样，我们发现，边吃饭边看电视的人，容易腹胀痛，为什么？这叫肝木克犯脾土。吃饭时应该顺胆胃之气下降的，可边吃边看电视边说话，心血都被抽用调动到眼睛、嘴巴上来。这也是当今时代为何那么多人会得胆汁反流性胃炎，就是吃饭动用肝胆之气，或看电视，或上网，或说话，导致肝气横逆犯胃。

他们春天都适合到郊外去放松。春天有什么活动适合养生的呢？民谣讲，三月三，放风筝。这种风俗蕴含着养生之秘。春天时，气机生发，生机勃勃，古人春天常干三件事。

第一，放风筝，有助于升清阳，缓解伏案工作劳累、颈肩腰腿病，同时眺望高空，可以调节视力，舒缓郁闷。

第二，到野外踏青，脚底与地气相接，刺激涌泉穴，释放一个冬天的郁闷之气，叫作吐闷气。

第三，采野菜，春天是蒲公英、大小蓟、一包针、马齿苋等野菜丰茂的时候。吃节令蔬菜，顺节令养生，身体自然健康。

有人说，已经夏天、秋天了，就不用放风筝了吗？其实每天都有春天，就是早上。早上晨练一小时，健康生活一辈子，每天一遍养生操，通经活络百病消。

◎任之堂的胃炎散

第10个病人向老师要胃炎散。因为上次服用后，感到心胸胃都很舒服。

老师说，我们任之堂的胃炎散对于七成以上的胃炎都有效，但胃下垂、气虚无力的不能吃。胃炎散主要偏于理气、降下，所以中气不足者一般不适合服用。

老师的胃炎散在《医间道》书中有公布，针对的是胃气不降引起的嗳气、呃逆、反酸等症状。老师这个方子也是寒温并用、升降同调的，治疗各种慢性胃炎，主要是十二味药，黄芩、黄连、砂仁、干姜、白术、枳实、白及、海螵蛸、浙贝母、延胡索、金果榄、赭石各等份，研成细粉，每次5克冲服，一日两次。特别说一下这几味药，金果榄能杀幽门螺杆菌；白及化腐生肌，助胃黏膜修复；延胡索理气止痛；浙贝母化痰散结。

老师说，有些胸闷查不出原因，总觉得心里难受，他们服些胃炎散就舒服了，西医很难理解，其实这就是中医所谓的胆胃之气犯心，病不在心，而在胆胃。这样的病人往往一吃水果或油腻过饱，心里就觉得闷痛，而一用上胃炎散就舒服了。

这个思路就可以看出是中医整体观指导下的治病思路，是相当有价值的。现在西医也开始学习中医的整体观了，有经验的西医大夫碰到心脏病人，总会叫他们去查查胆，查查胃，有可能是胃溃疡，或是胆囊炎，这都会引起心脏病变。

◎ 鼻三药和通肠二药

第11个病人是过敏性鼻炎，二十来岁，女性，搞设计的，经常要面对电脑，头部消耗阳气比较厉害。

老师说，这种病主要从头为诸阳之会来理解，但如果仅从清阳不升，通过补头部阳气来治鼻炎还远远不够。那该怎么办呢？清气上升的同时要让浊气下降。

这病人说，我经常流黄鼻涕，吃遍消炎药，后来吃得胃痛不敢再吃了。现在头部好像一吹到风就痛。老师问她，大便怎么样？她说，比较费劲。

这时老师重用葛根汤，葛根用到40克，还加入当归补血汤以补气血，托邪外出。老师说，肠胃有积，则九窍不利，如鼻炎、痔疮。然后又加入鸡矢藤40克，火麻仁20克，这两味药专治肠积，助肠胃通降的。既防胃病，也治疾病，中医看病就是整体观。下焦堵住，不单会得痔疮，还会得慢性咽炎、过敏性鼻炎。这对长久坐在电脑旁的人们来说，值得警惕啊！

上焦的浊阴不能降，可以通下焦胃肠，令浊邪有出路。这个道理，在《内经》里也有说，"头痛耳鸣，九窍不利，肠胃之所生也。"就是说，头面孔窍的疾病，或鼻炎，或眼花，或耳鸣，或口腔溃疡等，原因可能只有一个，就是胃肠升清降浊的功能出现障碍了。用这个中医整体观的思路来调脾胃、肠道，可以治疗很多种疾病。

当然，九窍不通也会引起肠道积滞。比如，有个病人来找老师把脉，老师把后便说，你鼻子不通气，肠道瘀滞，便秘了。

这病人惊讶地说，真神啊！我这两天感冒鼻塞，大便拉不出来，以前大便正常。老师用桂枝汤加苍耳子、辛夷花、通草、火麻仁、猪蹄甲，2付药上去，就把这个病人的感冒鼻塞、便秘解决了。苍耳子、辛夷花、通草，我们称之为鼻三药。火麻仁、猪蹄甲，我们称之为通肠二药。鼻通肠通，病去收功。看来，感冒七窍不利，也会引起肠道有积。

《内经》说："高下相召，升降相因，而变作矣。"上面高高的孔窍，眼、耳、鼻、舌，与下面的肠道、肛门、膀胱、尿道是息息相通的。鼻子塞了，进气不够，肠道里面也会相对气力不足，所以蠕动自然就缓慢下来。这样我们就可以知道，为何许多鼻炎或打呼噜的病人大都有便秘的习惯，而便秘日久的病人居然又得了鼻炎或者打呼噜。这是因为人体孔窍上下病变是互为因果的。

◎值得推荐的原始点按摩法

第 14 个病人，是个餐馆老板，大腹便便，中焦肥满，也是来复诊的。

他是前列腺肥大，老师上次给他开了通下的药，这次他来复诊。老师首先问他拉肚子了没有？他说，拉了，一天拉了七八次。老师问他，拉过后能不能承受？他说，没什么感觉，只是耳边有些痒，太阳穴有些胀。老师说，好汉抵不过三泡稀屎，吃药后拉稀，如果不乏力，那么说明是身体在排毒邪。

老师接着说，他寒湿郁在下焦，久郁成毒，既要散寒，又要解毒。一般用这两味药，即露蜂房、蛇床子。当然还有硫黄，不过硫黄较少用于内服。

一般的解毒药都是清热解毒的，性偏寒凉，容易伤肠胃，而像这种身体寒底又有郁热陈毒的，选药或组方就要相当谨慎了。

接着，老师便介绍张钊汉先生的原始点按摩法。老师说，所有头部疾病、感冒、头晕眼花、鼻塞、流鼻血、牙痛等，都可以从耳后找到相关的痛点，那里有头部阳气的开关。

这个病人说他太阳穴有些胀，眼睛有些花。老师便当场示范，一边按病人额头，一边用拳头骨节点按病人后脑，这样按了大概两分钟左右，病人咬牙切齿，双手紧握着桌子边，痛得青筋直冒，鼻头汗出。按后，病人松了一口气。老师笑问，咋样了？病人说，眼睛清亮多了，浑身也清爽多了。

这原始点按摩疗法，起效很快，按后病人眼睛立马舒服。

老师说，一个流鼻血的病人，这样按了一分钟后，慢慢不流鼻血了。

我们看老师按病人的场景，病人真像在受刑一样，比吊痧还要深刻。大概这也是吃苦了苦的一种方法吧。

老师甩甩手，坐回到椅子上，叫我开方，黄连温胆汤，并特别加入五味药。我们称老师这五味药为"减肥五郁汤"。有哪五郁呢？气、血、湿、食、积。气郁用香附疏理，血郁用川芎疏理，湿郁用苍术升散，食郁用鸡矢藤消化，积郁用火麻仁润下。然后，又加入露蜂房、穿破石、葛根。

露蜂房对前列腺增生的寒湿郁毒有良效，既是温药散寒湿，又能解毒。穿破石为开路先锋，无攻不破。葛根升阳，如离照当空，蒸腾诸郁。

老师说，减肥不能单靠药物，要靠锻炼。病人说，没时间锻炼啊！

老师说，你只吃不动，小病变重。运动少，阳气不能外发，思虑多，又消耗了大量阴血，吃饭一吃进来，中焦就瘀堵。你要多锻炼，锻炼不一定要在健身房，锻炼意识比锻炼本身更重要。当你有了锻炼意识后，日常生活中无处不能锻炼，比如上下楼梯，能多走动就多走动，就是锻炼了。正是：懒一懒，多喝药一碗；动一动，少生一病痛。

第15天　鸡矢藤散消食化积减肥

3月9日

◎鸡矢藤要研末

为何直接写3月9日的跟诊日记？因为老师从3月3日晚上就坐车前往海南，参加为期3天的学术交流会，直到今天中午老师才回到大药房。

老师给我们带了交流会各路医家的讲稿，叫我们好好把这些东西消化消化。这些都是内部资料，不轻易外传。

这时已有不少人在等老师看病，他们有些是早上过来的，一直等到中午。

我们看的第1个病人是食积。老师说，鸡矢藤要真正用好，就一定要研末，鸡矢藤散消食化积减肥的效果才能真正出来。我们恍然大悟，以前只知道一半，就是鸡矢藤用来消食化积效果极佳，没想到这鸡矢藤用起来还有窍门。如果不用散剂，很难彻底圆满地发挥它的作用。

还记得我们前面提到的那位草药医吧，他那首祖传的积滞秘方简验便廉，远近求治者不计其数，这草药医视为枕中宝，后来太树人与他交流情深，他在一次畅饮醉酒后吐出真言说，一味鸡矢藤研末就是。

只知道鸡矢藤，而不懂得研末来用，那只是得到秘诀的一半。当然有些小孩子寒积脾虚的，还要把鸡矢藤略微炒黄，再用来研末，效果更好。这是中医炮制的技巧，炒黄了能去寒，炒香了能健脾醒脾，增强运化之功。

这里面每个字都值千金啊，特别是"研末"二字，更加不容忽视。

老师说，汤者，荡也。鸡矢藤要研末冲服，药末便会挂在肠壁上，相互涤荡，这样消食化积的效果才最好。

原以为早已得到老师治疗积滞的真传，没想到这秘诀里面还有窍门，就是一定要研末冲服。以前以为用鸡矢藤煮煮或泡水就行。老师说，用中药如果严格按照古人炮制，或丸或膏或丹或散来用，效果都相当好。

有些人用中药觉得效果不是很明显，就对中药失去信心，不是中药不行，是我们没用好。我们应该反思，有没有遵古炮制，是不是道地药材，该研末的有没有研末，还有更重要的，辨证对不对。所谓辨证用药，药证相合，辨证不准就很难用对药。药若对证一碗汤，药不对证满船装。

这个时代食积病人很多，从小孩的食积到学生的慢性胃炎、上班族的慢性肠炎，乃至老年人食积不化，几乎都有不同程度的肠胃损伤。基本上九成以上的人，每天肠胃都处于超负荷承载。

老师并不是喜欢用鸡矢藤，而是不得不用，因为这些病人很多就是过度吃喝搞出来的病，吃到肠道都没力气推动了，积在那里，这也是我们大药房用鸡矢藤量很大的原因。男女老少，凡有食积者皆可用之。

很多病人吃坏了身子，没食欲了，来老师这里开几付药，把胃口调好了，很高兴，身体一恢复过来，又下馆子吃香的喝辣的，把老师那些医嘱戒条抛到九霄云外，什么海鲜、水果、白酒、鸡蛋这些难消化的东西，统统都不戒了，结果不久又把老胃病老肠病给吃犯了。其实所有的禁忌戒条不是约束你，而是保护你。

老师说，医生的药只是帮你调，就像开车一样，帮你调正了方向，如果你硬要把方向盘打歪，撞坏车子，那也没办法。医生只是修理工，病人才是自己身体的真正使用者。有些地方用坏了是可以修理的，但是有些零件用坏了，是换也没法换的。

◎用附子要配酸枣仁或山药

有一个女病人，本地人，三十多岁，在超市里工作，经常吹空调，膝盖发凉，睡不着觉。她说，前年在老师这里抓药吃后就好了，可今年又犯了。

老师摸她脉后说，你脾肾阳虚，寒水不化，要升阳祛湿。老师还是给她开普通的温阳利湿药，只是前面三味药很特别，我们来看一下：附子40克，山药30克，龙骨30克。其他的药都是普通的温阳利湿药，我们来看这三味药，老师用附子时，一般都会配上酸枣仁或山药，这是为什么呢？

因为附子是扶阳点火的，就像把一个油灯用火点起来，如果这个油灯的灯油不够的话，那么你点火就会把这个油灯给耗干。所以老师用山药或酸枣仁来添灯油之用，这样点起火来，才能生化无穷，源源不竭。张景岳也说过，"善补阳者，必于阴中求阳，则阳得阴助而生化无穷。"附子、肉桂之类的是阳火，而山药、酸枣仁或熟地黄之类的就是阴油，用阳药一定要配阴油，就像点灯一定要配灯油一样，这也是用药的一个窍门。而附子配龙骨，就是把火收入肾中命门去，不让浮火散烧，调小灯火，节约灯油，防止过度消耗。

晚上做药丸，老师讲了很多奇异经历，我们听得津津有味。老师则把这些奇遇部分写成了文章，发到博客上去了，我们这里就不多说了。

第16天　顺脏腑之性，养脏腑之真

3月10日

◎手指甲反应肝的问题

今天看了五十多个病号，没有限号，最后大家都累得快趴下了。

第2个病人，手指甲像瓦楞一样，肝缺血也。老师摸脉后说，你是做什么的？他说搞设计的，这手指甲为什么会这样？老师说，你肝有问题，肝主筋，其华在爪，开窍于目。你用眼过度，心思太重，谋虑伤肝，现在是指甲问题，以后膝盖也容易出问题。他说，是啊，现在才五十多岁，走起路来就有些辛苦了。

老师摸脉后，就叫我开五子衍宗丸加二至丸。五子衍宗丸为：菟丝子15克，枸杞子15克，覆盆子15克，五味子6克，车前子10克。二至丸：女贞子15克，墨旱莲15克。这可是补肾的啊，中医认为肝肾同源，水能生木，肝血靠肾水而生，西医也认为骨髓造血，所以补肝血要到肾中去补。补完肾后，再疏疏肝，养养精血。老师用黄芪30克、当归20克、白芍30克、丹参20克养他的肝血，再用巴戟天15克、葛根30克升升清气，竹茹20克、炒薏苡仁20克降降浊邪。

治疗这个疾病，思路就这么理顺了。先把虚损的肾补一补，然后再养养肝血，最后稍微调一下升降。

病人问，医生，我这病能治好吗？老师说，你换一换心态就好。你肝脉偏弦，脉象刚躁有余，柔和之气不够。心态要放宽一点，血脉才能走得通畅。比如，你去爬山，当你走累了走不动了，这时就需要歇会儿，放松放松，透透气，你就可以走得动了。人生就要歇歇，一味地绷紧，血脉就会走得很勉强。

一个不懂得休息的人，是不会工作、生活的。觉没有睡好，就容易烦躁，火气一大，身体就差。

◎ 放化疗后的对标治疗

第 31 个病人，五十多岁，子宫癌，一放疗就严重呕吐，不能进食，不得不找中医调调。老师说，你不要管肿瘤了，要把生活质量调好，这比治肿瘤还重要。中医可以带病延年，所以要比谁活得长，谁活得好。你性格太倔强了，下面郁得很，你要活跃一些，阳气发出来，不郁在下面，就不会长东西了。

放疗或化疗后的病人，一般都元气大虚，背凉，肢冷，怕风。

老师常说病毒细菌大都是寒性的，绝不能吃生冷水果了。我们就别针对肿瘤了，换换思路，退一步，从大宏观、大层面气血来调。老师便念补中益气汤，像这类子宫长东西的，基本都是宫寒，所以要把她下焦的火烧起来。这时老师加入桂枝汤，还有附子、酸枣仁、紫石英。

附子和酸枣仁配合，一个烧火，一个加油，子宫收缩就有动力了。而紫石英，《神农本草经》说，紫石英治女子风寒在子宫，绝孕十年无子，高度称赞这味药治宫寒的神奇，现代广泛运用于宫寒不孕或子宫长东西。

病人化疗后，一直睡不好觉，这时也需要对标治疗，老师重用合欢皮、首乌藤这组药对，各 30 克。这是治疗失眠难寐的一组经典药对，古书里说，合欢蠲忿，萱草忘忧。这是说合欢皮这味中药，能祛除忿怒忧愁。首乌藤是何首乌的藤茎，又叫夜交藤，可能很多人都知道何首乌能补肝肾、乌须发，但却对何首乌的藤茎知之甚少。这首乌藤非常神奇，它白天藤与藤之间是分开的，晚上则相互交叉合抱在一起，这用来形容人体阴阳相互交通，正如古书里说，阴阳相合，其卧立安。

合欢皮、首乌藤解决心神的问题，可心中还有热，这浮热该怎么办呢？如果往上亢，扰了大脑神志，人肯定焦躁不安，这也是放疗后的虚热上冲现象。

老师说，这种情况，要把心经的虚热往下收，收到哪里去呢？心与小肠相表里，当然是把心经的虚热收到小肠中，然后再通过膀胱淡渗而去。这时老师选择一组药对，炒薏苡仁、冬瓜子，这两味药都是专走下焦的，堪称淡渗轻灵妙品。

能把心经上焦的火热从小肠、膀胱水道中排去。这两味药治疗各种子宫肿瘤都有效，它们不是专治肿瘤的药，而是通过治湿浊，让肿瘤不断地消去。

原方为：黄芪 25 克，白术 20 克，陈皮 10 克，升麻 8 克，柴胡 10 克，红参 15 克，炙甘草 10 克，当归 15 克，桂枝 12 克，白芍 20 克，生姜 15 克，大枣 5 枚，附子 20 克，酸枣仁 20 克，紫石英 30 克，合欢皮 30 克，首乌藤 30 克，炒薏苡仁 20 克，冬瓜子 20 克。3 付。

◎ 养真汤能调治百分之七十以上的病

老师说，以后晚上除了做药丸外，也会讲讲课。他说，这次开会回来，感触很深，讲课也是为了把普通话再练一练。

老师又风趣地说，这不是上课，也不是教学生，而是把他的经验心得交出来。

今晚我们四人到大药房时，老师也刚吃完饭，收拾好碗筷，又擦干净小黑板，原本想在黑板前讲课的，但大家忙了一整天，都有些累，于是还是按老样子，将就一下，四个人在诊病台桌边沿围成一圈。老师坐在中间，便开始讲。

老师说，今天就来讲"顺其性，养其真"吧。很多疾病都有它的特性，人体脏腑经络也有它的特性，治病跟教小孩一样，父母要知道如何顺小孩的性，养好小孩的真。人的疾病又叫作"离其性，逆其真"，人的健康长寿又叫作"顺其性，养其真"。那么今晚我们就来讲一讲，怎么顺脏腑之性，养脏腑之真。

我们问，老师，今晚是不是要讲养真汤了？这可是老师学医看病以来最重要的经验总结之一啊！老师点点头，我们赶紧拿起笔记录起来。

老师准备分脏腑讲，讲每个脏腑的特性和用药特点。

老师的用药思路，主要是从先天肾开始，也即是尺脉。

老师说，肾脉在卦象上是坎卦，坎卦是坎中实，就是指水中有火，阴中有阳。这个卦象告诉我们，用药不能用纯阳的药，这样会把肾水烧干；也不能用纯阴的药，这样会把命门之火灭掉。所以，要用阴中求阳的思路，阴阳搭配用药。

比如，用生牡蛎可以把肾水往下收，就是一种补肾阴；而用生龙骨就可以把浮火往下收，可以补肾阳。两味药一往下收，就是坎卦到位了，所以千万别小看龙骨、牡蛎。龙骨是飞行动物、大型阳旺的动物，潜入土中所化；牡蛎是大海里的贝类，潜入水中而成。同样阴中求阳的道理，也可用附子加二至丸或酸枣仁。选药时要根据病人的状态，而选择不同的阴阳药。

第二个则是肝。肝气的病变，不外乎是升发太过导致肝阳上亢，还有升发不足引起的肝气郁结、大气下陷。升发太过的，肝阳往上亢，一方面要镇肝、平肝，如石决明、钩藤；而另一方面却还需要滋水涵木，就是把肾水养养，把肝血补补，这样上亢的肝火便会往下收，如用枸杞子、女贞子、当归、白芍。

而肝气不足、升发不起来引起的大气下陷，还有肝气郁结，这时一方面要用升举的药，如升麻、柴胡；另一方面还要用柔肝、疏肝的药，如炒麦芽、薄荷等。

第三个谈到心。心在八卦中属于离卦，又叫作火中虚，中虚而明。火是中间空虚而发出光明的，人也是心中谦虚而生智慧之光。所以，这心要顺其性，就是其性为火，而养其真，就是要养其中间的阴血。心的阴血从哪来呢？在五行里叫木生火，从肝藏血里面生过来的，所以用桂枝、白芍。桂枝把心火烧起来，叫顺其性；白芍把肝一敛，就生心血，养心血，这叫养其真。或者选用酸枣仁，也可以选用丹参，都可以养血和血，把心血养好。

就像油灯一样，油足了，火才能烧得旺。没有灯油的灯，一点就灭了。所以用桂枝的同时，点起心火，还要用到养血添加灯油的药品，这叫阴中求阳。至于要选哪些灯油之物，也要依人状态而言。比如肝火重，性急，就用白芍柔肝缓急；思虑过度，心跳加速，就用酸枣仁养血安神，这样心血一养，那火就下去了。

第四是肺。肺的特性就是宣发和肃降，每个脏腑都有各自的升降，又有各自的特性。比如脾，总体以升清为主，脾是向上向外疏布精血的，而胃总体则以降浊为主，六腑以通为顺。而这个肺，它的宣发和肃降出了问题，不外乎是宣发太过，皮肤容易出汗，肺气上亢，这时可以用点杏仁；而宣发不及，气郁在那里，发不出来，就会长斑，汗也发不出来，这时就要用点麻黄。

第五是胃。谈到胃就不能离开胆，胆胃相连，共同主降。很多司机吃完饭就开车，非常容易出现胆汁反流性胃炎，这是胆气反逆入胃，所以要疏肝利胆，降胆以降胃，用到黄连温胆汤。而胃也是这个性子，一是降得太过，就出现胃下垂，气机不能上举，这时就用补中益气汤的思路；而肃降不及，反而往上升逆，出现反酸、呃逆，这时又要用到平胃散的思路。

很多病人长期胃气上逆，会导致心脏不舒服，降胃气的同时就要通通心脉。既能降胃气又能通心脉的，降香就非常好。降香配丹参是个很好的配伍。

所以用药要顺其性，六腑的性子就是"中空常通"，中药取象比类，胃气如果不降，在中焦停住了，就要用到下降又带中空的药物，譬如竹茹、芦根，它们中空，而胃肠也中空，用药就空中带降，以顺其性。也即《草药辨性歌》中说的，中空能通表里气。

谈到胃就不能离开脾。脾与胃，一升一降，就形成中气，大凡有中气升降的地方，就能形成对流，这股对流斡旋的能量是非常大的，就像龙卷风一样。很多疾病，当你搞不清是哪里出问题了，不知道从何入手，就可以从这脾胃升降中去调，让脾胃这个气机小圈升降，带动周身整体气机五脏六腑的大圈升降。

肝左升，肺右降，这是人体的大循环；而脾上升，胃下降，这则是人体的小循环。四两可以拨千斤，中焦的小循环可以带动四周的大循环，这就叫居中央而灌四旁，土主万物。如果把这升降的思路理顺后，治起病来就轻松多了。

老师说过，治上焦要轻，治下焦要浊，治中焦要活。活就是活活泼泼，就是升降流畅，枢机灵巧。即叶天士所说的，治病当活活泼泼，如珠在盘。

至于脾胃的升降要用什么药呢？因为脏腑相连，可以根据不同的脏腑，选择不同的升降药对，比如白术、枳实，白术、竹茹，枳实、桔梗，竹茹、桔梗，还有枇杷叶、白术，这些配伍背后都有它们深远的意义。

接着老师就把养真汤的基本组成配伍说了出来，五脏的生克循环都在里面。

玄参、牡蛎、黑豆，把肾水往下收，顺带利出来。补肾阴的同时去浊水，这也是六味地黄丸的思路。柴胡、白芍、当归尾，顺肝气的同时把肝血养养。

丹参、桂枝、酸枣仁，补养心血的同时把心火点亮。这时心中虽然有火，不能轻易用黄连、麦冬，否则可能降了心火，心血反而不流畅了，因为凉性的药容易导致血脉瘀痹。用丹参，凉血的同时还能活血而不留瘀。而酸枣仁是油状物质，油入火就可以点着，心火不足要加些心油、心血。还有，用桂枝、附子点火的同时，加酸枣仁可以防止心血烧干，这样不易心慌心悸。

麻黄、杏仁，一升一降，解决肺的问题。胆胃相连，容易打呃反酸，枳实、竹茹这组药对就把胆胃之气都降了。枳壳、桔梗、木香是调中焦而灌四旁的，中焦的升降都在这三味药里，这三味药是在气机升降的层面上调。

还有最后肾阳的问题，肾阳、脾阳往往连在一起，所以用附子、白术、茯苓、干姜、龙骨，扶阳以祛湿。最后可用生姜、大枣调和营卫。

老师说用这个思路，百分之七十以上的病都可以调治。

老师把《伤寒论》外感的思路，还有内科杂症的理法，都放在这个养真汤里面了。所以老师常说，他手中就这几十味药，就可以治一辈子病了。

疾病都离不开升降开合、寒热散收，每个脏腑都有它特定的升降开合、寒热散收，知道这点就可以用养真汤顺其性，养其真，这样脏腑之性得顺，脏腑之真得养，则各路疾病不治可自愈矣。

后来老师又讲了胃炎散的思路，这在《医间道》里都有，这里就不多讲了。

◎ 清理五药

今晚老师还讲到一个用药心得，就是栀子豉汤。老师说，现在不单白领阶层，整个社会的人群普遍都心中懊恼，物质生活的问题解决后，剩下精神心灵上的问题了。很多人来治病，说了一大堆，听起来似乎很复杂，病人也犹犹豫豫，即胆主决断的能力下降。老师说这种人呼吸粗重，心烦气躁，不论他病情多么复杂，只需要把胆火往下一收，把中焦的气郁化开，就平和了。

老师常用这五味药，即栀子、淡豆豉、枳壳、桔梗、木香。我们称这五味药为"清理五药"。栀子、淡豆豉，把心中懊恼一清，心头便可清凉。枳壳、桔梗、木香，把中焦气机一理，上下交通就顺了。

为何叫"清理"？我们发现，夏天的东西容易腐烂变质，而冬天则好些。因为夏天闷热，而冬天清凉。栀子、淡豆豉就是以清凉来解闷热。还有，放在通风处，保留得会久一些；放在不通风封闭的地方，就容易发霉变质。所以气血流通则不腐烂，不流通则易臭。而枳壳、桔梗、木香三味药就是以流通之气理顺气机、抑制腐臭的。要令人体的闷热得清，腐臭得理，就需这"清理五药"。

老师又补充了一个用药心得，就是酸枣仁配火麻仁。秀梅说，凡仁皆润。

老师点头说，治疗心离不开小肠，所以润通心脉也要润通小肠，凡小肠有郁堵，心脉也会流通不畅。这也是中医脏腑相连、用药相因的整体观。老师称之为"脏病治腑，以腑治脏"。

老师讲到了晚上 11 点，我们四人都记满了笔记，满载而归。人能常总结，知识终贯通。总结就像炒冷饭，又像牛反刍。这些笔记，我们每总结一次，都有新的体会。如果我们跟老师抄方三年，而没有写跟诊日记，事后做总结的话，恐怕学得一成都不到。学中医大概就是这样，需要把某位医家的思想体系嫁接过来，加以炼化总结，这样医道之路就会走得越来越宽敞。

相反，我们以前啥书都看，像蜻蜓点水一样，一直只知接收知识，却很少总结反思，所以一直没有真正的信心底气。现在跟老师抄方，才真正把中医的信心点亮起来。在任之堂，完全可以把中医之火点亮，但点亮后要想长久地燃烧，就要我们经常去添煤加炭加油了，这添煤加炭加油的工作，就是不断地总结。只跟师而不总结，就像只点火而不加油一样，火不会烧得很久。

在老师身边跟师是一时的，以书为师、以法为师是一辈子的。

古来学艺一直流传着这样一句话，叫师傅领进门，成就靠个人。老师领我们进入中医之门，把我们中医的信心点亮，后续的工作就得靠我们自己了。如果不是写跟诊日记，反复总结，日有所得，相信我们也不会一而再、再而三地留下来，跟老师学到更多的东西，老师也很难全力倾囊相授。

我们这样做，也是希望学传统文化技艺的人，跟师时别忘了最重要的一点，就是自己常总结，常写日记。我们很喜欢看《曾国藩家书》，还有《挺经》，曾公在乱世中由一介布衣而位极人臣，这种过人的智慧是如何培养出来的？原来曾公一生中，即便是战乱不断，他仍笔耕不辍，一辈子惟一没有放弃的习惯就是读书、写日记。惊天事业书中出，举世文章笔下求。我们相信智慧不是靠看来的，也不是靠想来的，是靠手中的笔、桌上的键盘，一字一字敲出来的。

第17天　香味药能降浊升清

3月11日

◎中药可以补阳，运动也可以补阳

第 10 个病人是从厦门过来的。他自述大三阳十几年，现在手脚冰凉，非常怕冷，每个月都要感冒一次，面色暗黄，舌苔白腻，舌尖红。

老师摸脉后说，你肝脉整个关部郁滞得很，肝胆脾胃脉络都堵住了。肝木郁久了就会化火，人很烦躁。你经常待在电脑旁，坐办公室，出去活动少，就像把动物关在笼子里一样，这是金克木啊！关久了肯定伤肝。你要到大自然中去，别老待在办公室里。肝气郁久了，肝血不够用，它就开始抽用肾精，这叫子盗母气。所以你肾也不行了，性欲减退。肝主筋，你膝盖也不舒服。肝开窍于目，你眼睛也胀。肝血不足，晚上睡觉容易抽筋。肝木生心血，木能生火，肝木自己亏虚不足了，就会导致你心血也不足，手脚冰凉。他点头称是。

老师叫我开加强版逍遥散，先把他的肝胆脾胃经脉打通，还加入鸡矢藤，因为病人肠积得厉害。老师重用鸡矢藤 40 克，并对病人说，你吃完药后，会拉出黑便，没事的，这是肠道积滞化开的结果。

肝郁久而化热，加入栀子、淡豆豉，以清上焦郁火，宽中下气。还加入桂枝、山药，桂枝通心阳于四肢经脉，把心火点起来，山药以作添灯油之用。

厦门在南方，南方人都好吃水果。老师告诫病人，你以后要把水果戒了，水果伤阳，你身体阳气不够，煮不熟它了。

病人问，那我可以吃点什么补药吗？老师说，中药可以补阳，运动也可以补阳，你要多去晒晒背、爬山运动，一样是补阳活血。你这四肢冰凉，是活动锻炼得太少，阳气都郁在中焦，到不了四肢，并非真的肾阳虚。你肝郁脾滞，补药黏糊糊的，气机不流通，吃进去会加重郁滞。长期锻炼运动，胜服补药。

老师又说，你以后不能吵架了，吵架是找病受，你要算一下吵架的成本，最直接的成本就是摔盘子打碗，间接的成本就是伤了肝气，拔了肾精，内耗了心血，想想吵架找病受，值不值？

◎ 当归治久咳夜咳

晚上，我们、王蒋、秀梅一起到老师那里，跟老师边看书边闲聊。老师还在修改《高手过招》，因为这本书将在四月份出版。我们在旁边看《孟景春临床经验集》，边看边讨论一些药物的特殊用途。譬如，我们看到当归，发现《神农本草经》载当归主咳逆上气，孟老说治疗久咳、夜咳有奇效，而当归不是止血活血、调经止痛的妇科药吗？临床上用于治疗咳嗽还真是比较少见。

老师说，当归确实能治久咳、夜咳，但要凭脉用药，不能刻舟求剑。比如病人咳嗽，左关部脉郁滞，明显是肝经瘀积，用当归养肝血润燥，一疏通肝经，咳嗽立即得到缓解。这时需要重用20克以上，少了效果不明显。

从气血角度来看，咳嗽是气机上逆，《神农本草经》说当归主咳逆上气，这气为什么会上逆？这是下面血不够啊！当归养血补血，血一充足，气就降下来了。所以《神农本草经》这五个字意蕴深远啊！

◎ 扁桃三药

接下来，老师又谈到从学术会上取回来的经，老师在学术会上，既献宝，也取经，老师献的宝，都在他博客上发表出来了，我们这里就不多提了。而老师取回来的经有很多。

首先是"扁桃三药"，这是我们给它命的名，即威灵仙30克，白英30克，青皮10克。这三味药治疗单纯性扁桃体肿大有奇效，往往1付见效。如果病机复杂的话，就需要在辨证的基础上再加入这三味药，也非常有效。比如小儿食积又感冒，扁桃体肿大，这时只需在消食化积的基础上加上这三味药即可。

老师取回来治肿瘤的一组药，即扣子七、灵芝、沉香、蚤休、绿寿茶。这组治肿瘤的药，是某老中医一生的不传之秘。老师说，这扣子七与灵芝一配伍，可以调动五脏六腑之灵气。特别是这扣子七，所有带七的药物都不简单，如三七。

　　老师又谈到香味药，问我们香味药能起什么作用？我们说了很多，譬如芳香醒脾，能助消化；芳香行气祛湿浊，能通经络；芳香疏肝解郁，能升清气。

　　老师说，香味药，特别是沉香、檀香、降香，它们的药性不仅是下沉的，能够让秽浊化开，而且还可以令清气上升，所以它们的功用是降浊升清。

　　《内经》说："清阳出上窍，浊阴出下窍。"人清气上升，就会耳聪目明，浊气下降就会肠通腑畅，这香味药就起到降浊升清的作用。

◎ 用香类药纳气归田

　　老师取回来的经验，还有艾医生用香味药"布局"的思路。人体有形肉躯壳层面的，也有神志魂魄层面的。一般的药是在形肉层面上作用，比如麦芽疏肝，鸡矢藤消食化积。而香味药，特别是沉香、降香、檀香，它们是作用在深层次魂的。

　　艾医生说，很多疾病到末期时，精气神魂魄都处于离散的状态，有些是气散的，有些是神飞出去，还有些是魄不足。这时就可以稍用香味药，如两三克降香或檀香，布个局，安住神魂。就像下围棋一样，放一个子，周围就有气场。用上这药，身体的精气神就会慢慢地恢复，而不会散失。

　　比如治疗妇科病用点香药，如沉香、乌药，还用点小茴香，能够让药力、精力趋于下焦，这样就达到了气沉丹田的效果。但并不是所有的香药都能达到这种效果。比如木香，它就偏于中焦多点，难以走到下面来。而香附则通上彻下，以动为主，以游走为主。而藿香，是往上走、往外走的，是跑出去的，不利于把神魂往下收。

　　我们受益匪浅，没想到药物四气五味的升降还有这般妙用。升降不是单纯地升降，一味药可以同时含有升降，升降中还可以布置气场。

　　正如艾医生所说，妇科很多感染性疾病用药总是缠绵难愈，比如用红参、附子，都没办法。这时就要懂得用一些香味药，在下焦布一个局，因为下焦没气了，流动不起来，像小茴香、沉香、降香，少量用，就能令下焦的气机活跃起来。

　　我们想，照这个思路用药，那可不止起到引经报使的作用，还有它更意味深远的作用。从道家角度来看，这叫气入丹田。

有一位运动员，去见一位武师，这位武师一看运动员走路的动作，便说，你腰不好。运动员不服气地说，我天天运动锻炼，怎么会不好？武师笑笑说，你气没入丹田，越锻炼身体越差。运动员很惊讶，点头说，确实如此。

心浮躁了，常运动未必身体好。在这节奏快速的时代，很多人心性浮躁，就需要收敛沉降。张锡纯说，一个人有百年的寿命，功夫全在一个"敛"字。现代研究也认为，深呼吸有助于缓解焦虑。而用沉降下行的香类药，正起到气沉丹田的效果。《寿世新编》讲，呼吸到脐，寿与天齐。一呼一吸，能下达腰脚，身体就好。呼吸越短促浅薄，生命质量就越差。故曰：视必垂帘，息必归田，食必淡节，卧必虚恬。

第18天　药引子知多少

3月12日

◎献方秘本与药引子

最近天气还有些寒冷，风湿病人还挺多的。中医讲究五运六气，风寒暑湿燥火，哪种气令主导，就会出现相关的病症。比如，风气盛，则人烦躁；湿气盛，则人重浊疲劳；寒气盛，则人痹痛；燥气盛，则人皮肤干裂，燥咳。

这段时间风湿腰腿痛的病人特别多，老师大都是观其脉证，随症治之，或用补肝肾，强筋骨；或用祛风寒，发汗解表；或用健脾胃，理气和中；或用活血化瘀，令周身气血流动起来。这都是因人而异。

老师说他现在治疗各种疾病很少用成方套方了，得到病机、气机，还有脉法，就把各种方药都忘掉了。但老师又同时强调一些独特偏方、民间验方的重要性，单方治大病。没有金刚钻，不揽瓷器活。

老师这次从会上还带回来一堆"金刚钻"———一百八十多本民间偏方验方。这些方子原来是五六十年代，国家为了发展中医药事业，面向全国号召献方所得，称之为"献方运动"。当时的人们淳朴，献方纯粹为祖国医学做贡献，都是当地普救一方民众病苦的良方。这次献方运动编成的书籍，各大医学院校图书馆都有，但大都残缺不全。我们能够得知，是在大学时，一位祖孙三代都是中医的同学，他到中山大学图书馆、广州中医药大学图书馆特藏图书室，费尽心力，目的就是要搜集这些方子。他家人也是当地名医，特别称赞这些献方运动的偏方秘方，可惜就是收集不全。这次没想到，在老师这里，居然能一下子得见一百八十多本偏方验方单方集萃。这在行医者手中，那可是无数的金刚钻啊！老师准备先打印一部分，以供中医联谊会成员研读。

一下子又扯远了。今天第 4 个病人是面瘫。老师上次给他用药后，脸不发麻了，但偶尔还会跳动。这次老师摸脉后，发现病人整体气血偏虚，于是以补气血与祛风为主，叫我开黄芪桂枝五物汤。这是《伤寒论》用治血痹的方子。然后随症加味，特别加入一味老鹳草 20 克，穿破石 50 克。

这是药引子的智慧，穿破石在老鹳草的带领下，可以通皮肤肌肉经络。正所谓兵无向导不达贼境，药无引使不至病所。穿破石这味药，你把它带到哪里，它就通哪里。明白病邪的部位性质，用上相关的引经药非常重要。比如，头痛的用川芎，把穿破石带到头上；脚痛的用牛膝，把穿破石带到脚上；心脉不通的用丹参，把穿破石带入心脉；肝脉不通的用当归尾，把穿破石带入肝中；颈椎不好的用葛根，把穿破石带到颈上；腰肢不好的用杜仲，把穿破石带到腰上。

◎孙思邈与老鹳草

一味老鹳草，专治吊线风。所以老师开 300 克老鹳草给病人熬水外洗。

黄芪桂枝五物汤为：黄芪 60 克，桂枝 30 克，白芍 30 克，生姜 20 克，大枣 5 枚。

老师对这个古方加味特别讲技巧。老师说，古方是好的，能不能用出好的效果，就要看个人的技巧了。怎么加味呢？还是升降的理法。

这位吊线风的病人，邪之所凑，其气必虚，再加上久病多虚，就要虚则补之。补哪里？补的就是肝肾气血。老师还是用把脉走一圈的用药思路，先从尺部命门肾中浮取，用附子 25 克，制何首乌 15 克，杜仲 20 克，把沉弱的尺脉扶起来。

尺脉扶正了，关脉也很虚，关脉管周身中气，老师又用红参 20 克，当归 20 克，把中焦气血扶起来。病人上面中风邪，是因为下面亏虚的精血不能上荣头面，现在把中下源精血补足后，就要往寸脉上升了。

老师又用川芎 20 克，葛根 50 克，升清阳气血，把药力引上寸脉，上荣于头颈颜面，这样整个脉势从下往上就有根了。

用药要升降相因，不能单升而不降，故老师在升左路气血的同时，再用药降右路，用枳壳 15 克，桔梗 15 克，从胸肺胃往下降。再用火麻仁 20 克，苦参 5

克，把下降的浊气从大肠中导利而去。

吊线风就是面瘫，古人有用单味老鹳草的，或外洗或内服而治愈。这是一个极有用的单方偏方，用以治疗各种风湿痹痛都有良效。

一次大家一起看动物世界，看到一只只老鹳鸟在水中啄食鱼虾。老师说，老鹳鸟常年在水中，与风寒湿打交道，却不会患风湿病痛，这肯定有它的门道。

老师就说起了孙思邈的故事。原来孙思邈曾游医于四川，发现当地患风湿病的人很多，因为四川盆地湿度大。对于民间中医来说，最大的难度不单在于如何把病治好，还要考虑到老百姓的生活背景，那就是如何花最少的钱，甚至不花钱，就把病给治好了。这正是民间中医简验便廉的特色。

孙思邈边思索，边带徒弟上山找药。民间有种说法，叫"当地病当地药"，当地肯定有治疗当地病的药。这时孙思邈发现山崖上有只垂老的鹳鸟，拖着沉重的双腿，不停地啄食一种无名小草，孙思邈一看就知道这只老鹳鸟得了湿病，所以下肢重浊难走。在这几天里，孙思邈每次采药都会发现老鹳鸟在啄食这无名小草。奇怪的是，几天后，老鹳鸟越来越精神，翅膀也有力多了，腿脚变利索起来。

孙思邈马上想到，老鹳鸟常年与水打交道，被湿气所侵，老鹳鸟吃这种草来解湿气，治疗腰腿沉重，这是动物自救的经验。孙思邈便叫徒弟采这种无名小草，然后熬成汤药，让当地的风湿病人服用，自己也尝了尝。几天后，居然发生了奇迹，一些腰腿痛的病人，疼痛缓解，还有关节屈伸不利的，可以下地走路了。这样慕名前来治病的人更多了。孙思邈就想到要给这味草药起一个名字，让后人都知道，用于防治风湿病。既然这草药是老鹳鸟常用的，应该归功于它，就叫老鹳草吧！

现在民间还有用老鹳草煎汤熏洗治疗风湿痹痛的传统，还把老鹳草制成老鹳膏，治疗各种风湿痹证，也非常有效。

第19天　松节安神助睡眠

3月13日

◎三七为什么叫三七

今天早上，周师傅拿出三七，说是文山三七，三十头的，药房里面卖得很好。

病人知道老师这里的三七是正品，而且价格也合理，一两才三十五块，他们很多人一次性就买一斤。

老师说，这三七不简单，中药有"七"字之名的都不简单，比如三七、扣子七、七叶一枝花。老师治肿瘤的时候，经常会用到扣子七，与灵芝相配，能调动五脏六腑灵气。张至顺老道长说他出门在外都会带些扣子七。扣子七能祛瘀生新，止痛止血，相当于云南白药，可用于意外伤损。这也是老师这次开会带回来的用药经验。所有名字带"七"的药物，都要注意研究，老师如是说。

老师的朋友毛水龙先生，老师到太白山采药时，得老先生帮助不少。太白山有很多七药，老先生一辈子研究七药，出了一本书叫《秦岭七药》，堪称一绝。

三七的优劣和人参一样，以生长年限久者为佳，为何叫三七？因为它生长的年限最少要三年才能出售，若生长至七年效果最佳。

三七是活血止血的，它的最大特点就是活血而不伤正，止血而不留瘀。

直接用打粉机打粉，三七是很难打碎的，会把打粉机弄坏，所以我们就用捣药锤把这些三七一一捣碎。我们在捣三七时，病人也很热心，过来帮忙。

老师进药，一般都进原始药材，而不是加工好的饮片。因为切好、加工好的药品容易掺假。比如三七，有些药店图方便，以廉价购进三七粉，很多都掺了假。

春天，阳气向上升发，不可以吃羊肉火锅。这个病人不知道，她吃了羊肉火锅后，浑身起红斑，关节肿痛，游走性的那种，特别是蹲下的时候很痛。老师跟她说，现在春天阳气向上升发，你吃羊肉火锅，把体内的湿毒都发出来了。

老师就以三仁汤三味君药为主加味，分消上、中、下三焦湿毒。

三仁为：杏仁 20 克（宣发上焦气），白豆蔻 15 克（畅开中焦气），炒薏苡仁 50 克（渗利下焦气）。消上焦风热，防风 20 克，桑白皮 15 克；消中焦湿毒，槟榔 15 克，龙胆草 6 克；消下焦浊邪，泽泻 15 克，防己 15 克。

由于病人还觉得有些胸闷，"膈上不宽加枳桔"，老师又加入枳壳 10 克，桔梗 10 克，木香 20 克，宽胸畅膈。这些游走性的湿毒，必须借用一些重镇的药物来安定它，故老师又加入龙骨 20 克，牡蛎 20 克。

然后老师叫她把大衣脱下，交代我们帮这个病人吊痧。刚开始我们只用十分之一的力还不到，这病人就痛得哭了，但还是坚持把吊痧做完。她的手比较松软，按《伤寒论》中所说，应该属于尊荣人的那种，就是养尊处优，平时很少运动。这种人皮肤腠理非常细嫩，爱用化妆品，性格也娇脆。

我们只拍打了一会儿，那些湿热毒邪的痧斑就星星点点冒出来，有红的，有黑的,有紫的。说明她平时吃得比较杂,血液也比较浑浊。按中医的说法,就是"血分湿热"。

老师跟我们说,这病人先是周身游走性痛,后来疼痛集中到手足末端,以后可能会患风湿。为什么呢?四肢为诸阳之末,四肢也是那些湿毒最容易堆积、最难循环回来的地方。为什么呢?我们可以发现,在海洋里油船漏油,最终这些油都会堆积在海岸边。就像普通的河道,两边都是垃圾,而中间却不会停留。

所以老师交代我们吊痧时,不仅要拍打手臂内侧三阴经,还要拍打手臂外侧三阳经,这样不仅能把邪毒拍出来,而且还可以形成一个循环,把它排出体外。这病人吊痧后,红肿明显减轻,呼吸也顺畅多了。

我们拍打这个病人时,自己的手也比较痒。一般病邪较顽固厉害时,吊痧者本身是会觉得有些反应的,或热或凉,或痒或麻,或酸或麻。

◎ 三升三降

春天是万物滋生的时候,也是很多皮肤病多发的时候。身体的阳气开始蠢蠢欲动,向上向外升发,它会把一个冬天吃的杂物垢积,停留在肠道的东西发到皮肤表面。所以这段时间,从全国各地来找老师看皮肤病的患者比较多,有顽固性牛皮癣、荨麻疹、皮肌炎等。

这个病人五十多岁,是位领导,在机关工作。阴囊潮湿瘙痒。

老师说他思虑太多,思虑伤脾,谋虑伤肝,肝郁脾滞,阳气郁在里面出不来,所以成天头脑晕晕沉沉的,小便也偏黄,脖子也有点僵硬。

老师通过切脉,说完病情,然后问病人,还有什么要补充的?病人说,就是大便稀了一点,睡眠欠佳。老师说,肝木克脾土,脾不能升清啊!老师又叫他伸舌头看,舌有齿痕。病人又问,是不是湿气很重呢?齿痕不怎么水滑,老师说,不是湿气重,而是肝郁,你要多户外活动,少窝在家里。病人还说晚上脚偶尔抽筋。

老师说,这好办,直接叫我开逍遥散打底,然后加三升三降。即黄芪升气,川芎升血,葛根升津液。这样气血津液上升到头面,脑供血不足的病人,昏昏沉沉的大脑一下子就清醒过来。这三味药是解决头昏沉、脖子僵的问题。

再加三降,黑豆、炒薏苡仁、冬瓜子。黑豆利湿的同时带补,炒薏苡仁渗湿的同时健脾,冬瓜子祛湿的同时升清气,此三药皆能祛湿浊而不伤人。这三味药是解决小便黄、阴囊潮湿的问题。

三升把阳气往上升腾,以解肝郁;三降把湿浊往下渗利,以解湿阻浊阴不降。

气血津液往上升，痰饮水湿往下走，这也是老师非常重要的升清降浊思路。

至于脚抽筋，老师还是用淫羊藿与小伸筋草药对，这药对往往一服见效。

淫羊藿补肾，小伸筋草祛湿。《内经》说："诸痉项强，皆属于湿。"腿脚抽筋，头颈僵硬，都是湿浊留滞不去。这时用淫羊藿 30 克，小伸筋草 15 克，补肾祛湿即可。老师说，腿抽筋，医院诊断为缺钙，可服用钙片却解决不了根本问题。过不了多久，又会出现抽筋的问题，这时用这药对补肾祛湿即可。

方药为：当归 18 克，白芍 20 克，茯苓 20 克，白术 25 克，柴胡 10 克，炙甘草 10 克，薄荷 10 克，生姜 20 克，黄芪 30 克，葛根 30 克，川芎 15 克，冬瓜子 20 克，黑豆 20 克，炒薏苡仁 20 克，淫羊藿 30 克，小伸筋草 15 克。3 付。

再来复诊时，病人颈部已经不僵硬了，大便也不稀了，可见这升清降浊的思路是上下通治的。

◎兵卒与兵团，合方治疑难

这个中年妇女是子宫肌瘤，非经期出血有八年之久，到各地治疗都没有明显效果。她非常担心，从外地坐车过来，问老师能否快点治好。

一般人不到病不得已，都不会上医院找医生，不是疑难杂病大病，都不会跑遍全国各地找各路良医。所以，能寻到老师这里来看病的外地人，大部分疾病都不简单，而我们也每天都见到各种奇病怪病。

老师说，你心里的包袱很重，你要把包袱放下，才好得快，越担心越着急好得越慢，好事不在急中求啊！非经期出血八年了，人显得气少胆怯，久病损中气啊！

老师叫我开补中益气汤打底，重用黄芪，补气升津。脾主统血，补中益气汤助脾统血，使中气固足，血不下落。病人舌根部白腻，主下焦湿浊不化，老师又加入三妙散和冬瓜子。这样补气于上，渗湿于下。从合方思路来看，又是一个升降的治法。补中益气汤升提中气，三妙散加冬瓜子下降浊湿。

这妇人八年来一直非经期出血，缠缠绵绵，就是中气升提不上来，浊湿流连不去。所以老师治疗上焦头晕是用升降的思路，治疗下焦前列腺、子宫肌瘤还是用升降的思路。从这个病案中，我们看到老师在合方上运用升降的思想，即补中益气汤是升，三妙散加冬瓜子是降，这样我们的悟性又深入了一层。

以前只想到升降是药对之间的升降，如桔梗升，枳壳降，柴胡升，牛膝降。现在我们能够看得出，老师用方组合了方剂的升降。

如果说药与药之间的升降是调用兵卒去作战，那么方剂与方剂之间的升降就是调用兵团去作战。补中益气汤是一个兵团，三妙散也是一个兵团。

以后还有很多医案是合方的思想，合方治疑难，比如发表与通里相合，治疗胃肠型感冒；散寒与疏肝并用，治疗肝郁性风湿痹证；利湿与升阳并用，治疗湿浊郁于下焦引起的头昏、脑供血不足、久坐电脑旁、腰椎间盘突出、视物模糊等……

便秘有千般万种，可普通人一便秘就想到有热，要么喝凉茶，要么吃凉药，便秘没治好，却引发其他病痛，但人们却乐食水果不疲，未能觉悟。

老师说，他们只要反省一下就知道了，如果水果真能治好便秘，便秘早就好了，为何越吃手脚越冰凉，经络气血越不通呢？因为《内经》说："血气者，喜温而恶寒，寒则泣不能流，温则消而去之。"

很明显，肚腹也是喜温而恶寒的，寒了肠道就收缩没劲，像冬天的蛇虫一样不肯动，温了它就高兴，就会恢复动力，把食物残渣推送排出去。

◎鱼生痰，肉生火，青菜豆腐保平安

这病人便秘三年多了，常吃下火药，打消炎针，还做了痔疮手术。

老师摸她的脉说，你冬天脚怕冷，不能吃水果了。她说，便秘不是要多吃水果吗？老师说，你肠道有寒，是冷秘，水果多是寒凉的，越吃水果便秘越严重。

她观念似乎有些转不过来，觉得不可思议，医生不是经常劝病人要多吃水果，润肠通便，这是常识，难道有错吗？水果煮热吃怎么样？老师说，凉茶加热了本性还是凉，水果煮熟后本性还是寒。菊花不因为开水泡，而能改变下火寒凉的本性，大黄也不因为煮熟了，就失去清热的功能。

生病起于无知。这病人常吃下火药，一发热就打消炎针，又经常吃水果，身体的阳气被一点一点地消耗掉。她自己觉得是上火了，其实是肝郁心烦，是身体的自觉反应。身体寒凉过度后，会消耗生命能量来补充火气。可如果误认为这种火气是病邪，而用消炎药、下火药去压，那身体就彻底成为战场了。

老师问她，现在咋样了？她说，吃东西如同嚼木柴。

老师说，你这是脾阳虚，受纳不香啊！老师叫她伸出舌头，舌头的中后部一片白腻，舌尖偏红，很明显是肠道动力不足，痰湿蕴阻，郁而化热。

这时既要温运脾肾阳气，助肠推动，又要疏肝解郁，宽胸除烦。温运脾肾阳气，老师用附子理中丸加牡蛎，把阳气往下收。宽胸解郁除烦，老师用香附 15 克，郁金 20 克，栀子 20 克，淡豆豉 30 克。

病人问，我平时吃什么好呢？老师说，鱼生痰，肉生火，青菜豆腐保平安。

现在老师也开始素食了，但老师并不戒酒。医家治病当然也离不开酒。郑板桥说："酒能养性，仙家饮之。酒能乱性，佛家戒之。"究竟忌不忌酒呢？凡事忌过度，不单酒，过度了，饭也是毒，这叫饥时吃饭饭是宝，饱时吃饭饭为毒。《菜根谭》说，大家都知道饥饿是可怕的，不知道不饥不饿才是可怕的。

◎初春采桃枝，生机满山谷

中午，我们吃完饭后，稍作休息，带上锄头、镰刀及麻袋，和老师一起去爬山采药。老师说，这次去四方山，四方山有植物园，里面药材多得很。

我们同老师三人打了辆出租车，十分钟左右就到了四方山脚下。

今天天气大好，艳阳高照。一到山脚下，就觉得空气特别清新，老师这回还特地带了罗盘过来，以作采药之用。

我们一上山，就发现有许多桃树，老师把罗盘打开，定了定方位，然后找准东边生长的桃树枝，叫我们一起采上一大把。桃树枝用来拍打有奇效，而且效果最好的是朝向东边的。古代有桃木制剑驱鬼邪之说，还用桃木制成符保平安，这种传统的风俗习惯有它深远的意义。老师说，用东边的桃木制成杖条，拍打时使用，能除病气邪气。有些特别顽固的疾病，可以一试。

为何用东方的桃枝，而且还是在初春的时候采摘？桃木是五行之精，生机非常旺盛，今年栽种，明年就开花结果，一年可以抽枝吐绿三次。选东方是长势最旺的方位，选春天是生发之气最强的季节。

老师说，人生病叫死气沉沉，健康叫生机勃勃，这是从会上取回来的经验。用桃枝拍打，民间也有迷信的说法，叫"桃枝打鬼"。桃枝不是直接用，还必须用童子尿浸泡七天。

老师说，药物炮制非常关键，比如生柴胡发表之力是很强的，能直接发汗解表。醋炒的柴胡能引药入肝，疏肝作用大增，能理气止痛。小便炒的柴胡偏于活血化瘀，用于治疗跌打损伤、胁肋胀痛，可以引肝部瘀血从小便出。

这桃枝要用童便浸泡七天，就是取小便能引入血分，活血化瘀的功效。

为何要用童便呢？因为小孩比较少七情六欲，而且属于少阳体质，生发之气最强，小便清醇。童便以 7 岁以下男童为最妙。

桃枝、东方、春天、小儿、童便、早晨拍打，这些都是代表着生机、正气、阳气。疾病、痛苦、瘀积、气滞，这些都是代表着死气、阴气、杀气、邪气。

邪不压正，正能胜邪。这里面的细节就有它相生相克的道理。

四方山相对牛头山来说，空气要原始清新些，因为牛头山有公交车可直达，去的人很多，而四方山由于比较偏僻，来的人就相对少些。

人迹罕至之处，往往奇花异草，分外妖娆。王安石说："世之奇伟瑰怪非常之观，常在于险远，而人之所罕至焉，故非有志者不能至也。"

老师和我们爬山，都是专挑小道走，草木幽静，百鸟鸣春，原始之气足。

爬山有点像学医，要爬往深山老林，幽静之处，才能见到大自然的本色。学医也需要上溯古人，研读古籍，才可以见到传统中医奥妙之处。要爬进深山需要有志向，可如果有志向，脚力不够还是不行的，这是心有余而力不足。可如果有志向，又有脚力，而中途却分心他处，懈怠散漫，也不能到达目的地。我们学医，在山海般的典籍中，就是不断在攀爬古人一座又一座的书山。

我们一上山就把鞋子脱掉，老师也打赤脚。一路上过往的游客，纷纷投来惊奇的目光，他们好像从来没看见过赤脚爬山的人。

老师说，通天彻地，呼吸天气，接通地气，好啊！《内经》说，上古有真人，能够呼吸天地，独立守神，肌肉若一，所以寿命长久。

人的肌肉与大自然融合到一起，现代研究也认为人赤脚走黄土地，非常有利于平衡人体阴阳离子。老师说他小时候就经常赤脚干活。

沿着泥土山路，我们边走边拍照。老师指着山崖边的小树苗说，这就是穿破石。我们上次去采的穿破石都是碗口粗的，非常强壮。可这些细小的穿破石，我们还差点认不出来。老师说，采药别只认识大的，小的却不认得。老头子认得了，孙子却不认得。

接着老师指着山道另一边长满长刺的穿破石说，这种穿破石力量更强些，你看它的刺威猛多了。我们拍了照片，跟牛头山的相比，果然这穿破石刺足足有一寸长。药书里说，凡刺皆能消肿、排脓、穿破。

从这里我们就可以知道，威猛之药必有其威猛之性。这个道理，在民间偏方中很常用。比如，春天常见的流行性腮腺炎，腮部肿大，怎么办呢？民间一味单方就解决了，输液打吊瓶的速度都没有这么快，就是直接用仙人掌捣烂外敷。

仙人掌身上长满刺，特别威猛。民间说法，它还有辟邪的作用，故很多家里都有种植。

仙人掌对于各种热毒、脓肿都有奇效，这正应了《草药辨识》里那句话，叶边有刺皆消肿。所以穿破石可以治疗肝囊肿、卵巢囊肿、子宫肌瘤、肺癌、食管癌也有效，老师就常用这味药。

◎威灵仙治疗足跟骨刺疼痛

我们穿过一条小桥，又爬上一个小山坡，越往上爬，越觉得阳气旺盛，因为今天正逢太阳高照。老师常交代病人说要去爬山。人体很多不适是因为郁在家里，缺乏户外活动。头晕、颈项强、眼花，这都是清阳不升啊！

爬山是往高处走的，越往上走，人体阳气升发得越舒畅。古人有九月九日重阳登高的习俗，九是阳数，九月九就是重阳，再登上高山，人体阳气就抒发出来了。所以不少阳痿、精少的病人，趁太阳高照的时候，多爬爬山，晒晒背，那可是非常好的壮阳、壮精的锻炼啊！

农民都知道天气不热不产粮食，而人体不热也不产精子啊！大家看热带、亚热带地区物种繁多，道理也在这里。正是《内经》里讲的阳生阴长。阳化气功能强大，阴成形的身体就强壮。

我们打了赤脚，又能引浊阴下地，爬山往高处走，又能引清阳向上升。这样一来一去，清升浊降，才爬不久，微微汗出，便觉得眼睛看东西清晰了很多，对大自然喜欢起来，可见人的心神是偏好自然的，游山就等于疏肝解郁，升清降浊。

老师在前面一堆蔓藤上采摘嫩芽，我们走近一看，原来是金银花藤，忙把袋子打开，也跟着一边采摘，三个人一会儿就摘了小半袋。金银花是治疗风热感冒的，而金银花的藤茎又叫忍冬藤，是治疗风湿热痹关节疼痛的。可这藤上长出的嫩芽，又有什么功用呢？

老师说，这金银花芽具有升发之性，清热解毒之余，还能升发气血，对于糖尿病、热毒、肿痛、脚肿，既能清热，又有流通之功。这样清热解毒的时候，就不会凉遏气血。

被称为"疮痈之圣药，外科之首方"的仙方活命饮中就有金银花，用于疮疡肿毒初起或已成脓而未溃的病症。方中金银花的用量比较重，与白芷、防风相配，以疏风散疮，把邪毒往外托。配天花粉、贝母，清热降痰，消肿软坚。

老师在他《一个传统中医的成长历程》一书中说他治疗脉管炎，通常都会用四妙勇安汤，即金银花、玄参、当归、甘草。

我们摘一个金银花嫩芽，丢到嘴里，嚼起来苦甘并存，忍不住又摘了一大把。为何叫金银花呢？花开初而纯白，继而变黄，这样黄白相间，如金银之色，故有此名。采摘金银花，须在晴天清晨露水刚干时，并及时晾晒或阴干，这样它的药效才比较好。金银花味道芳香，颜色清丽，故金代诗人段克己见到金银花后，不禁赞道：有藤名鹭鸶，天生非人育。金花间银蕊，翠蔓自成簇。

金银花的另外一边就是威灵仙了，威灵仙治疗骨鲠卡喉是人尽皆知的。老师说，威灵仙用它的根部。我们摘几片叶子丢在嘴里尝，有些香甜，也有些辣。

老师的太爷对老师说过，鱼刺卡喉一碗醋，灵仙一把力能疏。这在老师的书中也有记载。曹叔吃鱼时，不小心被鱼刺卡在喉咙里，在家吞了饭团，喝了醋，都没有效果。便来找太爷，太爷从药柜里抓了一把威灵仙，倒了半瓶醋，再加半碗水，放在炉子上煮十来分钟，待凉后，让曹叔喝下去，不一会儿就好了。可见这威灵仙确有软骨之功。秀梅上大学时，也曾经被鱼骨卡住过，就是用威灵仙与醋煎水送服，第二天就好了。

老师说，威灵仙可以软化鱼刺，那么人体骨质增生的骨刺，是不是也可以软化？老师在《万病从根治》中就用威灵仙治疗足跟骨刺疼痛，效果显著。

有位老婆婆脚后跟一直痛，严重影响走路，在医院里拍片后发现足跟骨长了骨刺，医生建议手术切除。病人来找老师，老师就给她开了一个外用方子：威灵仙 100 克，红花 30 克，陈醋 250 克。将前两味药煎水半小时，取药汁一升，再加入陈醋 250 克，用这药水泡脚 15 分钟，泡完后不要倒掉，8 小时后再泡一次，每天泡两次，一付药可以泡两天。泡五天后，老婆婆就可以下地走路，疼痛明显缓解。泡七天后，走起路来就不痛了。随后老师还建议病人用淫羊藿 30 克煎水送服六味地黄丸，连服十天以巩固疗效。

老师说，骨刺是骨髓外溢，肾封藏能力下降，治疗起来也要内外兼治。外用威灵仙煮水泡脚能软化骨刺，祛风湿，通经络，止痛，是治标。内用药物增强肾封藏能力，则是治本。

这次老师从海南会上带回来一个偏方，是专治急性扁桃体肿大发炎的。这偏方只有三味药，献方人说，一付见效，入喉即化。其中就有威灵仙，威灵仙 30 克，白英 30 克，青皮 10 克。老师用这组药加减变化，治疗晚期食管癌。

这位晚期食管癌的病人，医院也没办法了。家属扶着他，抱着试一试的心态找到老师，病人满脸都是乌黑色，只能勉强吞饮流质食物。老师摸他的肾脉，脚下太溪穴周围还有根，老师心中就有底了。这样治疗几个月后，居然能吃能走能睡，本来声音沙哑，说不出话来，后来老师问诊，他自己可以对答了。

威灵仙，辛散善于宣走，老师说它能宣发五脏六腑精气，《药品化义》说它可以"宣通十二经络"。朱良春老先生的痛风汤就是以土茯苓、萆薢、威灵仙三味药加减变化的，三药合用有显著的排尿酸作用。威灵仙治疗顽固关节肿痛有奇效，一般需要较大剂量，30克以上。

◎ 一方药材治一方病

我们顺着台阶，一步一步往上爬，不知不觉就到了福寿谷。福寿谷旁边的山道边有兰花，兰花的品种非常多，这株油绿如草的兰花，难道就是传说中的空谷幽兰？

老师从石缝里拔出一株草药，问我们这是什么？我们摇了摇头，老师说，这是小棕榈树苗，炒黑止血用的，治疗上焦出血的十灰散里面就有它。

凉血止血收敛的药物，炒炭炒黑，可以增强收敛止血的功效，在五行中也有它深刻的道理。五行中水色黑，火色红，肾主水，心主血，水克火，故黑色能胜红色，所以血红遇炭黑则止。

老师对我们说，到哪里行医都要到周围山中去认识些常见的草药，往往本地的道地草药就可以解决本地绝大部分疾病。

从福寿谷上去就是四方山植物园，植物园内有各类植物近千种，一张门票两块钱，老师买了三张票，我们就进去了。一进植物园就看到了米黄色的小花，老师说这是迎春花，现在是初春，正开得灿烂。

接着便是一棵棵侧柏树，很形象，它长的叶子是一侧一侧的，一年四季常青不凋。侧柏叶可以治疗脂溢性皮炎、脱发，因为它能凉血止血，能降肺气，入大肠。有个小方子，新鲜的侧柏叶60克加白酒浸泡，七天后用药汁擦头皮，既止痒，也可减少头发脱落。霸王洗发水里就含有侧柏叶的成分。

还有十堰市道地树种——乌桕，乌桕树结的籽可以制成工业用油。乌桕对面就是七叶树，七叶树与佛教有渊源，千年不死，许多佛教名山古刹都种有这种七叶树。七叶树前边又有红豆杉，这种树非常珍贵，是国家一级保护树种，可以抗癌。再接着就是桂花与杜鹃花，杜鹃花有止咳之功，老师说有种止咳合剂就是由杜鹃花制成的。还有山茶花，也正含着花骨朵，准备迎春开放。

走过山茶花，便进入一片桃园，这是桃花的世界，可以闻到一股股清香味。我们在这里稍作休息，老师采了一朵桃花尝了尝，有桃仁的味道，尤其是含苞未放的味道更浓。老师说，也摘几朵给秀梅、王蒋尝尝，看他们能不能尝出是什么花。还有丛丛的玫瑰花，不过还没有开花。

花蕾大多能疏肝解郁，活血养颜，因为花象征着人体的心脏，心主血脉，其华在面啊！俗话说，女人管貌美如花，男人管赚钱养家。女人心态要好，男人要勤劳。

有个成语叫"貌美如花"，人的美貌可以用花来形容，人的脸面皮肤疾病当然也可以用花来治疗。这有两个道理，人体的面部在上焦，用花类药也要用轻量，这叫治上焦如羽，非轻莫举。诸花皆升，花类药大都有升浮向上的特点。第二个道理就是花类药大都能作用于人体的膻中穴。花象心，能解郁悦心。《内经》曰："膻中者，臣使之官，喜乐出焉。"膻中为心君的臣使之官，喜乐从此而出，故花类药可通达膻中穴，使人闻花香而心旷神怡，膻中气顺开展。一个人的心常处于喜乐状态，他的气脉就相当通畅。小孩一天到晚都是高兴的，三岁之前的儿童，一天平均笑一百多次，心脉非常通畅，身体很有升发之气，古代称之为"纯阳之气"，不容易感受病邪。而成年人一天笑的平均次数不会超过十次。

老师用花类药，取的也是花这股纯阳之气，花能开心，花含苞欲放的时候，就是一种喜乐状态。心态好，病魔跑。心其华在面，心一喜乐起来，面部表情一丰富，血管循环也就顺畅很多，那些瘀斑自然就会减轻。

老师常建议脸上有黄褐斑的病人，如嫌喝中药麻烦，可直接买玫瑰花、黄芪、丹参，每样各10克，用来泡茶喝，可以疏肝解郁，活血通脉。当然服用的时间可能会长一些，还要经常用手搓面部来按摩，以助活血温通，活血更佳。脸部气血足，鱼尾纹、黄褐斑就会减少。

◎松节放松神志，通利关节

我们爬到了山顶，到了明清石刻林。去明清石刻林的山路两旁都是松树，脚底下是黄土松针铺地，走起来别有一番风味。据说，人常在松树下走，可以治疗风湿痹证，因为松针有祛风除湿的功效。

我们和老师在松树间穿行，四方山最大的特点便是山中松树多，特别有灵秀之气。古人云："青松林下茯苓多，白云深处黄精盛。"

老师说，经常上山却很少发现茯苓。我们说要不向周围挖挖看，老师说不用，有茯苓的地方，周围的土地一般比较疏松，而且会往上冒。

茯苓是延年益寿的药物，以其性平和，所以深受古代皇宫贵族的喜好，制成的茯苓糕向来被誉为宫廷保健延年的最佳糕点。

我们这次上四方山，主要目的是采松节。松节就是松树枝干的结节，中医认为以节通节，所以松节善于祛风通络、疏利关节。一般民间都认为松节是风湿痹证及伤科的良药，专治关节肿痛、屈伸不利及跌打损伤。

为何松节能修复关节？老师说，这是松枝强大的自愈功能，松枝被拗断或砍破后，它会在破口周围分泌大量的松脂黏液，有点像人体被刀割伤后，会在刀口周围再生大量红细胞、白细胞、血小板。红细胞提供营养，白细胞吞食异物，血小板凝集止血。对于松树而言，它的松脂就具有这些功效。所以，用于跌打损伤、风湿肿痛，效果极佳。《外台秘要》中说，单用一味松节浸酒服，专治关节风湿痛，四肢如解脱。

按照这种思路，我们是否可以拓展应用，用于肿瘤患者术后身体损伤呢？是否可以用于肿瘤患者化疗后身体虚弱呢？老师说，松节里面的功效深得很，你们回去再好好查查资料，读读医籍。

我们从山上回来后，吃完晚饭，又到大药房搓药丸。现在搓药丸已经是小菜一碟，速度上去了，均匀度也上去了，手法也熟练多了，一料药丸不到一个小时就做完了，真是熟能生巧。

做完药丸，老师把下午采回来的松节拿出一块来，用砍刀剁成一片一片的，松香味很浓郁。然后老师把松节一一分给我们，再煮一壶开水，泡松节茶喝。

老师说，学好一味药有五到，看到，闻到，采到，尝到，用到。古代的医生都会先从学习采药、尝药开始，跟草药零距离接触，很快就学到入骨。

我们喝得很惬意，老师说，他小时候干活多，比较辛苦，到高中的时候，就已经落下了风湿，松节茶对他来说好处多多。

松节茶表面有些油脂，还没有喝进嘴里，松香便扑鼻而来，沁人心脾。我们喝完松节茶，身心放松了不少。老师说，松节还可以安神助眠，他说一喝就想睡觉。

我们一想，松节，既让人身心放松，又让人关节通利，真巧妙。我们尝试后，明显觉得松节不单可以走血脉系统治关节病，还可以走神经系统治神志病。

老师今天还从他书房里拿了一本《朱良春医集》。朱良春老医师对老师寄予厚望，与老师有书信往来，老师也经常用朱良春老医师的药对思想。

采完松节回来时，老师叫我们去查资料，看看松节还有什么其他良效。

我们知道这是老师教弟子的一个方法，老师不会把药物的功效一次性说完，因为这期间也要考验学生的自学能力与悟性。尤其是一些常见的药物，性味功效是基础，老师不会轻易说，我们自己有书，有眼睛，有手，要自己去看去悟。师傅领进门，修行在个人！

我们立即翻阅《朱良春医集》，找到松节这味药的论述。朱良春老医师认为，松节能提高免疫力，对体虚容易感冒或创伤容易感染的人，每天用松节 30 克，红枣 7 枚煎服，连用一个月，能提高皮肤表面抗邪能力，预防感冒的侵袭。并且称赞它为"中药丙种球蛋白"。

松节是由松的精汁所化，松的精汁相当于人的精血。朱良春老医师认为贫血患者，不管是红细胞减少还是血小板减少，在辨证方中加入松节都有良效。

曾有病人患血小板减少性紫癜，牙龈经常出血，四肢也经常出现紫黑点，关节酸痛，经中西医治疗五年多都没好。朱良春老医师认为新病多实热，久病多虚寒，直接辨证为脾肾阳虚、气不摄血，用补中益气汤为底，加入松节等，服 1 付，病人精神振作，出血消失。后来做成丸剂，巩固善后。并且早晨服人参养荣丸，晚上服归脾丸，从此紫癜再未发作。

松节可以在神志的层面上调养身体，老师服用后就很想睡觉。当天晚上我们也睡得特别沉、特别温暖。果然，《朱良春医集》论松节中还说到松节的安眠安神之功。朱良春老医师说，对于心脾两虚、血不养心而导致的失眠，在归脾汤中加入松节 30 克，可以大大增强安神养心助眠之功。老师说，这个经验我们要好好运用。

当然松节还有其他良效，譬如老慢支咳嗽久治不愈，痰比较清稀的，加入松节有顺气止咳之功。慢性肾炎尿蛋白，久治不愈，体内虚寒，松节 30 克加入辨证方中，坚持服用，可加快恢复。何以老慢支、尿蛋白久治不愈，身体虚寒，松节都有良效呢？这也留给我们以后再深入感悟吧！

上山不止采松节，今天还采了十多斤的苎麻根回来，还有明目退翳的木贼草，通经血的茜草，救饥荒的将军粮（又名为赤阳子、救军粮），治皮痒的野橘树等，老师也讲了不少，限以篇幅及时间，我们就不一一再解说了。

第 20 天　运动也要讲究火候

3 月 14 日

◎人生的病与生病的人

今天我们到了任之堂，老师已经开始看病了。我们连忙拿出笔记本，烧上水，拉开窗帘。老师经常早上一到就坐在那里看病，被病人围着，连拉开窗帘的时间都没有。

老师说，你别再娇惯你娃了，再娇惯下去永远都长不大。原来是一位母亲带她的小孩来看病，小孩调皮任性，母亲千依百顺，小孩一赌气，母亲就心疼担忧。

任何事情都不能过度，爱也一样，爱小孩如果过度，就叫溺爱。

孔子在《论语》里说："爱之，能勿劳乎？忠焉，能勿诲乎？"就是说，你爱你的孩子、学生、弟子，能不让他们劳动，做家务吗？难道就不教导他们正确的行为习惯吗？小孩适当顽皮、活跃，这是好事，可如果对父母发脾气、赌气，这不是小孩的过错，是大人没教育好啊！

老师说，这小孩肝郁脾滞，不想吃饭，用加强版逍遥散（逍遥散加枳壳、桔梗、木香），再重用鸡矢藤消积，治小儿疳积。

逍遥散本是妇科要药，但女科可以男用，妇科药也可以小孩用，这就是中医灵活变通之处。老师说，中医针对的不是具体的病人，而是证。中医治的不是人生的病，而是生病的人。所以只要是相同的食积体质，又容易赌气、生闷气、发火，用加强版逍遥散，并重用鸡矢藤散，效果特佳。

以前也经常有这种小孩，非常调皮，成天要父母给他买零食，正餐却不吃，结果经常送往医院打吊针，父母还以为孩子营养不够，经常买钙片给孩子补。

老师说，零食不养人还害人。王蒋也说过，小孩不能随便补钙，补得过了，头骨缝隙容易过早闭合，到时候脑袋长得小小的，不利于智力发育。

老师也常说，这种小儿食积疾病，已经不单属于医学问题了，而是属于教育上的问题。小孩最需要的是阳光与锻炼，而不是零食与钙片。

◎ 胞宫虚冷用紫石英

接下来是一个从新疆赶过来的妇人，47 岁，看起来挺强壮的。老师摸她脉说，你肾脉郁住了，腰酸，有妇科病。她说，得了子宫肌瘤，还有附件囊肿。然后拿出一大堆检查报告单递给老师。老师叫她伸出舌头来，我们一看，舌中部与舌根部苔很厚腻，明显是湿热蕴积于中下焦。病人决定住在当地，便于看病。

老师叫我开逍遥散加桂枝茯苓丸这两个方子的合方，既可以调妇人无形的气滞，也可以化有形的积块。乳腺增生，偏于气滞的，就以逍遥散为主。子宫肌瘤、卵巢囊肿，偏于积块的，就以桂枝茯苓丸为主。两个方子合方，一个调上，一个调下，一个调气，一个化积，比较厉害。有者求之，无者求之，有形无形都要照顾到。

老师问她月经来了没有，她说来了几天了。老师说，你吃了这药后，月经量会增多。这是好事，它会把那些脏东西排出来。

这两个方子合方，一个理中焦气滞，一个通下焦瘀积。这妇人身体看起来比较壮实，老师又叫我加入三棱、莪术、香附、泽兰，以破气行血水。再加入黄芪、紫石英、穿破石、鳖甲，以补气散坚结。

紫石英，老师常用它治疗妇人不孕，效果非常显著。《神农本草经》说紫石英治女子风寒在子宫，绝孕十年无子。可见紫石英是暖宫良药，由于它性温质重，可引药下沉子宫。所以，妇人宫寒不孕或子宫肌瘤、囊肿属于胞宫虚冷者，都可以用。

由于通利之药容易伤精耗气，所以老师在方中重用黄芪补气扶正。

对于这种身体比较壮实的妇人，治病是可以一鼓作气的。这病人调整了几次药方，再到医院复查，附件囊肿完全消掉了，而子宫肌瘤也比刚来时小了一半。

方子为：柴胡8克，白芍20克，当归15克，白术15克，茯苓15克，薄荷10克，生姜15克，大枣5枚，桂枝12克，桃仁15克，赤芍10克，牡丹皮8克，三棱15克，莪术15克，香附15克，泽兰15克，穿破石50克，鳖甲30克，黄芪40克，紫石英30克。3付。

病人后来满意地带药回去，是中医让她避免了无谓的手术。

◎十六味流气饮

这个女病人50岁，肚脐下按下去有个碗口大的肿块。老师前两天给她开了方，她吃2付后来复诊说，吃后大便顺畅了很多，以前老是黏糊糊的下不来。老师问，睡得还好吧？妇人说，以前睡觉时老肠鸣，这两天却没有了。

老师说，你大便要天天保持通畅。妇人说，是不是通畅了就好了？

老师说，你这大便不单是要通畅，大便还要大块大块地排。

效不更方，老师叫我继续守方。用十六味流气饮，加大黄、附子、鸡矢藤、穿破石，由于药味偏多，所以加入姜、枣调和。

老师说，还记得十六味流气饮吗？我说，记得，这么好的方子，一历耳根，永为道种啊！况且老师常用的枳壳、桔梗、木香都包含在里面。方歌就这两句：

> 三物二陈苏芪防，槟枳乌桔青木香。

开方如下：白芍20克，川芎15克，当归18克，黄芪50克，陈皮10克，法半夏15克，茯苓20克，炙甘草10克，槟榔15克，枳壳15克，乌药15克，桔梗 15 克，青皮 10 克，木香 20 克，苏叶 10 克，防风 10 克，大黄 30 克，附子 30 克，鸡矢藤 40 克，穿破石 50 克，生姜 30 克，大枣 5 枚。2 付。

《金匮要略》说，大气一转，其气乃散。这也是十六味流气饮的立方依据。

老师说，以前这病人不是用清热泻火的药，就是用暖宫温中的药，我们给她换换思路，理理她的气，看看吧。老师特别加入大黄、附子，寒温并用，加强大黄涤荡之功。久病难治的病人，经常服药，胃肠动力极差，不用大黄推荡不出，大黄过量也会伤到胃肠，导致肠蠕动无力。这时，大黄加附子，一个推荡，一个温通，正符合大肠一收一缩往下排泄的功能，这就是"顺其性，养其真"。大黄顺大肠降下之性，附子养温通大肠的真元。

◎ 重用杜仲治腰痛

一位老阿婆拖着沉重的双腿走过来，今天算是阳光明媚，可她身上却穿着厚厚的衣服，包得严严实实。她一坐下，就对老师诉苦说，我经常腰疼，站不起来。站着疼，坐下也疼，走也疼，直不起来。

她又问老师，有没有把握治好她的腰疼？老师说，试试吧，试试吧。

老师边把脉，边叫她伸出舌头，回头对我们说，她这是水滑苔，脸虚肿，后背还凉凉的，腿也容易抽筋。这老太太有气无力地点了点头。

老师说，你身上包袱太多，春天到了，你得穿宽松的衣服，你身上捆的东西太多了，血脉走不动了。《内经》叫"披发缓形"。看她穿金戴银的，金耳坠大大的，还有大手镯，牢牢地套在手上，老师摸脉时都被挡住了。老师说，以后别戴这些东西了，你戴这些金银，还不如戴个佛珠。佛珠是香木做的，凡香皆能疏肝醒脾。从中医角度来说，金银这些东西戴在身上是伤肝克木的。所以不如戴檀木、沉香的佛珠，以顺肝郁，解肝气。

老师叫我开肾着汤为底，苍白术连用，利腰间死血、顽湿。加入杜仲、五加皮，加强入腰的作用。单味杜仲治腰痛，是民间的偏方，草医一般都知道，老师重用杜仲 50 克。再加植物药，淫羊藿、小伸筋草，补肾祛湿，治腿抽筋。加动物药蜈蚣、猪鞭，搜刮腰背死血，治腰疼。再加矿石类药龙骨、牡蛎，重镇潜阳，像收风筝一样，把阳亢的浮火往下扯。昨天我们和老师采了松节，今天正好派上用场，加入松节，以松通筋骨、通利关节。

方为：苍术 30 克，白术 20 克，茯苓 25 克，干姜 15 克，杜仲 50 克，五加皮 15 克，淫羊藿 30 克，伸筋草 15 克，蜈蚣 2 条，猪鞭 3 条，龙骨 20 克，牡蛎

20 克，松节 30 克，炙甘草 10 克。3 付。

再来复诊时，腿不抽筋了，腰痛已去大半。这样一来，我们对治疗腰痛，特别是老年人寒湿重的腰痛，心中就特别有底了。

◎ 治疗腹部肥胖、痰湿滞留的四味中药

接下来的这个病人是个年轻女性，24 岁。老师说，咋不舒服了？她说，老头晕，脖子、后背凉飕飕的。

老师叫她伸出舌头，舌头比较淡胖。然后再摸她的脉，老师说，你尺脉郁滞，腰间很粗，要注意饮食，不然以后生小孩很麻烦。她说，就是想要小孩。

老师说，你这腰部腹部脂肪太厚，压迫子宫、卵巢，要少荤多素啊！那女子说，那也给我减减肥吧！

老师说，桂枝汤打底，加黄芪、白术、当归尾、薏苡仁，这四味药都要重用。人会肥胖，就是因为气、血、水堵在下半身，老师用黄芪与白术补气以化湿，用黄芪与当归活血以通脉，用黄芪与炒薏苡仁利湿以消肿。这样气、血、水三方面都照顾到了，并用桂枝汤升发阳气，解肌表寒邪。

同样是减肥，老师有时用木香、山楂消食化积，但这里却用到补气活血利湿的思路。老师说，脾胃中气一强，自身就会把痰湿消化开。

因为病人舌头比较淡胖，属于气滞水停，又外感风寒，所以中医中药减肥，不是针对那些肥肉，而是针对身体上下气、血、水的正常运行与否。脾主大腹，腹部胖大，脂肪堆积，是脾虚不能健运。又用黄芪、白术峻补脾气，再用当归尾、薏苡仁活血利水。治疗腹部肥胖、痰湿滞留的病症，这是很好的四味中药。

方药为：桂枝 15 克，白芍 20 克，生姜 15 克，大枣 4 枚，黄芪 25 克，白术 20 克，当归尾 15 克，炒薏苡仁 40 克，炙甘草 8 克。3 付。

◎ 皮肤白天痒以解表为主，晚上痒以通里为主

这个病人得顽固性荨麻疹五年了，只要用手一抓身体，就一条一条的抓痕。

五年间，看了很多医生，中药、西药也吃了不少。北京某中医院皮肤科的医生看到他频繁往返皮肤科，治疗十多次都没有好转，便对他说，你别再来换药方了，换个医生吧。以后有哪个医生治好你的病，就把他的治疗思路告诉我。

老师也一一看了他在北京治疗的病历药方，有用平胃散健脾祛湿的，有用玉屏风散益胃固表的，也有用五皮饮专治皮肤水肿的，还有用五苓散治疗皮肤湿疹

的。有用桂枝麻黄各半汤发汗解表治疗的，还有用黄连泻心汤从心经热火来论治的，还服用了凉血活血胶囊、湿毒清胶囊等各类中成药。到后面还用过敏煎（防风、银柴胡、乌梅、五味子）治疗皮肤过敏。最后还用血府逐瘀汤，当作血瘀来治疗荨麻疹。可依然收效甚微。

老师看了这些病历药方，便说血府逐瘀汤中枳壳、桔梗的思路很好，可桔梗只用到 5 克，量太小了，升降之力不够。玉屏风散中，白术只用到 10 克，升发之力太小了，白术疗死肌、去死皮，用量起码要 30 ～ 50 克以上。

病人吃了两天老师开的中药后来复诊，老师说，吃了咋样？他说，膝关节好多了。老师又说，喝了有没有拉肚子啊？他说，拉肚子倒没有，不过大便比以前顺畅多了，以前几天排一次大便，而且排不干净，现在大便刚开始有些干，可后面就很通畅。以前身上痒忍不住要用手抓，现在可以忍住了。

我们看病人有这种反馈，心中也特别高兴，这药下去，病情开始慢慢好转了。

想起前两天老师开方时说，以前医生用过的思路就不用了，我们就换一种思路吧。那换什么思路呢？

老师常说，皮肤白天痒，应该以解表为主；晚上痒，应该以通里为主。白天痒是阳气发不出来，晚上痒是阴血郁在里面。他这血脉郁得很，走得不通畅了。

我们恍然大悟，这病人前两天刚来时，就示范给我们看，他用手抓自己的手臂，抓几下就出现一条条抓痕，我们看了都有点起鸡皮疙瘩。

老师问他大便咋样？他说经常便秘。

这样治疗的思路不就出来了吗？解表通里啊！效不更方，这病人今天就要回北京了，老师让他带 10 付药回去自煎，叫我按原方照抄。

这是一个多个方的合方，药味有二十多味，而且是大剂量用药。以桂枝汤、麻黄汤合方解表，再用大黄附子汤涤荡攻里。《病机赋》里说："倒仓廪去陈莝，中州荡涤良方，开鬼门洁净府，上下分消妙法。"这是说治病要兼顾阴阳、表里、寒热、上下。老师的用药思路大多是一升一降，一气一血，一散一收，一寒一热。许多古方之所以能够流芳百世，我们去看，大多符合这个思路，如防风通圣散、大黄䗪虫丸、小续命汤等。

为什么呢？因为人体本身就是一呼一吸，一阴一阳，一升一降，一出一入。单发表不通里，病邪难去。单用凉药泻，不用温药，病邪去后又容易再回来。

桂枝汤、麻黄汤与大黄附子汤，只解决病人皮肤风邪以及大肠积滞的问题，可还有浑身瘙痒，难以忍受，怎么办呢？老师毫不犹豫地加入六味止痒名药，即

《奇效良方》里说的：

威灵甘草石菖蒲，苦参胡麻何首乌，

药末二钱酒一碗，浑身瘙痒一时无。

这六味药在前面跟诊日记里都有详细论述，这里就不多说了。

老师还加入玉屏风散与丹参、徐长卿。老师说，这丹参、徐长卿，就相当于扑尔敏，活血祛风，治心经风热，止痒效果极好。

方药为：桂枝 30 克，白芍 30 克，生姜 20 克，大枣 6 枚，炙甘草 20 克，麻黄 20 克，杏仁 20 克，大黄 20 克，附子 20 克，威灵仙 20 克，菖蒲 20 克，苦参 6 克，火麻仁 30 克，生何首乌 30 克，黄芪 30 克，苍术 20 克，蝉蜕 10 克，浮萍 20 克，丹参 50 克，徐长卿 15 克。10 付。

用药后，老师都问病人有没有拉肚子，病人都说没有，还说大便特别顺畅。可见这大剂量用方，用对证后，那可是有病则病受啊！

这病人留下了联系方式，说以后上北京找他，有什么想买的书也可以找他。

最后谈到康复，这病人说他经常运动锻炼，就是皮肤不好，大便不通。

我们跟他说，老师帮你用药调理，宣开你的毛孔，温通你的大肠，让你疾病缓解了很多，可你平时也要注意保养，特别是顽固性皮肤病，久病多虚，最不宜剧烈运动，大汗淋漓只会让皮肤病更加缠绵难愈。

因为《伤寒论》里说，凡是容易伤风伤寒的人，平时运动保健，不可令如水淋漓，否则病必不出。这是说各种皮肤病、风疹、伤寒的人，运动是很讲究的，如果本身体虚，又经常剧烈运动，出很多汗，那这种病永远不可能根治。

老师说，汗为心之液，汗血同源。剧烈运动大汗淋漓，这种出汗就等于是出血。年轻人或许扛得住，可年老或体虚者就会得大病，所以很多运动员都把自己的身体搞垮了。他也恍然大悟，说以前以为运动锻炼才有利于身体健康，没想到也走到另外一个极端去了。

许多运动过度又心急的人容易得顽固性皮肤病，他们往往还盲目地认为生命在于运动，殊不知运动是很讲究火候的，什么火候最好呢？就是《内经》里说的，微动四肢，温衣。看！《内经》教我们打太极了，最好的运动就是微微动摇四肢，能持久的耐力运动，身体的衣服能够温暖起来，但又不会被汗淋湿。这样运动，既能升阳气，又不会消耗阳气，因为汗为心之液啊！像这样的运动有太极、站桩、健康徒步。尤其是走路，走为百炼之母，走路是最好的血管体操。

老师常说要顺其性，养其真，身体脏腑是很渴望运动的，运动是顺其性，身体脏腑又是很忌讳剧烈运动的，因为剧烈运动缺氧，又大汗伤阴。所以不剧烈运动，缓慢运动，像太极一样，或爬山，或登高，有氧呼吸，不令汗液暴出，这就是养其真。古人云：大动不如小动，小动不如微动。《内经》不正是教我们微动的奥妙吗？

◎ 土茯苓配合忍冬藤治疗梅毒

中午看完病人又是 12 点多了。深圳的一个女病人，昨天被我们吊痧后，说从来没有睡过这么好的觉，很高兴。

下午，我们继续写跟诊日记。老师昨晚跟我们说，叫我们两个跟王蒋、秀梅轮流去爬山。我们说，爬山不敢多去，爬一次山就会落下五千字的跟诊日记。老师说，别把写跟诊日记当作任务。我们那时正在搓药丸，边搓边说，这写跟诊日记，也要趁热打铁，就像搓药丸一样，药泥刚出炉柔软好搓，可一旦放久放凉后，就会变得硬邦邦的，很碍手。我们写跟诊日记最好是今日事今日毕。

我们如果不去爬山，就能写下更多的跟诊日记，可去爬山也能听老师讲更多的医理、药性，这真让我们左右为难。

今天下午，天气非常好，就由秀梅和几个病人跟老师一起去爬牛头山。接下来，这篇跟诊日记主要是秀梅爬完山后回来记下的。

到滟湖公园后，老师便带领他们五人往凌云塔方向走去。老师刚开始爬山就脱下鞋子，说双脚赤足贴地，湿性下注，引身体湿浊之气排出。不断往高山上走，能升发清阳。清阳出上窍，浊阴出下窍。这样爬山不就是升清降浊的运动吗？

秀梅爬山也习惯双手握拳，攀固在后背腰肾上，这样走路，特别是走山路，每走一步都能培养一点肾气。

由于一路爬山，又说了一些话，一会儿大家都有一些气喘吁吁。秀梅看了《呼吸之间》这本书，知道里面有一种呼吸方法，对于恢复元气很管用，就是"慢吸快呼"，吸的时间多点，呼的时间少点。这种呼吸方法，对于寒湿体质的人很管用。

在去凌云塔的路上，老师随手采了一大把忍冬藤，《药性赋》说："忍冬花疗疮疡而解热毒。"忍冬藤，疏散风热解毒的作用不及金银花，但疏通经络的作用却要强于金银花。同样一株树木，一株草药，它的花偏于疏散风热，清上焦热毒，而它的藤茎却偏于疏通经络。

这正是中医取类比象的思想。花轻清上浮，治上焦如羽，上焦风热外感，都选用花类，如金银花、菊花等。藤茎如人体经络，上下左右四处延伸，治疗风湿疾病，都选用藤类，取其通络之功，如海风藤、鸡血藤、络石藤、忍冬藤等。

> 牛头山下脚迈开，山谷药香扑面来。
>
> 凌云壮志时时在，不悔伏案做书呆。

从凌云塔继续往上爬，老师又开始挖土茯苓。老师这次挖忍冬藤和土茯苓，也是有目的的。老师说，土茯苓配合忍冬藤，治疗一般的梅毒，成功率达九成之高。这个民间偏方，真是用金子也买不到啊！

老师问，土茯苓有何功效啊？我们随口答道，清热解毒除湿。

老师说，还有一个重要功效，你们非常容易忽略，那就是通利关节。土茯苓治疗痛风，关节痹痛，屈伸不利，是专病专药。除了要看到它清热利湿的一面，还要看到它本身能通利关节。

以前有草药郎中传给老师很多民间偏方，叫老师千万别轻易传出去，而老师带我们上山采药时，随药解说，并说，这些方都传出去吧！

用土茯苓治梅毒是一定要忌茶的。土茯苓生长的土质蛮硬的，老师挖了很深，一不小心被锄头弄伤了手指，老师说不碍事，虽然鲜血溢出，但老师抹上黄泥土，便止血了。血为水，土克水，这正是"水来土掩"的五行生克之道啊！

然后又继续挖土茯苓，土茯苓肉有些红，质地十分硬，嚼起来有淡淡的甜味，黏黏的。秀梅听她妈妈说，以前老百姓闹饥荒没粮食的时候，就进山挖土茯苓当饭吃，以解饥，所以民间称土茯苓为"硬饭团"或"硬饭头"。

◎ 非牛膝不过膝

采完土茯苓，走不多远，老师发现草坪处长了一棵土牛膝。

老师说，土牛膝是一节一节的，它的节盘突出，像人的膝盖骨，中医取类比象，可运用到治疗各种筋骨病中，中药鉴定学里把这种特征叫作"节膨大"。

土牛膝是怀牛膝的野生品种，功效与之相似，但却偏于清热利咽、活血通淋。老师药房中常用川牛膝，少用怀牛膝。川牛膝偏于活血化瘀，通经络，引药力下行。怀牛膝偏于补益肝肾。

秀梅说，这也反应了当今时代经络不畅的人偏多，身体真正亏虚的却少些。人们不是补得不够，而是经络不通畅，血脉瘀堵了。

老师在大药房时，曾经叫我们尝试嚼服两种牛膝，我们一嚼服马上能分辨，怀牛膝黏腻，非常滋补。而川牛膝嚼起来，却有些甘爽通风。这样明显的感觉，自己尝药后，就知道为何怀牛膝偏补益，而川牛膝偏通利了。

秀梅说，非牛膝不过膝，牛膝是膝盖以下诸疾引药。

又上了一个小山坡，老师指着几米高的木通，有手臂粗大，说是很少采到这么粗壮的木通。老师砍下一段木通，横断面就像整齐的放射状车轮一样。大药房经常要用到木通，因为肝经湿热的病人太多了。肝经湿热的病人，心烦难眠，口苦，视物昏花，阴囊潮湿，这时老师往往会选用龙胆泻肝丸，里面正需要木通。

木通，能通利尿道，引热下行，以其寒性能清心火，又以其通利之性，能把周身心肝热火往下引导，从小便排出。

爬山过程中，老师和冬梅，还有三位病人，就开始唱起歌来。老师常说，哼着小调，干活不累。这三个病人中，有一个得了抑郁症，说话沙哑，声音低怯，有慢性咽炎，他很想治好他的嗓子。老师治病，从来都是整体观，不会被慢性咽炎这些具体的病名所束缚。老师给他用了疏肝解郁的方，这次还特别带他来爬山。

老师说，让抑郁病的患者大喊自己的名字，可以很好地帮助治疗。

为了让这患者突破自我，把心中的压抑释放出来，老师五人排成小队，开始玩一个小游戏，就是大家喊自己的名字，就像军训报号一样。一开始这病人放不开，连喊自己的名字都喊不出声，可反复几遍后，渐渐地他可以小声地叫出来。然后，老师又趁热打铁，叫他尽情地呼喊，释放心中的郁气。

为什么很多人会有慢性咽炎？很多人认为这是上火了，吃了很多凉药，不仅没有把咽炎治好，还吃伤了胃肠、肝肾。老师说，这是阳气升发不上来，郁在那里。人体以上下分阴阳，头为诸阳之会居上，身体为阴居下。阳气要升发到头面上来，必须要经过咽喉。人长期郁闷不舒，生闷气，就会阻碍阳气向上升发，郁在咽喉部，便形成各种结块、肿痛。

这样看来，慢性咽炎、食管炎，乃至咽部的肿瘤，病机都离不开这点，即阳气郁在下面，升发不上来。从小病咽炎、扁桃体肿痛，到重病咽喉肿瘤，病机都是这么简单。

老师对病患非常重视调神、调心。他对秀梅他们说，很多时候，疾病并没有想象得那么严重。病人千万不要把病情想得有多糟糕，疾病只不过是心理的一个阴影，首先要从心理上释放，要能看得开放得下。

古书里说，病非人体固有之物，能得亦能除，言不可治者，未得其术也。老师常跟我们说这句话，要我们医生自己也要增长信心。疾病既然能够无中生有，当然也可以让它从有化为无。这化解的方法，《内经》称之为"术"。术不仅包括针灸、药物，还有导引、心理疏导等。

◎ 治疗牛皮癣的创见

老师谈到我们要做中医基础工作，中医界不是培养一两个中医奇才，我们能够把民众的中医素养提高一些，中医就更有希望了。

老师又说，药房里面常犯的错，很多他都经历过。老师再次语重心长地对我们说，抓药、看病时，绝不能聊天，精神一分散，什么事都干不好。特别是抓药，老师再次提到医院的三查七对。

接着老师又提到治疗牛皮癣的创见。牛皮癣患者，皮肤干燥，有热毒瘀血，还有"虫"，所以治疗起来需要润燥解毒、化瘀杀虫，而润燥却需要药力的持久作用。老师后来搞了个创见，就是用保鲜纸包药膏外敷，这样药膏不容易干燥，且能够24小时发挥作用。这也是老师第一次治疗，也是彻底治愈一例顽固性牛皮癣的经验。

老师治疗牛皮癣的膏药，是用黄牛皮熬胶以生肌，加些蜂蜜，再混入药粉，药粉因人而异，如同老师制药丸一样，一般都是一人一方，这正应了老中医所说的，中医有秘方，就是一人一方。

后来又有很多牛皮癣患者找来，老师说，先用梅花针叩刺，再用火罐拔出瘀血，见效很快，这是旧血去新血复生啊！牛皮癣就像身体的一潭死水，瘀积不通，那些顽固死血就会长虫生毒。

再者，就是顽固性腰痛，阴雨天加重。老师说，这种情况用肾着汤内服，远远不如直接艾灸。有个局长的司机，腰痛得要命，老师便用六根艾条，绑成一排，从上往下熏烤脊背一小时。那司机当下就舒服了，浑身轻松。熏烤了三次，再吃一些药，就好了。

老师继续说，儒家讲究中庸之道，中庸之道就是不偏不倚，我们治病只能治七八分，不能过头，剩下的要靠病人回去养。

比如，寒湿腰痛，如果不戒水果，不戒房劳，任何治疗都将付之东流。比如水坝，不把坝建好，永远储不住水。病人不知养生、节制淫邪，也不可能固住精气。病人不学养生，老是换医生，就像没学会游泳，却老是换教练，这样用处不会很大。

老师又教我们与药材商打交道。老师说，要能识货，得多与药材商打交道，跟他们交流，让他们说，这批货好，好在哪里，这批货不好，又不好在哪里。

老师说，开诊所、药房，绝不是为了赚钱，行医不是赚钱的行业，所以不要想把生意做大，而是琢磨怎么把病看好，把药制好。学医要志于道，不要志于谷。

老师说他向来开中药的原则就是物美价廉。物美价廉才能走得长久，这也是民间中医简验便廉的特色。

第21天　皮肤病是内脏失调的影子

3月15日

◎乍暖还寒的春天对心脏不利

中医深如海，我们好像在海边捡贝壳，经常捡到漂亮的贝壳，心中异常欢喜。在老师这里，边临床边写跟诊日记，每天写的东西只是老师每天临床内容的十分之一。我们的笔有些跟不上。所以借着下雨，我们就想待在宿舍里继续写跟诊日记，因为又落下了两三天没写。

6 点多就起床，跟秀梅、王蒋一起吃完早餐，他俩就先去大药房了。我们就开始码字，直接在电脑上写。刚开始是用笔写，还要再录入电脑，费了不少时间。现在我们两人就直接讨论医案、医理，回忆老师治病经历，再比对着笔记本，直接在电脑上写起来。

我们以为今天下雨，药房的病人肯定会少很多，想不到我们写到 9 点多时，王蒋打电话来说，太忙了，赶快过来！我们穿上鞋，就小跑着去大药房了。一到大药房，吓了一跳，阴雨天还这么多病人。今天可是周四，还不是礼拜天。

我们放下书包，拿出笔记本，接过老师的处方笺，便开始抄起方来。

老师说，咋这么奇怪，最近心脏病的人这么多？老师又吩咐那个病人，用银杏叶泡茶喝，缓解心脏压力，疏通血管。确实，我们抄方中发现，近来老师用银杏叶、红景天、菖蒲、丹参、桂枝这几味药的频率很高。

秀梅说，红景天生长在高原缺氧的地方，能增强红细胞的携氧能力。红景天能治心源性的疲劳、心肌劳损，道理也在这里。

为何春天心脏病患者特别多呢？原来春天是乍暖还寒的时候，人特别容易受寒，一寒一热，让血管一胀一缩，那些心肌劳损、心脑血管硬化的病人，怎么经得起这种折腾。

老师还给我们举例子说，以前我们大药房熬药是用陶罐的，熬完药清洗的时候，用冷水一冲，热陶罐一下子就破裂了，老师那时整天忙着买陶罐，后来才改用不锈钢的。试想一下，陶罐都会破裂，更何况是人的心脑血管。所以，我们平时运动后，不要用冷水洗手，或者生气脸红目赤时，也不要碰冷水。《伤寒论》中早给我们说了，人在劳汗（劳动出汗）后，不能吹风碰冷水，轻则得皮肤病，中则得风湿病，重则得少阴伤寒，即手少阴心经与足少阴肾经，就是心脑血管疾病与肾衰啊！

人劳动出汗后，连用冷水洗手都会埋下疾病的种子，更何况是直接喝冰饮。今年过年我们在家碰到一位老人，这老人只喝温开水，绝不喝凉水，我们问他为什么？

他拿着杯子说，这个杯子加热后，一放冰水就爆了。我的胃是热的，冰水凉水一下来，胃还受得了吗？我们恍然大悟，百病皆从伤寒起啊！张仲景的《伤寒论》堪称医方祖书。能够有这点觉悟的人，平时养生绝对有保障。能够有这点觉悟的医生，给病人交代医嘱绝对到位。

有一寿者传授他的养生诀窍，只讲了两句话，吾不以脾胃暖冷物熟生物，不以元气佐喜怒。这真是胜过金玉的良言啊！老师也是这样，常交代病人把水果、冰饮给戒了。水果、冰饮伤的不单是脾阳肾阳，那些可还是爆血管的东西啊！看似你吃了一口凉果、冰饮，实际上是凉果、冰饮吃了你一口阳气。

关于伤寒，南怀瑾老人家风趣地说，你们年轻人啊，开着空调做爱，运动出汗后又暴饮冰水，这可是包死无疑的啊！

当今不孕不育日渐增多，一个重要的根源，就是身体下半部分变冰川了。空调、冷饮、凉水、生果、凉茶，这些叫"冰冻断人种"。所以凡来老师这里求诊的患者，老师无不叫他们戒掉这些东西。

病人阴囊潮湿，很烦恼。老师就用了一个偏方，马勃 50 克打粉外敷，效果极好。这也是老师从学术会上取回来的经。

一个肺癌的老人，来复诊。他的家属四处求医治疗，久病也懂些医。他们问，为何之前的中医都开半边莲、白花蛇舌草这些清热解毒的药，而在老师方中却看不到？老师说，那是他们的套路，用清热解毒药治疗肿瘤是西医的思路，中医对的主要不是病，而是人的体质、证候。

身体没力量，连个屁也放不出来。身体有力量，包块积滞，通通都会被推动，体内是留不住的。大家看，洗车的时候，用高压把水喷射出去，那些污垢纷纷就被冲走，所以身体不怕病症污垢多，怕你运动少，血脉推动力减弱，怕你寒凉过

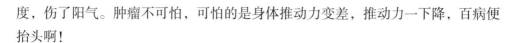

度，伤了阳气。肿瘤不可怕，可怕的是身体推动力变差，推动力一下降，百病便抬头啊！

◎ 水管打折压力大，丹参破石降血压

这个病人右手臂经常麻木疼痛，血压也偏高。

风湿痹痛，不单要从疼痛部位上来考虑，而且要在周身气机上来调。手臂疼痛，老师说，桑枝色白归气分，桂枝色红归血分，可加入辨证方中。

老师问她背心凉吗？她点点头。又问她小腿抽筋吗？她说有时候会。

老师又叫她伸出舌头，可见她舌质紫暗，舌下静脉曲张变粗。

老师说，以后碰到这种病人、这种舌象就可以作为吊痧的标准。血瘀不通，血脉受阻，血压便升高。拍打血脉，或用穿破石打通血脉，血压便降下来了。

这个病人抽筋、怕冷是肾阳虚在里。舌下静脉曲张，舌质偏紫，乃有瘀血阻滞。背心凉，乃风寒之邪犯足太阳膀胱经。

我们治疗这个病人，就要从三个思路来考虑。老师分别从筋骨、血脉、肌肤这三方面来下药，让风寒之邪从筋骨、血脉、肌肤层层透发出来。这是中医五体治疗思想，即"凡人有五体，筋骨脉肉皮"。

老师把思路理顺就下药了。用淫羊藿、小伸筋草、五加皮、海桐皮作用于筋骨，把筋骨的邪气往外透。用丹参、当归尾、乳香、没药作用于血脉，把血脉里的邪气往外透，这是张锡纯先生的活络效灵丹。用羌活、麻黄、防风、黄芪作用于肌肤，把肌肤里的邪气往外透。这样从筋骨、血脉到肌肤，层层邪气都往外透发，可以发筋骨的汗酸毒浊。老师还用蜈蚣、穿破石搜剔顽邪。

由于病人寸脉明显上越，左关脉偏弦，主头颈不利索，故老师用牡蛎、竹茹往下收，白芍缓肝脉之弦，葛根解肌。

这样整个方子就基本照顾到病人的主诉与脉象了。

老师还考虑到病人血压偏高的问题，老师从一个民间草医那里得到一个治疗血压偏高的上好药对，即穿破石与丹参。老师对我们说，穿破石与丹参配伍，能把血脉打通，血脉一打通，血压就降下来了。如同水管打折水压大，把打折之处捋顺，水压就降下来了。这真是水管打折压力大，丹参破石降血压。

这张方子从筋骨、脉、肌肤来看，层层往外透发邪气，解决了病人的三大问题。

第一，肾阳虚，筋为湿邪所困，易抽筋。

第二，血脉瘀堵，血压偏高，不通则痛，手臂麻木。

第三，肌肤怕冷，腠理为风邪所困，极易感冒。

病人问，医生啊！我这病这么复杂，你有没有给我多下药啊？老师说，你放心吧！这病好治，什么风啊，湿啊，瘀啊，热啊，我都给你考虑进去了。你回去只管少想事，多运动，叫那些小孩教你做广播体操，一二三四。病人点头称好。

方药为：淫羊藿30克，小伸筋草15克，五加皮40克，海桐皮15克，丹参20克，当归尾20克，乳香20克，没药20克，羌活15克，麻黄8克，防风15克，黄芪40克，蜈蚣2条，穿破石50克，牡蛎20克，竹茹20克，白芍20克，葛根40克。3付。

◎治根子还是治影子——移治皮肤病的心脏病偏方

第15个病人，脸上长了很多痘痘。她说以前经常刮痧，就是好不了。老师边把脉边说，你是不是爱做梦？她说，是啊，而且老梦到死人，我这病能治吗？

老师说，你这病好治，但先要把水果戒了。她说，水果不是通便、美容的吗？

老师说，再吃水果，吃到你手脚冰凉，再吃水果，吃到你眼眶发黑，再吃水果，吃到你腰腿酸胀。病人问，那我老梦到死人怎么办？

老师说，你这是心肾阳虚，所以背心发凉，手脚不温。心阳不够，肾水就会往上犯，上克心火。这病人脸上的痘痘事小，心肾阳虚事大。

当今时代，要想身体健康的话，必须要消灭家庭"新四害"。新四害不是指苍蝇、蚊子，而是电视伤肝，冰箱伤脾，空调伤心，网络伤肾。其实不是把电视、冰箱、空调、电脑、网络当敌人，而是我们沉迷进去就出问题了。电脑、手机、冰箱、空调这些东西是很好的仆人，却是最差的主人。健康的人都是不为物役的，生病的人大都是为物所役。

老师叫我开参附龙牡加桂枝汤。病人怕冷，黑眼眶，是肾水寒湿往上犯，用参附、龙牡往下收，这四味药可以解决老梦到死人的问题。用桂枝汤调和营卫气血。

水湿往下收后，还要有个去路，老师又用炒薏苡仁、泽泻，让水湿从膀胱中走，这些水湿阴寒之邪凌心，就会引起噩梦连连。下水先要顺气，因为水逆源于气逆，故老师用枇杷叶降十二经之逆气，槟榔逐一切水，下一切气。这两味药，配上菖蒲、丹参，那可神了，这四味药又是一个民间偏方，专治心脏病的。这四味药用得好，可以救急。而把它们用于治疗皮肤病，也是老师的创举。

谈到这四味药，还得提到这个方子的由来。十堰当地有位民间郎中，治病很有一手。一个风湿性心脏病的病人，命悬一线，在太和医院住了几个月，就快不行了，医生叫家属准备后事，家属哭哭啼啼，请这位民间郎中前去看看。他一摸脉，生气地说，还没死，你们哭啥！家属大惊，忙请教方药。郎中只开了四味药，即枇杷叶、槟榔、丹参、菖蒲。家属问，枇杷叶用多少？郎中说，枇杷叶要炒过的，用两大把。随手一把，起码有几百克。这药下去，第二天疾病就好转了，病人能起床了，后来慢慢地调养过来了。医院的西医大夫们也非常惊讶。老师得知后，马上登门拜访了这位民间郎中，提了一瓶好酒，前后请教了两次。郎中感念老师的诚意，才把他的方药用法说了出来。就这四味药，相当普通的四味药，用好了却可以救命。

这是题外话了，还是回到这个皮肤病病人身上吧！

老师这种治疗皮肤病的思路，还是从内脏整体来调。老师常说我们中医开方治疗皮肤病，很多时候根本不需要用一味治皮肤病的药就能把皮肤病治好。这是因为皮肤病只是内脏失调的影子，是身体的自救机能。我们要治根子，不是治影子。脏腑有寒湿瘀毒，它想有个出路，这时就要"顺其性，养其真"。

参附龙骨牡蛎汤，就是养其真。而枇杷叶、槟榔、丹参、菖蒲、炒薏苡仁、泽泻，就是顺水湿往下走的性，水湿一往下走，心脏、头面的压力就减轻了。脸上的痘痘，心中的噩梦，背心、手脚的冰凉，一一都得以化解。

方药为：红参 20 克，附子 30 克，龙骨 20 克，牡蛎 20 克，桂枝 20 克，白芍 20 克，生姜 15 克，大枣 5 枚，枇杷叶 30 克，槟榔 15 克，菖蒲 15 克，丹参 15 克，炙甘草 10 克。3 付。

这病人后来复诊时，就不怎么梦到死人了。因为心脏强大后，水寒之气顺降下来，不犯心窍了。她的皮肤痘疹也消去了大半。古书里讲，心布气于表，这就为治疗疑难杂病打开了一条新思路。真是习来千句少，悟透半句多啊！

第 22 天　号脉首先要把握整体脉势

3 月 16 日

◎胃痛厉害用延胡索

今天，我们一到诊室，老师就把手机丢过来说，你打这个电话，问一下前两天那病人服药后扁桃体还肿痛吗。那病人咽喉肿痛，打了三天吊瓶，丝毫没有反应。过来求诊时，老师开了 2 付汤药，只有三味药。我们打电话给病人，病人接通电话后说，医生，吃完中药后，当天晚上扁桃体就不痛了。

这三味药就是前面讲过的威灵仙 30 克，白英 30 克，青皮 10 克。这是治疗急性扁桃体发炎肿大非常灵验的民间偏方。

老师又开始为一个哑巴看病。老师说，既然没法问诊，我们就凭脉处方吧。

哑巴指着他的胃脘部，啊啊地说。老师点头说，知道了。

中焦痞满，半夏泻心汤。肝气郁结，四逆散。老师就用这两个方的合方。病人急躁不安地指手画脚，可见其心烦，便加了竹茹，治虚烦。

老师叫他张口，舌苔有裂纹，可见胃阴不足，口必干渴，加了芦根。

为何要加入竹茹、芦根呢？性急心烦加竹茹，口中干渴加芦根。这是经验之谈！

方子为：半夏 15 克，黄芩 15 克，黄连 10 克，干姜 10 克，柴胡 8 克，白芍 20 克，枳实 15 克，生甘草 5 克，竹茹 20 克，芦根 15 克，延胡索 20 克，当归尾 15 克，牡蛎 20 克，苍术 15 克。3 付。

老师用半夏泻心汤治疗胃病时说，只用四味药治疗寒热错杂的胃病就有效，即半夏、黄芩、黄连、干姜。而四逆散，柴胡、白芍、枳实、甘草，治疗肝气犯胃、木旺克土引起的胃病，也有奇效。

这两个方子，一个针对乱吃东西，又是烧烤，又是凉饮，引起身体寒热不调的胃病；一个针对经常生气，把胃给气坏了的胃病。两个方子一结合，因为饮食不节、情志失调引起的胃病，治疗都有效。

胃痛厉害的，是因为气滞血瘀比较重，两味药上去，准管用，即延胡索理气止痛，当归活血止痛。古书有云："心痛欲死，速觅元胡。"元胡就是延胡索。可见延胡索这味药行气止痛之力特猛。

老师加入牡蛎、苍术，也是调升降。牡蛎降水浊，苍术升清气。牡蛎还能制酸。而单味苍术可以治胃中留饮，这个单方在古书里是经常可以看到的。

这哑巴过了几天，又来到老师药房，不是前来复诊的，而是竖起大拇指来感谢，还指着他的胃，做出向下顺的姿势，意思是他的胃舒服了。

抄完方还没来得及细细把脉，接下来病人又来了。这两天还有戴墨镜的盲人来看病。中医就是这么神奇，不管聋、哑、盲、痴，凭望诊、脉象就可以处方用药，调理身体，而且能令病人身体逐渐向好的方面转变。

◎ "高下相倾"的治法解读

第 17 个病人，五十多岁，是个下岗工人，胸闷，腿麻。老师叫他伸出舌头，舌根部厚腻。老师摸脉后说，这病人心脉弱，关尺脉反强，这上小下大的脉，是湿邪困郁在下焦，所以腿脚不利索，排便也不干净，这是小肠经不通。

病人问，医生，我这心跳胸闷是啥问题？老师说，你这是肠道不通，肠道一通，心气就顺了。老师又对我们说，心是大太阳，小肠是小太阳，叫手太阳小肠经。

老师治疗心脏病，非常重视应用心与小肠相表里这个医理。老师念方药：苦参、艾叶、火麻仁、鸡矢藤。这四味药是专门针对小肠用药的。

病人舌根部苔厚腻，乃胃肠湿浊垢积所致。小肠积滞不去，心脉阻力就大大增加。这四味药通降小肠，艾叶辛开，苦参苦降，鸡矢藤化积，火麻仁润下。

小肠的积浊一去，如同釜底抽薪，心胸呼吸之气立马为之一畅。所以《内经》反复讲这个理，即病人有肠道、膀胱不通利的，应该先通利肠道、膀胱，这样很多病邪都可以排出去。心与小肠相表里，心热却要靠膀胱来排，所以西医也通过利尿治心脏病。这样又加入栀子、淡豆豉、泽泻、龙胆草、蒲黄、菖蒲，以宽胸清热、活血利水，令心经之热能从膀胱、小肠中排出。

既然解决了小肠与膀胱的问题，心经的压抑、郁热有了出路，那么接下来就要解决心脉弱的问题了。用丹参、穿破石打通心脉，凡心脉不通，这两味药用上就有效。用银杏叶、红景天补心气不足，凡心脉无力，呼吸不畅，这两味药用上动力就足。用桂枝、红参补养心神，凡寸口脉无神者，桂枝与红参专补心神。

由于药都偏于往下走，这时老师还特别加入葛根升清阳，使降中有升，不至于方子纯粹下降肃杀。老师说，他用药会综合考虑到散收、温清、升降、开合。降，不能一味地降；升，不能一味地升。

通过这个案例，可以看出治心脏病绝不能局限于心脏，心与小肠相表里，心热可下移膀胱，靠水气排出体外。心在上，小肠、膀胱在下，病人胸闷、心烦在上，腿麻、走路沉重在下，病人寸脉、心脉偏弱，关脉、尺脉反倒强，乃是湿浊盘踞于下，心阳不能布散，所以温通心阳的同时，还必须利湿化浊。

方药为：火麻仁 30 克，鸡矢藤 50 克，苦参 8 克，艾叶 10 克，栀子 10 克，淡豆豉 30 克，龙胆草 4 克，泽泻 10 克，桂枝 20 克，红参 15 克，菖蒲 15 克，蒲黄 15 克，丹参 30 克，穿破石 40 克，红景天 20 克，银杏叶 30 克，葛根 30 克，生甘草 10 克。3 付。

《道德经》说：高下相倾，前后相随。人体至高的心脏与底下的胃肠道、膀胱息息相关，如果下层、底层建筑没搞好，上层、高层建设是谈不上的。肠道、膀胱不通利，而谈治心脏病是很难的。这就是"高下相倾"啊！

至于前后相随，老师后面还有治疗的绝佳案例，那就是后面的腰酸痛，要靠治疗前面的肠腑来入手。肠腑积滞一去，脾能运化，腰椎间盘突出、酸胀，各种病症痛苦立马可以缓解。

◎九制香附与郁闷者的金子

需要整理的医案很多，可能用的时间却不多。我们很想趁热打铁写好，可又很渴望跟老师去爬山采药。

下午我们写到 3 点多时，老师打电话过来说，走，我们到山里去采些野菜。

一到大药房，就发现老师正跟药商谈论黄连。药商拿了一包黄连，说他这黄连比市场黄连价格要低好几成，希望老师能采购他的。老师把他拿来的黄连掰开，摇摇头说，这是黄连渣子，给我我都不要。随后老师从药房的百子柜（药柜）里拿出正品黄连，放在一起以作对比。有比较才有鉴别。药商拿来的黄连颜色浅淡，毫无光泽，而我们药房的黄连金黄色的。老师说，这黄连明显颜色淡，是用酒精煮过的，精华都被提取做黄连素了，剩下来的就成了黄连渣子了。

这药商也来找老师看病，他得了严重的痰饮气喘病。老师给他开药，吃了就好转，但一好转他就不再吃药。

老师叫药商到农村去收一批香附来，农村的香附多。老师说，我们自己没时间去挖，叫村里人去挖，我们再来搞个九制香附，用醋炒、盐炒等。

《药性赋》说："香附子理血气妇人之用。"香附，老师这里也是常用的，这味药不简单。李时珍《本草纲目》称香附为气病之总司，女科之主帅。主入肝经、三焦经，能通十二经气分。由于它香气浓郁，以气用事，故专治各种气结病。

老师常用香附与郁金配对治疗肝气郁结诸症。郁金是郁闷者的金子。《内经》说，百病生于气。这组对药是老师养真汤里面专门理气的。

老师要九制香附是有他的道理的。香附不同的炮制方法，将会体现出不同的功效。我们从香附的炮制法中，就可以发现中药炮制里面奥妙无穷。

哪九制呢？生用香附，上行胸膈，外达皮肤；熟用香附，下走肝肾，外彻腰足；炒黑用香附，止血；用童便泡过炒香附，引入血分，补虚化瘀；用盐水泡炒香附，引入血分，润燥生津；用青盐炒香附，直接补肾精；酒炒香附，通行经络；

醋炒香附，消积化聚；姜汁炒香附，温化痰饮。

香附堪称神通广大，不同的炮制方法也让人见识了中医炮制的奥妙。

这时福建一个医生打电话来，向老师请教如何治疗中风偏瘫。老师在电话上跟他说，用小续命汤加穿破石、葛根为底加减即可。小续命汤和补阳还五汤都是治疗偏瘫的名方，很多人只知道补阳还五汤，而对小续命汤却知之甚少。方名为续命，可见此方功效非凡。延续性命的，相当重要，故特别记方歌如下：

> 小续命汤附桂芎，麻黄参芍杏防风。
>
> 黄芩防己兼甘草，六经风中此方通。

这时老师又跟药商谈，要多进点香附，药商当然希望老师进得越多越好。

老师说，现在春天不适合压货，春天压货，药材会越来越湿，而秋天压货，药材则会越来越干燥。药材越湿越容易发霉变质，越干燥越有利于保存，所以老师只向药材商订了两百斤左右的香附。

◎ 蝎子治水疱与百日咳

我们正准备到山里去挖野菜，又来了几个病号，老师下午是不看病的，但往往挡不住患者的要求，还是看了几个。

最后一个患者，她说以前得了皮肤病，满手起水疱，在老师这里抓了一把蝎子，油炸后直接吃，吃了两次就痊愈了，几年都没犯。这次她又来向老师要 30克蝎子。老师给她后，她直接就拿蝎子往嘴里丢，大嚼起来，问我们要不要也尝一个。我们笑着摇头。单方一味，气死名医。蝎子治疗一些皮肤病有良效。

蝎子在民间，还有一种非常独特的用法，就是治小儿百日咳。全蝎、甘草等份研末，每次服 1～3 克即效。老师说，这也是民间中医的宝贵经验。

蝎子入肝经，功效主要是息风镇痉，通络解毒。常用于惊风、痛症，用于百日咳较少见。百日咳是儿童常见病，主要是肝经郁热，火气上逆犯肺，肺失和降所致。所以它咳在肝，而标在肺，乃气管痉挛所致。肝主周身上下管道的筋膜，全蝎能入肝止痉，缓解支气管痉挛。

◎ 专治瘢痕的土大黄、桔梗

我们带上锄头、砍刀，就跟老师出发了，随行的还有一位姓黄的患者，从广东潮州过来的，他也想跟老师学点中医。

这次老师带我们出来采野菜，没想到居然碰到宝了。在一个山谷里面发现了一大片长得油绿绿的野生土大黄，起码有几年了，根块像萝卜那么大，我们跟老师采了不少，这事留到后面再说。有个运用土大黄的民间偏方，是不轻易外传的。老师都跟我们说了，就传出去吧。

先说采野菜，一上山就是黄花菜。老师叫我们采挖几株，说黄花菜根能发奶通乳。原来这油绿的草苗就是黄花菜，以前我们也吃过，但没有见过，这回也算长了见识。然后老师又叫我们把黄花菜埋回土里，让它们继续生长。

沿着山道一直走，老师又指着一棵棵锯齿样的植物，对我们说，这就是大蓟了。我们便开始采大蓟，沿着山沟采挖，东一株西一株，有大有小。我们在一个山窝里发现了一大片大蓟，边采挖边照相，老师教我们凉拌大蓟和腌制苦辣菜的方法。大蓟是药食两用的，用作药品可凉血止血，用作食品可防治高血压、肝炎。

春天一到，万物都吐嫩抽绿，正是野菜长得茂盛的时候。我们除了采大蓟外，还采苦辣菜。更值得高兴的是，我们居然在山坡上采挖到很多野生大白菜，土生野长的，天地灵气俱足。后来我们拿回去炒着吃，真是意犹未尽。

采完野菜，我们开始沿着山道往上爬，这山不算高，只用了十多分钟就爬到了山顶，然后沿着山脉直走，山脉两旁是松树，我们找了个通风的地方，坐下来歇会喝口水。老师指着山脉下的山谷说，你们看这山谷中生长的植物特别油绿，说明这山谷很聚气。老师也不知道下面长了很多好东西，只是推断，后来证实了老师的推断。果然藏风聚气的地方，不单是风水宝地，而且是药材宝地。

老师在前面开路，我们跟在后面，慢慢滑下山坡，真是上山容易下山难，跟来的病人一个踉跄，差点滑倒。

我们说，下山有个技巧，一定要把重心放低。重心放低，稳定度就高。所以古人练功夫，要先练扎马步，就是要打好根基下盘，增加稳定度。

我们下到半山谷，老师发现一些蒲公英，开着小黄花。老师说现在还不是蒲公英大出的时候，等到大出的时候，满山遍野都是。

这山谷果然藏风聚气，当地老百姓在这里建了很多祖坟，我们是踏着坟地边走过的。老师在前面高兴地说，找到了一大片土大黄。我们立即跟上，老师惊喜地说，长得这么好的土大黄很少见。看着油绿的土大黄，我们赶紧拍照，然后一起采挖。第一棵就像萝卜那么大，还好山土松软，比采挖穿破石容易多了。

半个多小时，就挖了近十株。我们把土大黄同大蓟、苦辣菜、野白菜装在一起，因为只有一个袋子。老师连忙说，土大黄不要跟野菜混在一起，到时野菜吃起来会拉肚子的。我们连忙把土大黄分出来，放进书包里。原来中药是靠性味治病的，中药的四气五味会相互挥发影响。

土大黄能清热解毒、化瘀止血、杀虫通便。民间称土大黄为"癣药"，说明它能外用治疗各种皮肤病，这是它杀虫功效的体现。民间又称土大黄为"血当归""土三七"，外用于跌打损伤，这也是它化瘀止血功效的体现。

民间又称土大黄为化血莲，是因为土大黄有清热凉血化瘀之功。对于皮肤烧烫伤，外用有良效。土大黄有大黄之称，大黄是通便涤荡之将军。老师说土大黄通便泻热之力不比大黄差。

老师说，今天采了土大黄，就把那个民间偏方传出去吧。这是什么样的民间偏方呢？原来这民间偏方是专治手术刀伤瘢痕的。这个偏方可谓是美容患者的福音。老师是从一个民间草医那里得来的，这民间草医行医五十多年，对 986 种中草药的常规用途、新用途都做了不少发挥，写成一本《中草药的用途》。老师跟他交情甚好，他把书稿借给老师翻阅。老师拿给我们看，秀梅做了好几天的笔记，收获很大。

这里提到土大黄，就要用到这位草医的临床经验。他的书稿中记载："对剖宫产的年轻女同志，或男女老少面部受伤、刺破，用针缝过手术的，这个瘢痕让人难看，只需用土大黄、桔梗熬水待凉，坚持每日擦患处，数十日后，祛消痕迹，皮肤恢复如常。"

土大黄和桔梗的搭配，也是绝妙的升降之理。为何皮肤瘢痕不消退呢？就是因为它一不能外透上发于皮肤表面而出，二不能内陷下注于大肠管道而出。所以治疗顽固性皮肤病，老师都是用这两个思路，一是解表发汗外透，二是通里泻下内消。

土大黄能走大肠经，令邪毒瘀血下陷于肠中，降泄而去。而桔梗则入肺经，能宣发瘢痕外透到皮肤表面。治疗皮肤瘢痕离不开肺与大肠，因为肺主皮毛，大肠与肺相表里。治疗瘢痕就要重视肺的宣发与肃降功能，瘢痕之所以留着不去，就是因为人体宣发肃降之力减退。现在用土大黄增强肺与大肠肃降功能，用桔梗增加肺与皮毛宣发外透功能。这样一宣发一肃降，瘢痕就会一天天地变淡消失。

秘方本身不是最重要的，秘方里面承载的道法，即宣发肃降、上升与下降，这才是最重要的。方只是一个方，道法却可以变化出千万个方。懂得这个道理，不单会治简单的外科皮肤病，大部分的内科杂病治疗起来也会更有信心。

◎大蓟可以凉拌着吃

下午从山上回来时，才 5 点多。老师把野菜都倒出来，然后分类放好，叫我们买点大蒜回来。今天采到上好的土大黄,老师特别高兴,还有这一大袋的野菜,老师准备亲自下厨,用蒜和醋做凉拌大蓟,还有腌制苦辣菜。

不到半小时,老师就做好了凉拌大蓟。老师把腌制好的苦辣菜也拿给我们,里面放了麻油,惬意极了。一入口,那清凉的味道,好像就回到山里去了,野生的青菜才有这般魅力,忍不住又吃了几口。

回到宿舍,秀梅已经把饭菜做好了,我们把腌制苦辣菜也给秀梅尝尝,她说,好好吃啊!这比我们和老师在外面吃的下饭菜还要香。

晚饭,王蒋吃到七成饱,马上放下筷子说,行到快意处当止啊!你们慢慢吃!这句话都快成为王蒋的口头禅了。孙思邈《千金要方》里说,人醉一次损一个月寿命,饱食一餐损一天寿命。王蒋性急,多次吃得过快过饱后,撑得难受,现在一百八十度大转弯,越来越自制了。看来疾病是老师,教会我们节制。以前我们没读懂以疾病为良医这句话,现在明白了。

吃完饭后,我们到大药房时,老师也刚吃完饭,还把凉拌的另外一种野菜拿给我们吃。鲜嫩的野菜,越吃越有味道。当我们闻思修进展顺利的时候,喝着青菜稀粥,也美过八珍五鼎,锦衣玉食。做什么事情,都觉得有意义,充满力量。

咬得菜根香,则万事可成。心安茅屋稳,性定菜根香。一个地方真有道,你吃着野菜,喝着稀粥,都要待下去努力学习;一个地方若无道,天天吃香的喝辣的,赛过过年,也要赶紧逃。

◎ 画出来的七种脉象

今晚老师传脉。脉象之首脉为郁脉,这是老师一再强调的。郁脉又是何脉呢?老师脱口诵出:

郁脉乃粗意,与细正好匹,其意定部位,何经何脏立,

总按为第一,求得粗与细,分取为第二,细辨属何疾。

老师说,号脉首先要过郁脉这关,这关不过只能永远在原地打转。

郁脉是脉形偏粗不流畅之意,代表气机郁滞。脉粗还没有把病机完全阐述出来,脉郁的意义就非常形象,郁的背后是某些脏腑经络不通畅了。先摸出哪里郁了,再来辨别是气滞血瘀还是痰阻。

老师又说,郁脉是先定哪个脏腑部位郁了,再定疾病的性质。接着老师又把郁脉用图像画出来,一个郁脉不能决定脉势,两个三个郁脉就能决定脉势。号脉就是首先要看重整个脉的气势,《诊脉心法》里说:"宁失其脉,勿失其势。"

为何老师那么看重脉的气势呢？老师说，号脉真正号病机只能号三成，而号气机起码占七成以上。很多医生都是在三成的病机上打转，却放弃了对整体脉势气机的把握。《金匮要略》说："大气一转，其气乃散。"这句话就已经传给我们脉道了，要号大气，号气机。

假如对病机不明时，我们就可直接调气机。前面说的那位哑巴患者，老师把脉后，发现他中焦气机郁住了，便开半夏泻心汤和四逆散，这里面就是调他中焦气机。两天后，哑巴带来几个很大的松节，非常高兴，指着自己的身体，又向老师竖起大拇指，意思很明显，老师的药，他一吃下去，中焦气机顺了。

哑巴为何要带松节来呢？因为他看到老师药房里摆放了松节，知道老师用松节做药。为了表达这份感激之情，他特意从山里砍了几个很大的松节带给老师。

秀梅过两天就要南下广东去准备研究生复试了，还有论文答辩，大家都有些依依不舍，道同而谋，能在一起共同学习，真不容易啊！

我们一起在老师身边，每天都学到各种新的知识，还经常碰到一些奇人异士，秀梅说她舍不得走，以后肯定还会再回来的。

今晚老师就把脉学最重要的心悟跟我们说了。有谁能想象到脉居然可以画出来，这也算是老师的创举了吧。老师今晚画了临床上最常见的几种典型脉象，这都是建立在对脉势整体气机的把握上的。这里面有很多只可意会难以言传的东西，还有很多有待我们去揣摩思考。医林有句名言，博涉知病，多诊识脉，屡用达药。

老师说，摸脉的功夫要靠多练多静心才能体会到。老师说他一摸病人的脉心就特别静，神就特别宁。可见中医把脉也是一种不断自我提高的过程。

老师画出来的这七种脉象都非常典型。

第一种（图 1）是上越之势的脉象，用桂附地黄丸加降肝、肺、胃气机的枳实、竹茹、枇杷叶，这是上热下寒。这种脉象是上大下小的，气往上逆，往上冲，容易出现头晕、心烦、气躁等。

图 1　上大下小，气血并走于上　　　图 2　上小下大，升发不足

第二种（图 2）是下沉的脉势，也非常典型。脉象明显上小下大。是大气下

陷，脉往下走，气机升不上来。所以双腿沉重，女的白带偏多，男的阴囊容易潮湿。这种人平时心性看起来沉稳，其实头部阳气不够，一运动就出汗，平时不轻易做决定，有些气怯。老师就用补中益气汤加桂枝汤。

　　第三种（图3）是左右脉不一致的，左边上小下大，心阳不足；右边上大下小，肾阳不足。结果是心肾阳虚，寒湿内盛。这样的病人既要调心脉，也要温肾阳。他们往往爱做梦，而且容易梦到死人，是因为水寒之气上冲心脉。而下面的腰肾因为得不到心阳的温济，往往沉重如带五千钱一样。这样的病人老师往往用附子理中汤和桂枝汤，再加龙骨、牡蛎。如果阳虚不能化水，适当加些泽泻、黑豆来利湿消浊。

图3　左手上小下大，右手上大下小　　图4　左手中间独大，右手上大下小

　　第四种脉象（图4），左边出现气郁中焦，脉象中间郁大，上下变小，谁都知道这是肝气郁结，都知道疏肝的思路。但病人右手的脉象却是典型的肺气上逆，上面寸脉偏粗大，这是肺金克肝木啊，进而出现肝木犯脾土，所以这种脉对应的汤方应该是用小柴胡汤疏肝和胃，再加竹茹、枳实或枇杷叶以降肺胃之气。

　　第五种（图5）临床也很常见，是典型的左右两边肝脾瘀滞之脉。老师说，这种脉象的病人，中间堵得很粗，头晕脚软，痞满腹胀。这种病人补什么都不对，首先要把中间的气机疏通，因为气机堵住了中焦。这时老师便直接用加强版逍遥散，以疏肝顺脾，解决肝郁脾滞的问题。

　　讲完第五种脉象，老师就不讲了，他叫我们直接画出第六种肝郁脾虚的脉象（图6）来。我们稍有些信心，马上开始画，肝郁首先不是关脉粗大吗？而脾虚不正是右边关脉变细小吗？这样一下子两边的脉象就出来了。老师点头说好，这样的脉象就是正统的逍遥散，是要疏肝健脾的脉象。

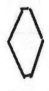　　　　

图5　左右中间独大　　　　图6　左手中间独大，右手中间独小

接着老师就说到第七种脉象（图 7），也是非常经典的交泰丸脉象。老师说这是肾阳虚、心火亢盛的脉象，是个梯形的脉象。

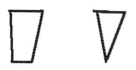

图 7　左手上大，右手下小

老师说这样的脉象不能单靠补或单靠泻，补是补不进去的，泻又相当消耗精气，很浪费能量。这时要运用转移法，那便是使自身寒热对流。

老师说，这样的脉象需要用到龙骨、牡蛎来收火、收水。肾阳虚水寒会上犯，用牡蛎把天上的水收到海里去。心火亢，阳气往上越，这时要用龙骨把天上的浮火飞龙收到土里去。所以说牡蛎产于海底，龙骨产于土中。这样使水火既济，寒热对流，气机交通，疾病便可自愈。

老师说，我们号脉有时单号寸口脉还不能全面掌握，这时要靠号三部九候的天脉与地脉来补充。特别是脚上的地脉，老师偏重于号肾气、肝气与脾气。

有些病重的患者，要判断愈后是否良好，老师往往以此为依据。比如有晚期肺癌的患者，老师摸他脚部脉象，发现肾气尚足，便很有信心帮他治疗，虽然医院已经放弃了，但老师还一直帮他开方，使他能带病延年，减少痛苦。老师说，如果他脚上肾脉不足，治疗起来就相当困难了。

老师认为：不能看到痰湿就化痰湿，见到瘀血就消瘀血，而不管人体的气机。人体的气机状态比痰湿、瘀血这些病理产物更重要。不管得的什么病，我们这个思路下去就有效，病人体内的气机只要上下重新转动便顺畅了。

老师还说了不少难以言喻的脉理精要，我们只有好好消化揣摩。

第 23 天　生姜的七大效用

3 月 17 日

◎ 养筋汤治膝伤

膝关节退行性病变的人越来越多了，而且有年轻化的趋势。

病人问老师，我这膝关节痛能不能也用威灵仙、红花加醋熬呢？

老师说，骨病、骨刺可以，但膝盖是筋出现了问题，要养肝血。原来关节屈伸不利，特别是膝关节，主要是病在筋而不是病在骨，因为膝为筋之府，这时治疗思路一般偏重于养肝血，血足筋自柔。

病人又问，大夫，我这手抖是什么问题呢？老师说，是血不养筋，少发脾气，大怒消耗肝阴，少看电视上网，久视消耗肝血。

这个病人说她蹲不下去，筋绷得紧紧的。一到凌晨3点多，关节就特别肿痛。老师摸她脉，说这也是肺气宣发肃降失常，肺气宣发太过，金克木，人很烦躁，肝血变少。肺主治节，周身上下的关节问题，也要找到肺上。

老师叫她伸出舌头来，舌苔薄白，有些干，说话声音也有些沙哑。肺主通调水道，宣发肃降周身上下的水津。肺宣发肃降失常，也容易出现口舌干燥。

老师从两个方面来入手，一是宣降肺气，用麻黄汤；二是养血柔肝，用养筋汤。还加了白茅根、芦根、通草、槟榔，引周身水气下行，使清气上升。

颈部筋骨不利索，是因为津气不能上行下达，所以用葛根加牡蛎，一个使清阳之气上升，一个使浊阴之水下达。此二药治疗颈椎不利索，极效！

我们这里特别提到养筋汤，这是老师从《辨证录》中挖掘到的一个良方，治疗各种膝关节屈伸不利、筋骨僵硬的病症，甚至是周身疼痛、手臂酸麻，属于肝血亏少、肾精不足者，都有显著疗效。

养筋汤只有五味药，我们编成方歌曰：

> 养筋芍地酸麦天，养血舒筋两法兼。

养筋汤就五味药，白芍、熟地黄、酸枣仁、麦冬、巴戟天。书里称养筋汤：一剂筋少舒，四剂筋大舒，十剂酸麻疼痛之症尽除。

我们以为这个方就算开好了，老师又加入附子，因为养阴血的药偏于柔腻滋润，在养阴药中加上一两味温阳的药物，就是中医阳中求阴的思路，附子就是画龙点睛的一笔。张景岳说过："善补阳者，必于阴中求阳，则阳得阴助而生化无穷；善补阴者，必于阳中求阴，则阴得阳升而源泉不竭。"

老师说，这病人长期阴寒，要把他肾中阳气烧起来，烧起来关节肿痛就会减轻。老师把这种治法形象地比作煤油燃烧，人体的阴液就是油，命门火气就是火柴，身体的阴液没有阳火去温煦点燃，浑身都会觉得寒冷难受。一根火柴可以把一地的煤油点燃，一味附子可以把养筋汤中滋阴养液的中药烧起来。

方药为：白芍20克，巴戟天15克，酸枣仁20克，麦冬20克，白茅根30克，芦根20克，通草10克，槟榔15克，麻黄8克，杏仁20克，炙甘草10克，附子15克，葛根40克，牡蛎20克。3付。

第29个病人，青年女性，在饭店里洗碗，打扫卫生，经常碰凉水，进门后就说她手麻。老师摸脉后，叫我也摸摸，这脉明显是上小下大，中气升发不上来，脉象下沉。叫病人伸出舌头来，舌淡苔薄白。

老师问她，爬楼梯有劲吗？她摇摇头。背心怕冷吗？她点点头。

这明显是中气不足，少气懒言。背心怕冷，足太阳膀胱经易受寒，感冒。

老师说，她手麻、腿脚无力是清阳不能实四肢。这种病症，思路很清晰，要用补益中气、升阳散寒的思路。老师叫我们开补中益气汤和桂枝汤加减。补中益气汤补足中气，桂枝汤把补足的中气升发到背部、四肢、头面。这样腿脚就会有劲，手也不会麻了，背也能够暖起来，头也不会再晕晕沉沉了。

老师说，你不能再吃水果了，把水果戒掉。病人说，这水果咋不能吃呢？

老师说，吃水果找病受。女的经期吃水果，会乱经闭经，严重的会提前绝经。

病人又问，我少吃点行吗？老师说，老鼠药少点还是老鼠药，你吃不吃？

病人又问，煮熟了吃可不可以？老师说，老鼠药煮熟了还是老鼠药，你吃不吃？菊花煮熟了还是寒凉的，大黄煮熟了还是泻火的药。

病人还帮她的亲戚问病，说她的亲戚没办法过来，能不能按照症状开方。老师向来重视脉诊，于是告知病人，医生看病不是猜病，是要把脉才行的！

◎ 背《药性赋》的标准

中午，我们和王蒋回到宿舍时，秀梅已经做好了饭菜，秀梅的厨艺已经返璞归真了，清清淡淡，不咸不辣。王蒋说他以前无肉不欢，经常还会打嗝，而现在吃清淡素食后，人舒服了很多。正如《菜根谭》所说，藜口苋肠者，多冰清玉洁。藜、苋都是一种野菜，嫩叶可供食用，旧时多代指粗糙的食物。这句话的意思是说，一个常食藜苋野菜，或五谷杂粮、粗茶淡饭的人，必定是血液非常清洁的人。

《内经》说，中焦受气取汁，变化为赤而为血。中医认为血液就是呼吸的清气与吃进中焦脾胃的水谷精微相结合而成。如果呼吸的是新鲜空气，吃进肠胃的又是清淡洁净的食物，那么化生的血液肯定是清净的，清净的血液肯定是健康无疾的。所以养生便是如何保持血液的清净。所谓"水至清则无鱼，血至净则无病"。西医抽血以诊病，也是这个道理。

《内经》有言，膏粱厚味，足生大疔。这便是长期吃过多肥甘厚腻，最终导致高血脂、高血糖、高血压的原因。这是血液黏滞难行的表现，而足部离心脏最远，血脉动力最弱（人老先老脚），所以糖尿病并发症多见足生大疔，最终多有坏疽之苦。

现在的人们尚补成风，动不动就说哪里哪里虚损，却不知道这是肠胃受纳不了过多的食物，长期超负荷消化也消化不了，就产生了高血脂、高血糖、高尿酸。若此时还盲目地进补，必至越补越病，污泥加污泥（血浑浊如污泥，补药碍滞也似污泥），甚至越补越坏，形成恶性循环。

这时应清淡饮食，所谓养生先养胃，胃肠无补法，以通为补。多食五谷杂粮、瓜果蔬菜，让肠胃通畅无阻，让化生的血液冰清玉洁，这样血糖、血脂、尿酸通通可降下来，何病之有？所以说，藜口苋肠者（清淡饮食），多健康且寿；而肥甘厚腻者，多疾病且夭。

晚上，我们吃完晚饭又回到大药房。老师说，写跟诊日记要先把自己的思路理顺了，这样看的人思路才会顺。我们写跟诊日记不单是自己总结心得，而且同时要帮更多的中医初学者、爱好者理顺思路。

接着我们又谈到不同医家的不同学术思想。老师说，把一个医家的学术思想吃透是最重要的，每个成熟的医家，其背后都有他合理的思路，能把这思路理顺，为己所用，那就足够了。

接着，老师又考王蒋背《药性赋》，王蒋把《药性赋》背了八九成了，但老师说，这还不够，《药性赋》要彻底会背，考九十九分都算不及格。及格的标准是什么呢？标准就是滚瓜烂熟，脱口而出，一字不漏，一句不错。但见王蒋背诵道："又闻治虚烦、除哕呕，须用竹茹；通秘结、导瘀血，必资大黄……"

◎能解酒的藿香正气口服液

这时有个病人打电话来问老师怎么解酒，老师说，醉得不是很厉害，用藿香正气口服液。老师说，藿香正气口服液可以解决内外受寒湿的问题。

老师讲到一个病人，平常老打呃。《病因赋》里说："呃逆者，胃气之不顺。"可为什么胃气会不顺呢？医院说这病人膈肌痉挛，在医院打了一周的吊瓶也没治好。他找到老师，老师断他是受到寒湿，叫他买藿香正气口服液喝，居然一支见效。老师说，胃气顺畅就好了。

我们又谈到生姜、大枣，这是《伤寒论》群方之首桂枝汤五味药中非常重要的两味药。老师说，这两味药不单调和营卫，进而调和气血，再而可上升到调和阴阳。别小看这两味简单的药，用好了，简单的药不简单。

老师又说，同样的生姜，切成丝和切成片的效用都不同，这是老师从学术会上带回来的经验。张至顺老先生说生姜有七大效用：生姜带皮偏温胃；生姜去皮其性偏热，可暖下焦肾；生姜皮温中偏凉，可以利水，治疗上焦皮毛疾病；生姜切成片走肺经；生姜切成丝走心经；炮姜引入血分止血；煨姜温而不走，温暖中焦。

今天晚上虽然没有做药丸，老师还是说到丸药的独特效果。所谓汤者荡也，丸者缓也。汤剂往往容易一扫而过，而丸剂偏向于缓缓发挥药力。

老师说他治过一个病人，不是单用汤剂，也非用丸剂，而是汤丸并用。这个病人长期血漏，血止不住，治了好几个月疗效不好，打消炎针、止血针都没办法，准备清宫。找到老师，老师给她开了重剂量的归脾汤，再服用中成药归脾丸。这病人吃后很高兴，因为当晚血漏就止住了。所以老师对丸药也是充满了信心。有些疑难杂病、慢性病的后期调理，或吃不惯中药的，用丸药都是上上之选。

◎ 能解风寒的宋嫂鱼羹

《道德经》说："治大国若烹小鲜。"医生用药治病，也像是在做菜。老师说从蒸鱼中就可以看出。鱼是痰湿之物，生于水里。老师说，"鱼生痰，肉生火"这句话他深有体会。不仅老师，很多人都会有这种体会。吃荤类过多了，痰火特别重，咽喉、食管、胃都不舒服，总有吐不完的痰。但很多人又忍不住想要吃鱼吃肉，这时便通过烹调来减少这些痰火。

老师说，我们做鱼时要放些酸菜，因为酸菜是收敛的，往下行，还要加些醋，就能够顺气。如果放辣的进去，热气就会往上冲，人越吃就越黏腻，容易恶心碍脾。

老师说，蒸鱼放葱、姜、辣椒的同时一定要放些醋、酸菜，这就是引气下顺，吃后就顺气舒服，大便一顺就能把痰排出体外。我们可以从这里领悟到小青龙汤用干姜、细辛、五味子的道理。

这煮菜的学问，还可以用来行医用药，甚至治病救人。古人云，药食同源。我们从天台无意子的帖子里就可以看到这种医理的体现。

"在杭州有一道名菜——宋嫂鱼羹。对这道名菜的来源有多种传说。有一次我师父说他知道这道菜的来历，因此也讲给大家听听。我师父说，在宋朝初期，西湖还没有苏堤，湖面看起来很大，船可以开到灵隐寺附近。以打鱼为生的人大多以船为家，因湖上湿气大，早寒晚凉，常有得风寒病的人。

渔家中有二兄弟，哥哥娶妻，弟尚单身。哥哥某日晨起头沉，身热，呕而不出，挨至傍晚高热不退，遂又腹泻如注，人软卧而不起。想以前亦有这些症状，熬几天就好，哥哥亦认为挺一下就会没事的。及至半夜，哥哥又不停泄泻，且以红色居多，未及天亮即断了气，留下妻子和弟弟相依为命。

嫂子自己打鱼卖鱼，照顾小叔子。不几年这弟弟也能挑起打鱼卖鱼的重担了。某年春夏之交，亦是一个清晨，大雾迷漫，嫂子几呼小叔子起床而无回音，遂摸他的额，觉得滚烫。嫂子想起自己丈夫当年惨状，心急火燎。猛然记起出嫁前父亲教导：渔家近水，常得风寒水湿之疾，食中宜常有姜、醋以除湿祛邪。情急之下，嫂子将生姜、葱白、米醋、盐、碎鱼肉混煮成汤，并加少量荷藕粉调成糊糊，趁热喂小叔子喝下，中午、晚上又各喂食一大碗。小叔子在嫂子的细心照料下，第二日即起床，第三日康复。后来邻近船家凡有此症者，嫂子皆推荐此法，救愈多人。后即传为"宋嫂鱼羹"。据说，嫂子后来嫁给了小叔子，生了三个儿子，小叔子姓阮，后全家移居山东水泊梁山。

师父讲完故事就哈哈大笑，我们一听就认为师父是胡编乱造的，但细想想还是符合治病原理的。"

食物可以治病，吃多了却可致病。故老师说，不单鱼生痰，肉也一样生痰。

所谓怪病皆由痰作祟，我们这个时代这么多疑难杂病，跟鱼肉服用过度是有一定关系的，所以老师对病人的医嘱中总缺不了这条——"少荤多素"。

◎ 打鼾是影子，痰湿是根子

这时秀梅又问老师，打鼾是怎么回事呢？怎么治打鼾呢？

老师说，打鼾是痰湿阻滞在气道上。有个病人长期口干，来找老师，他吃了不少滋阴的药物，不但没治好，还越来越口干。细问病人，有打鼾病史。老师说，你这个应该是打鼾引起的口干。不治好打鼾，再用滋阴药也滋润不了口干。

人打鼾时鼻吸不利，就会用口呼吸，消耗大量喉咙水气，就把口吹干了。所以以前的医生治疗这口干，老按滋阴润燥的方法，甚至用泻火解毒，都没效果，因为病在痰湿阻滞而不在口干啊！老师用化痰散结下气的思路，如半夏厚朴汤，治好打鼾后，病人也不口干了。

老师说，这痰一化开，人就轻松了，痰一减少，呼吸就顺畅，不打鼾了，口自然就不干了。可见口干是影子，痰才是根子，拔掉根子就没有影子了。

这种病人，老师叫他们少荤多素，戒烟戒酒，不然痰邪赶走后，它又会再回来的。正所谓不患邪之不去，而患邪之复来。

祛除疾病症结，医生或许可以代劳，但巩固正气，养成良好的生活习惯，却必须靠患者自己。生病找医生，健康靠自己，医患配合，这样治起病来才能根治彻底。

◎夜间磨牙用竹沥吞服贝母、远志粉

这时秀梅又问，她以前的室友夜间磨牙特别严重，声音屋外都可以听到。她问老师这是怎么回事？其实很多小儿夜间都会磨牙，甚至有些大人也这样。

老师说这夜间磨牙，一般有两个原因，一是肠内有虫积，所以用杀虫消积下气的药就可以解决，如槟榔等；二是痰热上攻于齿，这就不是一般杀虫的药物所能治的。老师说，这种磨牙是痰热作祟，痰热沿着足阳明胃经向上充斥到牙龈牙齿所致，不是一般的肝火、肺火，所以用清热解毒的药也不能解决根本问题。

这时该怎么办呢？最直接的方法就是化痰散结。老师到屋里找出《朱曾柏疑难杂症经验集》，翻到"疑难杂症从痰论治"这一节，让我们好好看看。治疗夜间磨牙用竹沥吞服贝母、远志粉，临睡前一小时服用，效果非常显著。就这么简单。

老师看了很多书，对这个小方记忆深刻。老师说朱曾柏老先生是国内从痰论治非常出色的医师。这从痰论治来调理身体疾病也有它的道理。

老师又跟我们说，历代医家有从气机角度来调理身体的，也有从病理产物来调理身体的。比如从瘀血角度来治病的，当属清代王清任的《医林改错》最为高明。而从气机角度来调的，比如黄元御的《四圣心源》，他的治病角度便跟王清任的角度不一样，是从气机的升降出入来调的。

一个以病为主，一个以自身气机升降为主，两套思路都有它的用处。比如外伤，一棒子打下来，血脉破裂瘀堵了，甚至脑震荡。这时调气机就显得慢了，而用通窍活血汤调病理产物直接快速。而一般伤寒外感，或疑难杂症、慢性病，只需宣通气机，让气机在身上多转几个圈子，身体就会慢慢好过来。

第24天 晒太阳能解决大问题

3月18日

◎药房办事的原则

今天，一上午看了六十多个病人，是我们来任之堂大药房将近一个月里看的

病人最多的一天。病人越多，越容易出错。老师因此给大家讲药房办事的原则，急事要缓办，忙则多错；缓事要急干，敏则有功。没有事时要戒一个"懒"字，有事时要戒一个"乱"字。修学不怕慢，就怕站，宁可慢，不可散，宁可慢，不可乱。

大家听了很受用，有了这些处事原则，不论做什么事，都可以越做越好。

老师来不及多讲，我们也忙得不可开交。秀梅那边抓药，快得不得了，本来抓药是一件非常严格的事，宁可慢三分，不图快一时。但秀梅人忙心不忙，手忙秤不乱。由生转熟时，虽慢而不懒；熟能生巧后，虽快而不乱。

老师现在最放心秀梅抓药了，有秀梅在那边，老师根本用不着担心药的分量或种类出错。但老师还是叫我们把药方压一压，别那么快放到抓药台，怕给秀梅、周师傅太大压力。

这边我们吊痧的病人越来越多，大凡有瘀血、血脉滞塞难通的，老师一般都让我们吊痧，并且交代我们说，学吊痧首先要学会保护自己。

常在河边走，哪能不湿鞋。经常与疾病打交道，怎么可能避免感染病气呢？

第 42 个病人，是脑梗死、脑积水，做了插管，人走到哪里都觉得陌生，必须要妻子陪伴。他说经常头晕眼花，看东西非常模糊。

老师叫他伸出舌头，整个舌头紫暗瘀滞。老师便为他点压按摩，足足按了四五分钟，老师问，觉得怎么样了？病人摘下眼镜，激动地说，头好像轻松了很多，眼睛看东西也清楚多了。

我们会心一笑，知道这都是预料中的结果，因为这种用吊痧与按摩的方法缓解病苦的场景，我们大药房每天都在上演着。

可这病人的妻子却不怎么看好中医，而且疑心很重。在大医院里花了不少钱，动了手术，却没有明显好转。这次看老师只是在病人耳后点按几分钟便见效，她便说，这大概是心理作用吧？我们也只好一笑作罢。

那病人却三番四次地追问，并且说，这药能治好我的病吗？中医自古以来就有六不治之说，最重要一条便是：不信医者不治。既然怀着疑虑的心态来看中医，对中医不抱信心，又何必要喝中药呢？真是让人无语啊。

疑是五毒之一，猜疑是学子修学的巨大障碍，猜疑更是病人治病的拦路虎。

今天病人偏多，病案只能少写，忙于写药方、吊痧，就会疏于记录病案。这正应了一位老中医所说，一位中医，一天看病超过十个，就很难有研究的精神了。这老中医意思是要医者精看病，深思病，不要为看病而看病，而要为看好病而看病。

◎晒太阳的诀窍

第 2 个病人明显肾亏，失眠，有黑眼眶，性功能不好。

老师边摸脉边说，你腰酸，头昏，腿沉重。他说，是啊，觉得自己骨头都是空的。老师说，你要养精蓄锐啊，年轻人莫常想那事，起码先养两三个月再说吧！

老师对我们说，别小看身体的信号反应，身体的任何信号反应都是一种自救，都在形成一种新的平衡。比如心包有火，手心就汗多。肾阳虚时，不能气化水液，为了避免水湿在腰中潴留，便尿频尿急。又比如说打呃、放屁，这都是气机往上往下走，如果它们不往上逆，不向下走，郁在体内，病人就会觉得非常胀满发闷。还有这阳痿，更是身体在自救，说明身体的精血已经不够再消耗了。

医生能懂得这点的话，治病能治其根。病人能懂得这点的话，养生能养其本。

这样的话，有汗就未必止汗，尿频尿急未必就固精锁尿，嗳气呃逆不一定就用止逆下气，而阳痿精亏更不能轻易壮阳。

李中梓引王应震曰："见痰休治痰，见血休治血，无汗不发汗，有热莫攻热，喘生毋耗气，精遗勿涩泄，明得个中趣，方是医中杰。"

这病人又问老师，平时该怎么办呢？要不要吃些补药或做做理疗？

老师说，没事的话常晒晒背，把背晒热了，病就去了一半。晒太阳是最原始最简单的方法。关于晒太阳，有一本书提到晒太阳的诀窍有四。

第一，晒头顶百会穴，能引五脏六腑清阳之气上升，治疗头晕昏沉。

第二，晒后背，特别是命门、肾俞两大穴位，边晒边用双手搓热，可治疗各种腰背疼痛，屈伸不利。

第三，晒双腿，直接除寒气。人老足先老，寒从脚底生。对于手脚冰冷、腿脚不利的人来说，特别是年老骨质疏松的，或小孩正处于生长发育的，边晒边配合按摩小腿足三里穴，或以掌心搓脚心，每次半小时，效果非常显著。

第四，晒手心，助睡眠。手心有劳宫穴，劳宫穴就在自然握拳中指尖下的地方。边晒边按摩劳宫穴，能缓解思虑过度导致的疲劳，并且清心安神助睡眠。

看来这晒太阳把从头到脚的保健问题都解决了。头脑晕沉，颈项不利索，腰背僵硬疼痛，腿脚沉重，乃至睡眠难安，通过晒太阳，都有助于缓解康复。

第 5 个病人是个小孩，老是憋气，鼻子通气不利，看起来很疲倦，失了神一样。

老师看他以前吃的药方都是清热解毒为主。苦寒伤胃，不宜久服，特别是小孩乃少阳之体，脾常不足。一般家长看到小孩稍有点发热咳嗽，就打消炎针、吃退烧药。经常这样治疗的小孩，看起来总是不那么精神。所以说不正确使用消炎药、退烧药的后遗症就是发育迟缓，疲倦气短。

我们到北方来，气候的寒冷让人反应变迟钝，更何况小孩吃过量寒凉药或生冷水果，神志能清爽吗？老师揉了揉小孩的脖子，跟他父母说，回去把水果戒了，给孩子戴个帽子，鼻子就容易通气了，以后经常给孩子揉揉脖子，就不会那么容易感冒咳嗽了。回去再买些补中益气丸，化到水里给孩子服用。

感冒鼻塞是中气不足，清阳不升，特别是长期感冒鼻塞，反反复复的人，这就不是气候的问题了，而是自身体质的问题了，也要多晒太阳。

◎ 三升三降

第22个病人，男性，四十多岁，腰酸腿痛，眼花，怕冷。

老师让他伸出舌头，舌苔白厚腻，舌尖稍红，这是湿邪郁久化热的现象。

老师摸脉后说，从你这脉象来看，双脚沉重，气机爬升不上来，以后少动凉水。常动凉水，会手酸脚麻，病永远也好不了。

我们发现，很多人生了病，病后并没有反思，也没有长见识。寒湿体质的，也不知道忌讳，对凉水与冷饮伤人的严重性认识还不够。寒湿体质的人，碰凉水，喝冷饮，那是雪上加霜的举动，久了会得大病的。

疾病都是从量变到质变的过程，任何一个生活细节都会关乎身心健康。

老师叫我开肾着汤，苍白术连用。脾主四肢，运化水湿，重用苍白术，加强脾胃升清降浊之力，这是脾胃的一个升清降浊，还有膀胱、肾乃至周身气血上下的升清降浊。

老师加入三升三降。三升即葛根、川芎、黄芪，这三味药下去，病人的头脑就会像阳光普照一样，颈僵、头晕、眼花都会好转起来。老师用这三味药，治疗各类脑供血不足。三降是薏苡仁、泽泻、冬瓜子，这三味药把水湿之邪往下引导，使邪浊水湿不能蒙害清窍。由于久湿郁而化热，老师稍加点龙胆草以泻肝火。

方药为：白术30克，苍术20克，茯苓20克，干姜15克，黄芪30克，川芎15克，葛根30克，炙甘草8克，炒薏苡仁25克，泽泻10克，冬瓜子20克，龙胆草5克。3付。

这方子里没有一味药专门治风湿痹证，全都是调气血水湿升降上下的。

许多疾病，如风湿痹痛、感冒头晕、手脚冰凉，这些都只是疾病的表象，是病果而非真正病因。病因往往隐藏在表象深处，我们要透过现象看本质。

气机的升降异常才是疾病的根本原因。所以说，善治者，不治其病而治其气，百病皆生于气，气顺则一身上下之病渐除。

随后老师又叫病人去砍些松节泡水喝，既能升清阳以治痹痛，又能温经络以散寒湿。老师这几天也尝试服用松节，老师亲证松节有安神助眠之功，所以对于神志不安难寐而又有风湿痹证的人，老师往往会重用松节。

病人太多，煎药有些忙不过来。对于一些疾病比较轻的或复诊收尾的病人，老师往往建议病人去买中成药。

比如，这个小伙子刚考上武汉大学，老师摸他脉说，你胆囊不太好，别不吃早餐。现在的大学生，不吃早餐、吃夜宵的习气很重，非常不利于身体的健康，很容易肝胃不和，不是得慢性胃炎，就是得肝胆病。

老师跟他说，回去买疏肝健胃丸吃，少熬夜，少上网。

第 35 个病人，眼睛干，看东西模糊。老师摸他脉说，你腰腿也不好，脉沉，虚火上冲，子盗母气，先把你眼睛治好了再说吧！

我就跟老师说是不是用杞菊地黄丸啊？杞菊地黄丸不仅治眼花，还治老人耳鸣，对于劳累过度、耳鸣加重的，常常吃上两三瓶就恢复过来了。

老师说，杞菊地黄丸往下镇的力还不够，这病人是虚火上炎，肝阳上亢，用明目地黄丸更好。原来这病人是肝木过亢，盗用肾水，而致肾虚，腰腿不利。所以滋养肝肾的同时还要镇肝柔肝。明目地黄丸就是在杞菊地黄丸的基础上加了四味药：石决明、白蒺藜镇肝清肝，当归、白芍养肝柔肝。

这种病往往从生气与过用眼睛所得。老师说要少生气，生气的费用很高，一个肾就几十万，肝也几十万，眼睛更是无价宝，气坏了，谁来替自己买单呢？《戒怒歌》里讲，耳欲聋，又伤眼，谁知怒气伤肝胆。血气方刚宜慎之，莫待临危悔时晚。

◎心脉无力神不足用桂枝汤加红参

第 50 个病人说她容易出虚汗，头晕疲劳。老师摸脉后说，你脉稍迟些，阳气有些不够，手是凉的，比较累，心脉神不足。

老师又对我们说，碰到这种心脉无力神不足的，直接用桂枝汤加红参，用了药，人就有劲了。

这个病人明显是心阳不足、卫表不固。老师便开桂枝汤和生脉饮再加牡蛎散，用桂枝汤、生脉饮养心阳通心脉，再用牡蛎散收敛虚汗，使汗能养心，神自安宁。

方药为：桂枝 15 克，白芍 20 克，生姜 20 克，大枣 5 枚，红参 15 克，麦冬 10 克，五味子 5 克，酸枣仁 15 克，牡蛎 20 克，麻黄根 10 克，龙骨 20 克，浮小麦 50 克。2 付。

中午都 1 点了，老师才看完病人。饭后，老师说要带我们去逛古旧市场，那里有很多二手书。我们在一书摊找到一些八十年代的中医杂志，还有几本古旧医书，高兴极了，马上叫那书商算钱，才三十几块钱。这些杂志和旧书在别人眼中可能是废纸，但在我们眼中都是宝贝啊。

这些书的年纪比我们还大，这些杂志里的中医人物，比如邓铁涛、任应秋、董建华、关幼波都是真正的中医大家啊！老一辈中医的功底扎实深厚，写出来的文章掷地有声，没有真正的实证体会，他们是不会轻易写文章的。所以当书买回来后，王蒋一看收获就很大，秀梅看了，居然都想把这些书复印一份。

晚上陆东也过来一起吃饭，她准备来十堰住上一段时间，并在任之堂大药房学习中医。老师说，她懂两门外语，德语和英语，学好了，可以对中医多做贡献。

第 25 天　小儿发热三味药＋扁桃三药

3 月 19 日

◎粥油与四味治癌灵药

第 5 个病人是癌症，做完化疗，经常头晕想吐。病人的家属问，要吃些什么补一补才好？老师说现在吃米粥对人体才有帮助。

《健康之道》里记载，一婴儿早产体弱，脸色苍白，连吸奶的力气都没有。这样的孩子很难存活。后来专家建议用粥油，花生、玉米或黄豆、绿豆等，与米煮烂后，漂浮在表面一层浓稠的液体，即粥油，甘甜平和。

这样调理不到三个月，孩子养得又白又胖。李时珍讲，粥油滋阴之功胜熟地黄，黑瘦者服之，百日即肥白。

老师摸他脉后说，这病人脉偏浮躁，气往上越，失眠，不可吃发物。

病人家属又问，木耳可不可以吃？老师说，木耳药性也是往上走的，少吃为好。如果还想吐的话，可以用 15 克芦根煎水频频饮之。

对这病人，老师只开了十味药左右，用到了四味治癌灵药，这也是老师从学术会上取来的经验。本来有五味灵药的更全面，可另外一味却配不到。这四味药分别是扣子七、蚤休、灵芝、沉香。这四味药能拔天地之灵气，降脏腑之恶浊。

老师说，我们药店的沉香还不是好的，好的沉香基本进不到货，不是做成了高档家具，就是制成了佛珠装饰品，远销国外。

老师对病人说，如果条件允许，可以找一串沉香佛珠，一同放在药汤里煎煮。

白癜风怎么办？这病人的一位家属问老师。老师说，可以用补骨脂打成粉泡酒，然后涂抹。还有一种办法，古书里说，旦取韭头露水，涂之即效。就是说早上取韭菜上头的露水，涂抹患处就有效。

从北京又来了一位师姐，她是昨天到的，今天上午也来跟老师学脉。去年她跟过老师，现在考了南京中医药大学的中医博士。

老师说她智商很高，学东西特别快，也学得很杂，一旦基础再打牢固，以后的成就不得了。所以，老师说她能吃透一家之言，那就足够了。

修学刚入门，走破鞋子，不如坐破垫子，刚开始最重要的是认准一个老师。

◎ 调六脉的养真汤

第 13 个病人是来复诊的，胸口没那么郁闷了。

老师摸她脉说，挺好的，不用吃药了。老师治病向来是药到七八分，剩下两三分留给病人自愈。可这病人却说，吃了药感觉舒服，还想再吃。老师说，即然这样，开剂养真汤给她调调六脉吧！

这养真汤承载了老师脉法与药理的精粹。老师摸脉一般是从左到右走一圈，这个养真汤有六组药对，分管左边寸关尺、右边寸关尺六部脉象。

左肾右命门，老师用牡蛎、黑豆，把左边肾水往下收，归入左边尺脉。用郁金、香附疏肝利胆，调理左边关脉。再用桂枝、白芍入心经调左边寸脉。接着是右手，用枳壳、桔梗调胸肺大气，助肺宣发肃降。再用生姜、大枣调右关脾胃脉以助脾土化源。最后用红参、附子、龙骨入右命门尺脉，把肾火烧起来。这样脏腑之真得养，脏腑之性得顺，其病自然而愈。

这就是养真汤的基本思路。因病的轻重，可做加减变化。

方药为：牡蛎 20 克，黑豆 20 克，香附 12 克，郁金 30 克，桂枝 12 克，白芍 18 克，枳壳 10 克，桔梗 10 克，生姜 15 克，大枣 5 枚，附子 25 克，龙骨 20 克，红参 15 克。3 付。

◎ "大气一转，其气乃散"的前后转与上下转

第 15 个病人，是心脏病，做了支架手术，经常喊腰痛，怕冷。

老师叫他伸出舌头，明显舌苔厚腻。老师把脉后说，你脉道郁住了，大便好了，心脉就好，大便闭了，心脉就差了。

原来心与小肠相表里，心病可下犯小肠，使小肠不能消化食物、泌别清浊。小肠病可上犯心窍，使心慌心悸，这时要心与小肠并调。这叫上下转。

腰痛又该怎么办呢？老师还是通肠的办法，六腑以通为顺，肠通腑畅浊泻了，腰间清气才能升发。四总穴歌说："腰背委中求。"

腰背跟肚腹一前一后，腰背太阳膀胱经、督脉把阳气往上升，而前面肚腹任脉则把浊阴往下降，一后一前，一升一降。如果前面肚腹不能很好地降浊，那么后面的腰背也很难正常地升清，所以腰背容易酸胀，背心发凉。这时人体前后就形成一个圆圈，想要治后面腰背痛、背心凉、心脏病的问题，就要先调前面降浊的问题，这叫前后转。后面督脉、膀胱经主升清，前面胸腔、肚腹任脉主降浊，老师常说欲升先降，欲阳先阴，是不是要先把前面肚腹肠中浊阴降下去？

人体至高者心脏，至下者肠腑，后面是腰背，前面是肚腹，这个病人腰背、心脏都出现问题，很明显先要调他的肠腑。病人也说，经常便秘，背后四肢怕冷。

老师便叫我们开方，重用白术。白术治疗习惯性便秘必须重用，能益气健脾，使肠道推动有力。白术重用还可以利腰间瘀血。老师配上火麻仁，相当于给滑轮上点油。凡仁皆润，火麻仁就是润滑油，润通小肠，也润通心脏。

小肠问题解决了，大肠呢？大肠的动力全在上面的肺。老师说，人上厕所要握拳，憋一口气，才能拉下大便，这是一个肺气肃降的过程。老年人气力不够，肺肃降乏力，才会长期便秘。由于肺与大肠相表里，所以通大肠要肃降肺气。老师又用杏仁、枇杷叶、竹茹，把前面胸、肺、胃的大气都往下肃降，这样既有利于肠道通便，也有利于后背膀胱、腰肾清气往上升。这上面五味药明显是帮助降浊的。

由于病人心脏不好，腰痛，后背酸胀，背心发凉，降浊的同时不能离开升清，老师便加入桂枝汤，升清阳实四肢。由于昨天买到了上好的锁阳，老师又加入巴戟天、锁阳，令腰背巩固致密，阳气上腾。

整个方子升清降浊思路清晰，可还缺一味理气之药，老师再加入香附。香附能通十二经气分，"利三焦，解六郁"，能够为各路中药开路。《本草纲目》称它为"气病之总司，女科之主帅"。

老师治疗这个心脏病患者，既有腰痛，也有习惯性便秘，用的是中医的整体疗法。《内经》说："小大不利治其标，小大利治其本。"又曰："凡治病，必察其下。"这就是说，治疗疾病，首先要关注排泄的问题，大小便不通畅，首先要治疗大小便，浊气降，则清气升。

《金匮要略》说："大气一转，其气乃散。"这个"转"字比较巧妙，可以左右转，可以前后转，可以上下转。老师治疗这个病用的便是前后转，使整个任、督二脉气机流动起来，后面巴戟天、锁阳把肾精一固，肾气一升，然后用桂枝汤顺着膀胱经背部往上、往外宣发。有升必有降，后面督脉阳气往上升，前面就通过竹茹、杏仁、枇杷叶把胸肺气机往下一降，降到大肠再用白术、火麻仁推动利导而出。

这五味药偏于前面任脉，最后还加入香附理三焦气机。整个方子就是一个前后圈子的循环转动。

方子为：巴戟天 15 克，锁阳 20 克，桂枝 18 克，白芍 20 克，生姜 20 克，大枣 5 枚，炙甘草 10 克，香附 15 克，竹茹 20 克，枇杷叶 20 克，杏仁 20 克，白术 30 克，火麻仁 20 克。3 付。

◎ 小儿退热三味药

今天还好，看了三十个左右，我们和老师都松了一口气。老师说，这种看病不紧不慢、不多不少是最好的。

这时宏姐拿个方子跟老师说，小儿退热有三味药，不论哪种发热，均有良效，不知这其中道理何在？这三味药即竹茹、蚕沙、陈皮。

老师说，主要是降胃气为主，人的阳明胃经是多气多血之经，最容易郁积发热，胃一旦郁滞就会发热，这里就是用陈皮疏通胃气，竹茹清胃降逆。蚕沙也是理气降浊和胃的。人体周身的热气要靠胃肠来降下，胃肠一堵，周身热气便不能正常疏布。

接着，老师又说，用陈皮好，小儿少阳体质，肝气旺，光用竹茹，未必能把热降下来，用陈皮理气疏导，转个圈，气机就降下来了。

老师接着又说，如果是高热厉害的，容易动风，这时用石膏、钩藤最妙。石膏降热的同时还能解表。钩藤对小儿退热也好，还能防止抽风。

谈到小儿发热三味药，那小儿常见的扁桃体发炎肿大，那又如何办呢？常说中医慢，可如果碰到这种情况，大概西医打吊瓶的速度也没有这三味药（威灵仙、白英、青皮）快啊！

老师说，扁桃体发炎，跟很多小孩发热一样的道理，都是寒包火状态居多，小孩阳气往上冲，受了寒，郁在那里宣发不出来，便形成肿块、炎症、火毒。

老师又解释了一下这三味药，威灵仙宣通脏腑灵气，把邪气往外散，白英清热解毒，把湿浊往下降，一温一凉，相互激荡。再用一味理气破气的青皮，让郁闭的地方气机能通畅流动起来，所以炎症、肿块很快得以消散。

由于秀梅明天回广东，而宏姐今天从北京来到大药房，陆东也是刚到的，老师又到食客天下摆桌子请客了。老师说，这桌菜全是素菜，迎来送往。

老师、郑姐、周师傅、周坤、王蒋、秀梅、陆东、宏姐、黄穗发，还有我们，十一个人围着满满一桌素菜，吃得其乐融融。

晚饭后回到大药房，我们一边搓药丸一边聊天。老师说越搓药丸，手越有灵感。我们恍然大悟，老师以前通过抓泥鳅、放风筝来练把脉，已经成为过去的事了，现在不可能再回到小时候，没想到老师平常搓药丸时也在暗练手感，利于把脉。

真是人生无处不锻炼，没有锻炼的意识，干活就是干活，人很容易有抵触心理，有了锻炼意识，干活当修炼，劳动变成修行，就会其乐融融，而且乐此不疲。

第 26 天　单药单方骨碎补

3 月 20 日

◎ 癌细胞最喜欢的两种体质

最近，癌症患者增多了，还有一些是做放化疗的，情况都不太乐观。这种病人，老师往往要调中焦脾胃，打得赢要打，打不赢就要守，毕竟有胃气则生，无胃气则亡啊！而调理脾胃中焦的汤方，老师常用黄芪建中汤，持中州，灌四旁。

对于中晚期的癌症，老师常劝病人要两少两多，少吃动物荤食，多吃素菜杂粮，少动心脑意识，多动四肢手脚。

癌细胞最喜欢两种体质的人，一是酸性体质，二是缺氧体质。荤食偏酸性，素食偏碱性。思虑过度，人容易缺氧疲倦。劳动锻炼，人气息绵绵。

因此，老师给所有大病重病患者一条最好的医嘱，少吃荤多吃素，阳光底下常散步，身心清静了，寿命比彭祖。

◎ 除毒热杀虫于贯众

第 4 个是女病人，四十多岁，在车厢厂上班。主诉白带异常，像豆腐渣一样。我们看她舌苔比较白腻，按她两尺脉郁得很。

老师便问，吃完东西后是不是容易打呃，头晕，脖子也不舒服啊？

她说是啊！这是不是贫血啊？大夫，我能不能吃阿胶补血啊？

老师说，你现在是有些虚，但不能吃什么补药，你下面湿重，黏糊糊的，补不进去。你手心发凉，并不是寒气重，而是阳气郁在里面发不出来，所以要多爬山，多晒太阳。这个病要后背阳气升起来，这样白带也会气化。

头晕、脖子不舒服都是下焦不能气化、清阳不能上升所致，所以后背阳气升起来后都可以得到缓解。

老师开桂枝汤加葛根、松节为主，升后背阳气，再加一味贯众，治疗白带湿郁化热。老师说，妇科杂病，下焦湿郁化火，生虫瘙痒，或各类手术微创后有热毒残留，都少不了贯众。

《药性赋》曰："除毒热杀虫于贯众。"贯众这味药，单味重用 30～60 克，治疗妇科白带有奇效，是带下病的专药。

第 6 个病人，虽然是个年轻人，却没有年轻人应有的朝气。这病人戴个帽子，说他脑袋有些凉，老觉得很疲劳，看东西有些模糊，腰酸腿脚无力。

很明显这病人是气虚又湿热困阻，所以寸脉才不够力道。他问这身体虚是不是遗传的？老师说，不能怪老祖宗，要怪老祖宗，就怪到猴子去了。体质寒的人，天天烧锅炉也不会强壮起来；体质强壮的人，天天下海打渔，久了也会得风湿痹痛。身体虚弱，莫怪老祖宗上辈，先天虽然重要，但后天自己的调理更重要。

老师又说，一个人要知道自己的短处，比知道自己的长处更重要。比如知道自己胆不好，就要忌口，不吃鸡蛋、肥肉。这比知道自己很强壮，乱吃乱喝，最后搞乱身体还重要。

老师治这个病人开的方子是补中益气汤和三妙散，补中益气汤升清于上，解决疲劳、视物模糊、头脑昏沉的问题；三妙散渗湿于下，解决腰圈湿重郁而化热、酸胀不利索的问题。

老师还加入葛根、冬瓜子，一升一降，加强全方的升降力度。葛根能把肌肉僵硬处疏松，故《药性赋》说葛根是疗肌解表的。

冬瓜子极善浊中生清，能够在下焦湿浊弥漫的腰圈中把清气向上升发。故《药性赋》说，冬瓜子醒脾祛湿，醒脾就是让脾的清气向上升，去湿就是让脾的湿气往下消去。

◎ 耳鸣耳聋的特效药——骨碎补

第 16 个病人，男性，二十几岁，未老耳先鸣。神经性耳鸣好几年了，特别顽固。我们感慨，耳鸣是老年人常得的病，现在也年轻化了。

像这种情况，老师一般是辨证再加特效药。

老师摸脉后说，这病是肝郁脾滞，清阳不升，关脉郁滞。老师说，摸脉先定关部，左关肝胆，右关脾胃，像这病人左右关脉独大的，就是典型的肝郁脾滞。

老师叫我开通气散，疏肝能通耳窍，走少阳胆经。通气散是《医林改错》中的方子。张至顺老先生说，《医林改错》里三十六个方子，每一个方子按照用法去用，不要说百分之百，百分之九十以上都有效。

通气散是治疗耳朵缺气缺血引起的耳鸣的奇方，对于经脉郁滞、清气不升引起的耳鸣耳聋有奇效，它由柴胡、香附、川芎三味药组成。柴胡走少阳胆经到双耳；香附宣通十二经，为气中血药；川芎上行头目，下行血海，旁开郁结，为血中气药。

老师还加入郁金，这四味药一起解决肝郁的问题。而右边关部脾胃脉郁住不能升清降浊，又该怎么办？调脾胃升降，老师用苍白术和葛根升清阳，使清阳出上窍，眼睛、耳、鼻都能得到精微物质供养。又用炒薏苡仁、泽泻使浊阴出下窍，引脾胃湿浊从左右路膀胱淡渗而去。这样肝郁脾滞的用药问题便解决了。

可患者久病脾虚气血不足，气血不足的话，单升清降浊很容易亏虚，所以老师还加入黄芪、当归、怀山药、芡实，补脾胃，以滋化源。

这样升降上、中、下的思路基本明了，处方用药就理顺了。老师还加入一味耳鸣耳聋的特效药，这也是这个方子的特色，在辨证论治凭脉用药的基础上再加上特效药。这味特效药就是骨碎补，重用 40 克。骨碎补苦温入心、肾经，肾开窍于耳，心寄窍于耳，骨碎补治疗肾虚耳鸣有奇验，但要重用。

方药为：香附 15 克，柴胡 10 克，川芎 20 克，郁金 20 克，白术 20 克，苍术 15 克，炒薏苡仁 20 克，泽泻 18 克，黄芪 30 克，当归 15 克，山药 40 克，芡实 20 克，骨碎补 40 克，炙甘草 10 克，葛根 40 克。3 付。

据报道，骨碎补治疗链霉素中毒引起的耳鸣耳聋，有非常好的效果。

其实不仅链霉素引起的中毒，还有现在的食物中毒，农药、化肥过多，在人体残留，集中在脑窍，人容易头晕耳鸣，骨碎补都有效验。所以这骨碎补单药单方也算是单方一味，气煞名医的那种。

骨碎补还有其他特效，顺便说一说，就是特别擅长治疗牙齿疼痛。治疗肾虚牙痛，骨碎补既可以煎汤内服，也可以研末外敷，它能补益肝肾、活血镇痛。

以前老师治疗过顽固牙痛，有一次碰到满口牙痛的，病人说不出哪里牙痛。在大医院治疗了几个月都没效果，老师也治疗了三天，效果不明显。然后老师就请教他的草医朋友，草医朋友告诉老师说，这是肾虚牙痛，重用骨碎补即可见效。然后老师就用骨碎补 80 克，给患者煎服，三天而愈。

上面谈到的骨碎补治耳鸣耳聋、牙痛这两大专长，都是在中医基础理论指导下用的。肾主骨，肾开窍于耳。一般西医很难想得明白，这疾病明明是在上面耳朵、牙齿的，怎么能用骨碎补补下面的肾治好了呢？其实这正是《内经》说的"病在上取之下"的道理。

骨碎补还有第三方面的专长。何谓骨碎补？顾名思义，骨头碎了，都可以补原，说明它可以用于骨折。骨碎补是治疗骨折的必用药，碎骨能补，故名骨碎补。

现在骨碎补还有个新用途，还是建立在中医肾主骨的基础上。现在颈椎病特别多，由颈椎病引起脑供血不足而致眼花耳鸣、鼻塞、口腔溃疡的病人不可胜数，许多病人尝尽中西药，都吃怕了。这里有个骨碎补的药枕方，花费不多，却有效验。骨碎补 50 克，葛根 30 克，威灵仙 30 克，羌活 30 克，白芷 30 克，细辛 20 克，川芎 30 克，当归 30 克，桂枝 30 克，党参 30 克。共研粗末，装入布袋中作枕头心，每晚枕之，每月可更换一次，一般用三个月。

颈椎病长期用内服药物的话，容易伤到肠胃，而这外用药枕方却避免了这点。

这十味药都是芳香开窍、理气活血通络之品，如能配合内服药物，内外兼治，效果更加明显。诚如吴师机所说："外治之理即内治之理，外治之药亦即内治之药，所异者法耳。"

上面提到骨碎补的四大功用，即牙痛、耳鸣、骨折、颈椎病，还有第五点，也不离肾主骨、腰为肾之府这套理论，对于腰椎间盘突出、腰痛，骨碎补也有大功用。骨碎补还可以制成腰带绑在腰上，配合内服中药，内外兼治，有良好的疗效。这里就不多说了。

午饭后我们回到宿舍，秀梅开始收拾东西，因为秀梅下午就要回广东了。秀梅说她还会回来的，毕竟还有个暑假。"天之涯，地之角，知交半零落，人生难得是欢聚，惟有别离多，问君此去几时还，来时莫徘徊。"

我们大家从素不相识的陌生人，共同汇聚在老师这里，相识相知，这份因缘也是难得可贵的，虽说只有一个多月，还是依依难舍。

本来我们也是准备和秀梅在四月份前后坐火车南下的。老师跟我们说，他还有很多宏伟的目标，把中医推进一百年，需要很多人才。

老师说如果我们就此回到乡镇开诊所坐诊，就有些屈才，倒不如把才华放到更需要的地方。

老师是想培养更多的中医后进，所以老师说，如果没其他要紧的事，能多留些时间，就多留些时间吧。也可以在这里写好《任之堂中药讲记》《药海遨游》，还有《跟诊日记》《万病之源》，甚至还可以帮忙编写民间中医教材，整理医案医话。

晚上我们和王蒋三人一起吃饭，总觉得好像少点什么，原来秀梅已经在南下的火车上了。

《阿含经》里讲，积聚终散裂，崇高必堕落，会合终别离，生者无不死。

想到这里，我们更应该无比珍惜把握当下分秒。老师珍惜时间不是按天计的，而是按分秒来计。不舍微细，终成大器。连一句无关闲聊、非关医道的话，我们都没有见老师轻易讲过。

近代有个大医家叫陆渊雷，他平时手不释卷，惜时如金，家中客厅里桌子上、门口都放着一块小木牌，上面写着闲谈敬陪五分钟。陆老惜时用功的精神可见一斑。这些名医大家，还这样精进，我们又有什么理由懈怠呢？

第 27 天　外治之法即内治之法

3 月 21 日

◎ 治胃四药与养胃五点

第 2 个病人，中年女性，左乳房下胀痛，她说一打呃就痛得厉害。

老师察色按脉，说这是土侮木。原来这病人脉象右关独大，本来是木克土的，现在土被郁住了，反倒侮木。这样的病人往往饮食过度，吃到十分饱、十二分饱都不知放手。老师说，这样的应疏土平木，用治胃四药加理气补气的思路。

方子为：黄连 8 克，黄芩 15 克，干姜 12 克，半夏 15 克，枳壳 15 克，桔梗 15 克，木香 20 克，生甘草 8 克，黄芪 30 克，当归 15 克。3 付。

病人饮食不节，右关郁住，寒热错杂，升降失常，除了胃部胀痛，还有乳房胀痛，因为乳房归阳明胃经管，乳头归厥阴肝经管。所以治疗乳房胀痛问题，要把胃部胀痛问题先解决了。

治胃四药，就是黄连、黄芩、干姜、半夏。老师说，这四味药可以治好很多胃病，这是一个寒温并用的药组，那些饮食不节，吃香辣烧烤，又喝冰冻啤酒的人，最容易得胃病。治疗时需要用寒温统一的思路，这就叫调和折中。

病人一打呃就痛，"呃逆者，胃气之不顺。"老师加入枳壳、桔梗、木香三味药。老师说，这三味药治疗胃痛、呃逆有效。

久胀必虚，病人经常胀痛，就会消耗掉很多气血，而显露出疲倦的样子。所以用理气药消胀的同时，还要同时重视补气。

这种思路来自《伤寒论》，张仲景的厚朴生姜半夏甘草人参汤，就是专门治疗虚人胀满的，里面既有理气降气的药，还有补气的药。所以老师就加入黄芪、当归，一补气一补血。气为血之帅，气不足后，血脉就流动不起来。治疗各种胀满，高层次的是要注重补元气，元气足后，不用去推动，身体气机自动运转。这也是张仲景治疗胀满用到红参的道理。

至于加入生甘草，大家都知道，甘草乃调中之国老，这是一个寒温并用的方子，所以更少不了甘草。《治病主药诀》里说："凡用纯寒纯热药，必用甘草缓其力。寒热相杂亦用之，调和其性无攻击。"

老师讲，胃病都是三分治七分养，胃病不是全靠药治好的，而是要靠自己去保养，怎么去保养呢？有个养胃五点，即少点、慢点、淡点、软点、暖点。

◎ 土鳖虫善治腰痛

第 5 个病人是个年轻人，长期腰痛。现在来复诊，老师给他用药后有效果，但还不够理想。老师说，久淫必亏，年轻人的腰痛要注意节制淫邪啊！

这次老师给他用天南星治疗顽固性骨痛，要 30 克以上才有好效果。南星畏生姜，老师又用了 50 克的生姜，以制南星的毒性。

老师说，我们试用一下《孟景春临床经验集》里的那个思路吧，给病人配些药粉，冲服到汤剂里。原来土鳖虫善治腰痛。土鳖虫又叫土元、地鳖虫。其气腥臭，通行经络，破旧伤积血。《药性赋》说，土元化瘀，伤愈经通。用黄酒送服，既可减其腥臭之气，又增温通血脉、经络之功。

一般用法是用土鳖虫三只焙黄至酥，研细末，用温开水或黄酒炖服，每天晚上一次，可连服一周。这个民间验方，对于外伤或瘀血阻络，属于实证剧痛的非常有效。这种疼痛往往是瘀血痰湿阻滞，脉涩，舌下络脉怒张偏紫，特别是晚上痛得厉害，痛处固定，如针扎刺痛。服用土元药粉后，腰部会有蚂蚁爬走的感觉，有这种感觉的效果最好。当然，嫌其腥臭的人，还可将药粉装成胶囊吞服。

有时会有病人吃素，不喜动物药。老师说，简单，一味杜仲重用，治腰痛效果也不错。方药书里讲杜仲入腰肾，是一味很好的腰部引药。

◎白芷重用对额窦炎、鼻窦炎有效

第 7 个病人额头痛，老师说西医叫额窦炎。治疗这病，重用白芷 40 克效果比较好。前额头归阳明经所管，白芷是阳明经最重要的引经药，正如《引经药歌》里说的，手足阳明经，白芷升葛根。老师说白芷重用，对额窦炎、鼻窦炎都有效。

老师让我开小柴胡汤加白芷、葛根，白芷用到 40 克，加强归入阳明经的作用。

老师说，小柴胡汤是调肝胃不和的，病人脉象左关独大，右寸上越，是肝气郁滞，肺胃之气上逆，用小柴胡汤效果很好。

在老师这里，小柴胡汤运用非常广，它对治的病象是：木克土胃里发堵，咽干目眩并口苦，饮食不化变毒物，再好营养也胀肚。

老师还加入苍术、竹茹这组药对，也是升清降浊的，苍术升脾清，竹茹降胃浊，合入小柴胡汤中，可加强小柴胡调理枢机的能力。

方子为：柴胡 15 克，黄芩 18 克，半夏 15 克，生姜 20 克，党参 15 克，大枣 5 枚，炙甘草 10 克，白芷 40 克，葛根 30 克，苍术 20 克，竹茹 20 克。3 付。

◎激发身体的自愈功能

第 21 个病人是来复诊的，三十多岁，从北京过来的，以前在各地找过不少中医师看，疗效始终不明显。刚来时咳嗽得厉害，阳虚较重。吃了老师的药后，她说，咳嗽好多了，吐了好多痰，昨天就很少咳了，今天就不怎么咳了。

她又说，以前三两天也难得解一次大便，昨天吃老师的药后，解大便两三次，嗓子也好多了，吃药后不怎么痛了。

这个病人回来复诊，明显好转。老师很少用止咳药直接止咳，这个病人也是这样，并没有用一味止咳药，却让病人体内的浊邪该往上走的咳出去，该往下走的排出去，使气血气机恢复正常的交通。

老师说，少不了三味药，枳壳、桔梗、木香。咳嗽并不是说一见到就要用止咳的药，首先最重要的就是服用顺气的药。这三味药治疗咳嗽少不了。

老师又帮她摸脉，看了她掌相，说，肉松运动少，纹乱思虑多。这是说病人肌肉松弛是因为缺少运动，掌中乱纹很多是因为心思太重，这都不利于身体康复。

病人问老师还需要怎么调理？老师说调病可以靠医生，但调神可要靠自己啊！

病人问，怎么调神呢？老师说，我给你三条建议吧，第一条是心境要空灵；第二条是写字画画，不过画画更需要天分，写字却可以一笔一划地写，谁都可以，你还是练练毛笔字；第三条就是经常去爬山。

老师一般用药治病都不会帮病人包办治到底。药到快意处当止啊！

治病也要见好就收，不要把身体的自愈功能也用药物代替了。正如家长替小孩包办一切，吃饭、穿衣、做作业，最后就会培养出一个逆子、废人来。

医生如果替病人包办一切，用药打通经脉，让他指标回归正常，而不教导病人运动锻炼、少荤多素的话，病人的身体只能终身服药，机能被药物所控制。

所以说饭到七分饱，药到七分最好啊！特别是对慢性病、调理病来说。

◎ 持中州与运四旁

第 24 个病人，女性，说她胸口和后背都很痛，到医院检查是十二指肠溃疡。

老师叫她伸出舌头，舌体淡，有点胖，再看舌下络脉，明显青筋粗大。从这个病人舌象看，虚和郁都有。虚是中气虚，所以舌体见胖大；郁是气血郁，所以舌下络脉曲张。

老师摸她脉后说，你脾胃虚弱啊，体内血脉都快走不动了。

《内经》说，不荣则痛，不通则痛。机体得不到气血的滋养，会痛。血脉闭塞不通，气血流通不畅，也会痛，故治疗痛症离不开这两大原则。

这病人脾胃虚得很，右脉关部无力，肌肉松弛，这是脾虚的一大特点，因为脾主肌肉，所以首先这病人要"持中州"。要把中州脾胃化生之源养起来，老师以黄芪建中汤打底。

黄芪建中汤是中气虚的良方，老师说，先要把她中焦之气养起来再说。这也是解决病人胸口、后背不荣则痛的问题。

由于疾病日久，容易入络，即久病必有瘀血，人有虚损，气血输送也会出现障碍，输送不利就会痛。老师说，还要加入延胡索、乳香、没药、葛根，让气血流动起来，这叫"运四旁"。

◎中药止痛药——延胡索与海浮散

延胡索治疗疼痛，既治标也治本，气滞血瘀可除。有人把延胡索理解成中药的止痛药，它确实可行气止痛。

明代有一位王妃，因吃东西的时候发怒，导致胃脘当心痛，难以忍受。太医用吐下的药，入口便吐出来，不能奏效，大便三日不解。后来请李时珍治疗，李时珍遵从《雷公炮炙论》中"心痛欲死，速觅元胡"之训，即以延胡索研末三钱，温酒送服，不仅大便通畅，而且疼痛也止住了。

延胡索一味药治疗心胃腰背痛，也是巧方能愈大病啊！

但延胡索一般要重用，老师说，延胡索重用 30～40 克，有良好的镇痛安眠作用，它已经不局限于活血止痛了，还可以行气通便。

现代延胡索多是人工栽培的，药力远远比不上野生的。所以，不单要重用延胡索，还要用醋制，古人认为延胡索醋制可加强行气止痛之力，还能软化血管。而现代药理研究也认为延胡索在酸性环境中能发挥更强的效应。

至于为何又要加入乳香、没药？《用药传心赋》里说："没药、乳香散血凝之痛。"乳香、没药这两味药各等份，在古书里叫海浮散，专治各种丹毒，此方被誉为外科回生保命灵丹。用乳香、没药通血脉止痛，也是老师治疗各种颈肩、腰背、胸胃疼痛的一大特色。

海浮散是以活血化瘀来治疗疮痈、丹毒的，偏于活血止痛，而延胡索则偏于行气止痛，两者结合，气滞血瘀并调。

海浮散是外科灵方，可老师却常用于内科杂病，因为"外治之法即内治之法"。《太氏药谱》里有个民间偏方，专治消化性溃疡引起的胃痛，就是乳香、没药各等份，每次服用半克。

老师说，流水不腐，户枢不蠹，人体血脉流畅，哪里会有溃烂呢？

人体外表的皮肤疮疡、口中的溃疡，还有胃肠道里的糜烂性胃炎、十二指肠溃疡，都是一个理，都离不开心主血脉、诸痛痒疮皆属于心。

老师治疗这个病人，用两个思路，一是黄芪建中汤持中州，让中州脾胃生化有源；再用延胡索、乳香、没药理气活血，让周身气血流通，灌溉到四肢百脉去，这叫灌四旁。这样，疼痛不论是虚是实，都可以调过来。

虚则虚在脾胃，脾胃化生气血不足，持中州的药多用，比如黄芪、党参；实则实在周身经络、血脉瘀堵，运四旁的药多用，比如鸡血藤、川芎。所以治疗这个病人用的是补虚通脉的思路。

金果榄专治胃炎、胃溃疡。红景天调心脉，淫羊藿调腰肾，二药交通心肾血脉。

方药为：黄芪 30 克，桂枝 15 克，白芍 20 克，炙甘草 10 克，生姜 20 克，大枣 5 枚，焦大米 30 克，葛根 30 克，乳香 5 克，没药 5 克，延胡索 20 克，金果榄 10 克，淫羊藿 30 克，红景天 20 克。5 付。

◎ 生病起于过用

中午有些小雨，老师叫我们别回宿舍做饭了，然后交代隔壁饭馆炒四个素菜，我们、王蒋和老师便在一起吃饭。

经常与病人打交道，怎么才能避免病气入体呢？老师今天又甩手又跺脚，他说今天看病，觉得脖子凉飕飕的。人体劳累过度时是最容易感应到病气传过来的。

我们吊痧时，也特别注意到病重的病人拍打过多后，自己的手掌都会痒痒的。这时我们问老师该如何排病气呢？

老师笑着说，现在在吃饭，我说了你们可别觉得恶心。我们和王蒋都点点头，这有什么好恶心的。

老师说，比如你在厕所里拉一泡屎，厕所的空间就那么小，你怎么排，那些臭气都难排干净。可把这泡屎放到大自然中去，它的臭气一下子就被散发干净了。所以，我们在大药房里面，怎么跺脚、拍手排病气，都是有限的，要去爬山，爬山才是最好的排病气，大自然是最好的愈病环境。

我们恍然大悟，人是移动的厕所，经常窝在家里，肯定臭气熏天，可如果到大自然中去，接受大自然清气的洗礼，是非常有利于身体康复的。

我们又问，老师看的病人越多，爬山的次数也就越多了。老师点头称是。

确实，工作压力越大，去放松休闲的时间也就应该越多，不然的话，身心很容易就搞坏了。可很多人却拼命地占用休闲时间，大把大把地增加工作时间，这样的结果是严重地透支过用身体。《内经》说，生病起于过用。疾病的根本就在这里。

古人云：文武之道，一张一弛。这是治国之道。天道也是这样，一寒一热。

人道也是这样，一呼一吸，血脉一张一缩。所以，我们行医者要行得长久，就应该一紧一松。上午看病，下午爬山，老师就是这么实践的。

最近，病人越来越多，有时老师不忍拂逆病人，经常占用他吃饭的时间、下午爬山的时间为病人看病。所以这两天老师都有点感冒了。

晚上我们又在一起搓药丸。这料药丸是治肝病的。每次做药丸，我们都会尝一尝，我们尝的是做完后黏在手上的药泥。由于有木香，疏肝解郁，味道很好。

我们跟老师说，晚饭的时候，我们接到一个大学同学的电话，他经常看老师的博客，现在在番禺中医院上班。他说看完跟诊日记后，收获很大，并把跟诊日记发到我们学校的中医群里，让更多的中医爱好者都能看到。他也想过来跟老师学，并说大学的其他同学都说写得很好。

看来我们写跟诊日记是有意义的，可以引导更多的中医爱好者，使不信中医的能够相信中医，使已信中医的能够坚固对中医的信心，使未学中医的能够相信学好中医，使已学中医的能够继续增长中医的水平。

老师也说了，把整体国民中医素养往上提高一点，比培养一两个国医大师、中医奇才更重要。所以老师才成立了民间中医联谊会，努力培养中医后学，弘扬中医。

王蒋听老师这样讲后，也感慨很深，他说走三家，不如坐一家。遂更坚定在任之堂这里扎下根来，学好中医。

一般而言，刚开始学医，吃透一个医家的思想，比涉猎多个医家的思想更重要。走百家，不如坐一家，拿出在一处石上坐三年的勇气，没有不成就的。

第28天　治心脏病的三味良药

3月22日

◎ 效也更方

老师从网上购买了《侍诊日记》这本书给我们参考，让我们多看看别人是怎么写的。《侍诊日记》是石瑞舫医师跟从国医大师路志正教授学医的心得体会。她写得比较专业，我们写跟诊日记，则力求通俗易懂。

今天上午看完病后，才 11 点，看了差不多三十个，是因为这两天既不是周末，又有些阴雨，所以大药房稍微轻松一点。

看完了病人，还有一个小时才到吃饭时间，我们就看起《侍诊日记》来。

路志正大师主要是宗《脾胃论》的，我们把书里的一些中医思想过了一遍，然后回忆老师看的病人，发现用《脾胃论》的思想来解读老师的用方思路也非常到位。

比如，第 1 个病人是从海南来的，她来复诊，说疾病好转，排便也正常了。原来这病人肚脐下有包块，老师先用两次十六味流气饮，让她周身气机流动起来。

这次复诊，老师改用黄芪建中汤为底，老师说，攻伐积块，要攻攻停停，不能一味地攻，由于理气药多耗气，长期服用容易中气不足。所以服用十六味流气饮后，病邪减轻的同时，人也会觉得有些虚疲，甚至手脚乏力。这时就要换换方子，叫效也更方。老师说，中医治病不是一个方，而是一个作战过程。

这样，我们把老师升降补泻的思路放在整个治病过程中来看又不同了，一张方子可以体现升降，而一个疾病的治愈过程同样体现着升降。

比如，这个病人先服用降气理气的药，等浊气排得差不多了，水落石出，虚象显出，然后再服用补益中气升清阳的药，这样身体就更容易消受了。

接下来的思路，老师就用持中州、灌四旁、畅情志的思路。用黄芪建中汤"持中州"，还加当归与桂枝一起"灌四旁"，桂枝走上肢，当归达四肢，还用降香、麦芽、小茴香宽畅上中下三焦气机。

◎燥湿竟能解决口干渴

第 7 个病人，老师也是用的脾胃论的思想。

这个病人是消渴病，肥胖，经常口干，夜尿特别多，一晚四五次，经常出汗，甚至枕头都湿了。病人诉苦很多，有时走路不稳，头晕，睡不着觉。

老师只抓住两个主症就用药了。射人先射马，擒贼先擒王。路老也说了："治病有时要抓起一点，不计其余。"这有点像打蛇要打七寸，一打便中。

这病人口干渴，夜尿多，一上一下，很明显是脾胃阳虚，不能把水湿气化上蒸于咽喉，所以干渴。老师还是开燥湿运脾胃的药，把下焦水湿往上搬运蒸腾，使燥湿对流，燥者得润，湿者得化，则口干、夜尿多可同时调理。

老师用肾着汤，重用白术 40 克，还加附子 40 克，为底方加减。

一般人见到口干渴，容易想到用滋阴润燥的药物，可这样的药物往往偏于寒凉，病人脾肾阳虚，夜尿频多，怎么消受得了。

病人口干渴，是因为脾肾不能把水气往上蒸腾，而这是精华下流，夜尿偏多，即《内经》所说的："脾气散精，上归于肺。"脾主升清，能把水津向上疏布到肺部，肺主咽喉，肺得到脾经的供养，则咽喉滋润不干矣。

所以这种情况下，润肺治的是病标，健脾运湿、温肾助气化才是治本。正如张隐庵所说："燥脾之药治之，水液上升即不渴矣。"

没想到用燥湿的药，可以解决口干渴的问题。这是中医整体气机运化的神奇啊！就像南水北调一样，把南方的水运到北方干燥的地方。在人身上，也把下焦多余的水湿蒸腾到上焦来，解决口干渴、疲倦的问题。所以老师才重用白术和附子两味温燥之药，使水液能上升，也能向四肢输布，既可治病，也能减肥。这也是"持中州，灌四旁"的思想，脾升清功能恢复，四肢有力，口不干渴。

从这个病案我们可以看出，用滋阴润燥只是补充形体上的津液，它会因为夜尿多而排出体外，不能真正解决口干渴的问题，而用燥脾温肾的药，从气机上来调，使水液上升蒸腾，便能从根本上解决口干、夜尿多的问题。

正如老师说，调形体是初级的，调气机则更高一级，调神调心才是最高级的。这个消渴病人，老师明显用的是调气机的办法。通过搬运下焦水湿，来滋润上焦火燥，而令消渴得消，这就有大气流转之妙。

◎ 阳微阴弦

第15个病人，是个五十多岁的男子，身体有些肥胖，搞建筑的。

老师摸脉后说，寸脉弱，你头上供血差，下焦郁住了，腰背湿重酸胀。让病人伸出舌头，舌苔白腻。病人说，经常心慌心悸，而且老梦见过世的人。

老师让我们摸摸脉象，宏姐摸后说，这脉象应该是阳微阴弦。

老师点了点头，说是阳微阴弦。病人是心阳气虚，下焦肾中水寒上犯，容易出现脸上红一块白一块，这是水火相争。治疗起来既要通心阳，还要令浊水下行。

老师便用瓜蒌薤白桂枝汤温通心阳，加入红景天、银杏叶、酸枣仁。

老师说，红景天红白相间，既走血分，也走气分，生于高原地带、缺氧地方，取象比类，可治心肌缺氧，既能通血脉，也可以开心气，相当于丹参加菖蒲，能够增强血液携氧能力。银杏叶对于恢复心脏功能，增强心脏携氧能力也有很好的效果，凡心气不够、心血不足者，加了银杏叶，心脏就舒服了。而酸枣仁，《药性赋》里说："酸枣仁去怔忡之病。"这三味药，老师常联用治心脏病。

上面解决了心脏阳气的问题，可还有下焦水寒上犯怎么办？老师说加入泽泻、炒薏苡仁，分别走下焦左右路，引水湿排出体外，使水湿不再上犯射心。心阳只要强大起来，水湿不再上犯射心，就不会再做阴邪之梦。

方子为：瓜蒌 20 克，薤白 20 克，桂枝 20 克，炙甘草 10 克，红参 15 克，红景天 20 克，银杏叶 30 克，酸枣仁 20 克，炒薏苡仁 20 克，泽泻 15 克，生麦芽 20 克。3 付。

老师说，这病人脾胃还好，土能制水，所以才能暂救心火。

心脏病的患者，除了戒水果外，也不能轻易碰冷水。西医可能会以为冷水又没什么致命的细菌病毒，碰碰又何妨。当然，体格健壮的碰碰没事，可心脏阳虚的病人，或坐月子的妇人，或经期的女子，疾病的加重恶变往往在这里种下病因。故《菜根谭》说，老来疾病都是壮时招的，衰后罪孽都是盛时造的。水果为何要戒口呢？生冷伤阳啊。

◎ 药中四维

晚饭后，我们和王蒋一起散步，经过大药房，老师也刚吃完饭。因为下午老师购买了几万元药材，有龙骨、牡蛎、玄参、大黄等。老师叫我们帮忙把玄参装袋打包。我们边装边尝了一下玄参，看看这味经常用到的药究竟有啥魅力。

玄参甘甜微苦，能降火凉血解毒，柔软多汁能滋阴。还有点咸味，中药学说咸能软坚，所以玄参还能够散结，用以治疗咽喉肿痛、疮毒结块。

老师常用于两个名方中，一是消瘰丸，玄参、生牡蛎、浙贝母，治疗咽喉、食管有痰火结块，咳吐不清，或慢性咽炎；一是四妙勇安汤，玄参、金银花、当归、甘草，治疗各种瘀血热炽的疮痈肿毒。我们边装玄参边问王蒋，玄参，《药性赋》里怎么说的？王蒋脱口而出，玄参治结热毒痈，清利咽膈。

接着我们又准备装大黄。老师说，大黄还晒得不够干，先别忙着装。大黄，《药性赋》是怎么说的？王蒋吟道，通秘结，导瘀血，必资大黄。我们也说，《用药传心赋》里讲，大黄乃涤荡之将军。

大黄是药中四维之一，四维非常重要，治疗重症疑难杂病，往往要用这四维来力挽狂澜。古书云："礼义廉耻，国之四维，四维不张，国乃灭亡。"明代张景岳把附子、人参、熟地黄、大黄称为药之四维，是治病保命要药，"人参、熟地者，治世之良相也；附子、大黄者，乱世之良将也。兵不可久用，故良将用于暂，乱不可忘治，故良相不可缺。"后世也有把熟地黄换成石膏的，说药能起死回生，往往都在于此四者。

张至顺老道长说，他以前四百味药，只能背二百味，他又挑出一百二十味来常用，现在他只用八十七味。他说这八十七味顶得上一千味，为什么呢？

老道长又说，这跟带兵一样，挑的是子弟兵，精选了又精选，良医用药犹如良将用兵，在部队里，有当班长的，有当排长的，有当连长的，而我挑的是团长。

老师也说，他现在用药也在努力琢磨把药味开得越来越少，越来越简易，简易更能解决问题。不断简易的过程，就是在不断尝试选用良相将军。

真是练兵之道在于练将啊！有位草医郎中，他处方用药，擅长精选一两味，我们请教他如何用药，他说，用药需要用药中将相。我们问药中将相在哪里找？

他说，有部书叫《本草害利》，讲的都是药中将相，学药者先读此书，便知道如何趋利避害，用药中猛将，而不至于畏手畏脚。

第29天　专门治痒的专病专方

3月23日

◎休息是最好的药

汽车长期超负荷运载，引擎会出问题。人也是这样，生病起于过用。

老师也是这样，这半个月一直超负荷看病，本来可以限号、下午不看病人，但医不叩门，有很多外地的患者过来，根本不可能拒绝。这些日子，四个人抓药，都忙得晕头转向。老师看病的重担更可想而知。正气强时无所谓，可过用心力，正气虚时，疾病便乘虚而入。老师因此也看出病来了，这两天开始咳嗽吐痰，咽痛。

现在很多人与其说是病了，不如说是累了，休息就是最好的药。老师往往稍微休息休息，很快又龙精虎猛。可老师经常连休息时间都用在修学上，上午看病，下午讲学，晚上还看书到深夜。任何一个有心的学子，只要看到老师的行持身教，就知道怎么学医了。在老师身边，看到老师行胜于言，即知即行，就能受益颇多。

我们天分没老师高，努力也不如老师，又有什么理由来放逸呢？精进吧，学子们！一个学子最大的障碍就是傲慢与懒散。作为弟子，不能克服傲慢与懒散这两种烦恼很难成功。天天老师在身边耳提面命都没用。医道没有主人，大精进者得之。

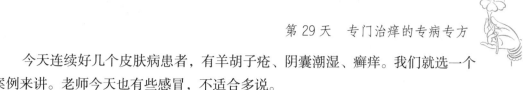

今天连续好几个皮肤病患者，有羊胡子疮、阴囊潮湿、癣痒。我们就选一个案例来讲。老师今天也有些感冒，不适合多说。

第 8 个病人，是个中年男性，血压偏高，周身瘙痒，缠绵难愈，看他舌苔厚腻，且口气很重。老师摸他脉后说，小肠脉堵住了，你肠道很差。

心与小肠相表里，往往小肠脉堵住了，心脉也会搏动得很辛苦。心脉搏动辛苦，头部就会供血不足。古书里说，心布气于表。心的动力不够，阻力增加，皮肤表面的血液循环就会变差，不能及时地把血氧带到皮肤表面。所谓气虚则麻，血虚则木。所以皮肤表面特别容易麻木瘙痒。

这个病人问血压高怎么办呢？老师说，血脉一通，血压就会降下来，大肠一通，瘙痒就会慢慢减轻。这个病的治疗还在下焦肠腑，肠积引起心烦、头晕、皮肤差，釜底抽薪，则诸症可除。

怎么抽呢？老师用三妙散加泽泻，抽肠道湿热从小便排出。再用两组药对，即苦参、艾叶，火麻仁、鸡矢藤，抽周身湿热积滞从大肠排出。这八味药是上病下取，不是专治头晕、皮肤痒，却是从整体来调头晕、皮肤痒。

◎ 治痒专药

随后，老师又加入八味药，分别针对头晕、皮肤痒的。

头晕是后背清阳不升，老师用桂枝、白芍、丹参、葛根，通心阳，升后背清阳。再用威灵仙、菖蒲、胡麻仁、何首乌四味药，专门针对皮肤瘙痒而治。

病人又问，我这背凉也能治好吗？还有皮肤瘙痒。老师说，没事，把你肠道通一通，拉几泡屎就会好的。

方药为：苍术 20 克，黄柏 10 克，炒薏苡仁 30 克，泽泻 15 克，艾叶 8 克，苦参 8 克，火麻仁 30 克，鸡矢藤 30 克，桂枝 15 克，白芍 20 克，生姜 20 克，大枣 5 枚，菖蒲 20 克，威灵仙 20 克，生何首乌 30 克，胡麻仁 20 克，丹参 20 克，葛根 30 克。4 付。

上午看完病后，才 11 点多，老师歇会儿，我们则在看国医大师的书，宏姐在整理笔记。作为医子，没有成绩时，笔记不停止，当有成绩时，笔记仍不止，修学精进要贯穿一辈子，精进是修学最大的善根。

宏姐讲到她在北京学的微观脉法跟老师宏观把脉有些不同。是啊，中医宏观调气机升降，复归于常；微观具体到某一病，特殊的归经、脏腑，也有它的特色。

宏姐在宿舍里吃素时，觉得很丰盛，其实不过是小炒几个素菜而已。吃清淡的素食，心平气和，素食能够让肥人变瘦，让瘦人增肥，归于健康。

为什么呢？因为素食消化快，不撑时候，这也是王蒋这一个月来的体会，吃完后不撑时候，吃完这顿想下顿，老有饥饿感。人有饥饿感，是件快乐的事。吃饱吃撑，却不是个好事。素食能够治病，原因也在这里，它把人的饥饿感养起来了。饥饿感可以消化食物，也可以消化病气。但吃撑了却容易害病。客家有句俗话，叫猪撑大，人撑坏，狗撑到骨捱捱。荤食容易撑，素食却不容易撑。

所以老师的师父张道长经常说："少吃荤多吃素，月光底下常散步。万缘齐放下，长寿如彭祖。"这句话可以作为健康座右铭，不是放在桌上，是放在心上。

下午老师也回卧室睡觉休息。老师很少休息的，这回确实生病了。

年轻人睡上一觉，很容易又龙精虎猛。睡觉是免疫力的第一道防线，人不是累了困了才去睡觉，而是时间到了就要去睡觉。

第30天　脉势用药思路

3月24日

◎名医传记很重要

今天第1个病人是个老阿婆，来复诊的。老阿婆很开心，我们更开心。

老阿婆是慢性胃炎，头也痛，腰肾也不好，腿常抽筋，有些浮肿。三天前来看时，胃里烧得慌，老反酸，脚也没劲。现在3付药下去，不反酸了，脚也有劲了。

我们马上翻阅老师以前的方子，一看还是降气顺气的思路。老师用吴茱萸、黄连这左金丸的方子，治理肝火犯胃、胃失和降引起的烧心反酸。

这是金元四大家之一朱丹溪的方子。名医的方子很重要，但名医的精神更重要。大家可以去看看罗大伦老师写的名医传记，讲的大名医的小故事，却透露出大风骨。学名医，如果不懂名医求学之心，就不能真正透达名医精义。

老师叫我们多注意这些名师传记的苦学精神，比如朱丹溪半路学医，中年才志于医道，拜罗知悌为师。朱丹溪先后求访十余次，均吃了闭门羹，他不仅没灰心丧气，反而志益坚，心益诚，日恭立于其门，风雨不易，三月有余。最后成为滋阴派的祖师，金元四大家之一。

有了这番苦行精神，难行能行，学什么学不成呢？所以学子不怕起步晚，就怕吃不了苦。我们要常拿名医传记中这些苦学精神来鞭策自己。现在为何学医的人多，有成就的人少？因为他们大都缺乏鞭策，而自我控制力又不够，于是半路打退堂鼓，自难有正果。

言归正传，左金丸临床上用得也很广泛，按照方证对应的思路，只要病人出现口苦、吐酸或头痛，三个症状出现两个，这张方子用了就能奏效。

黄连大苦大寒，泻心经之客火，使心肝之火不能犯胃。吴茱萸辛热，下气最速，善于降胃气而止呕。跟黄连相配，寒温并用，辛开苦降，直接解决烧心反酸的问题。

古方很重视剂量，左金丸是黄连六两，吴茱萸一两，是六比一的比例。老师还加入 20 克的海螵蛸，制酸收敛。

老师说，把脉不单要把胃脉，还要把整个人体的脉势。比如说这位老阿婆整体脉势是往上越的，所以腿脚没劲，容易抽筋。由于水气往上越，肺不能肃降，所以腿部也出现浮肿现象。

◎ 血水互换治肺

关于治肿，宏姐说，可以血水互换。这是《伤寒论》的思路，即血不利则为水。这是说病人血脉不通利就会水肿，同样的，水湿不能正常地肃降、排出膀胱，也会造成瘀血体质。这时，既需要活血，也需要利水渗湿。但病人整个气机都往上逆，所以选用活血药物时要特别注意，需要选用那些既能活血，又能引药下行的。

老师重用牛膝，活血引血下行，再用益母草、薏苡仁，利水湿之气从膀胱出。这三味药，主要是针对血脉不利、水湿不行的。

整体的脉势往上越，胆胃之气不降，肝阳上亢又该怎么办？老师用枳实、竹茹降胆胃之气，龙骨、牡蛎引亢越的水火下归其位。这四味药是针对脉势上亢的。

脚抽筋怎么办？加入淫羊藿、小伸筋草，见一个治一个。

整个方子都是以肃降为主的，老师常说，不可一味地升，亦不可一味地降。所以加入 8 克的柴胡，欲降先升。

老阿婆服药后来复诊，既激动又高兴地说她好多了。

方药为：黄连 8 克，吴茱萸 5 克，海螵蛸 20 克，生甘草 10 克，杜仲 20 克，川牛膝 20 克，益母草 15 克，炒薏苡仁 25 克，枳实 15 克，竹茹 20 克，龙骨 20

克，牡蛎20克，淫羊藿30克，小伸筋草15克，柴胡8克。3付。

◎左关郁用柴胡，右关郁用木香

第3个病人是从长沙赶过来的，刚下了火车，他想看完病就回去。

这几天有很多病人都很急，看病赶时间。老师说，脉道不静，看不好病。

《内经》说："诊法常以平旦，阴气未动，阳气未散，饮食未进，经脉未盛，络脉调匀，气血未乱，故乃可诊有过之脉。"所以古人选择早上看病。

"你脉道不静，坐了那么久的火车，整个人都晃荡晃荡的，全身的气机都没有定下来。"我们也跟老师一直谈论这个问题，外地病人，本来舟车劳顿就很辛苦，会加重病情，或者引起血脉假象，这样不利于摸脉看病。一般这种情况，老师都建议病人稍住几天，治疗时可以两三天调调方，慢慢调理。

这时宏姐也问，药方里那么多降气的药，药物的数量有没有讲究？

老师说，脾气上逆得厉害，下面肠中的脉又有些瘀滞，可以用降香或牛膝，既降气机，还活血化瘀。病人如果还有感冒，咽喉不利，可以用柴胡透透气。方子中降气的药，数量不在多少，而在于它们有没有协同作用。

譬如高速公路上，一百辆车，一千辆车，朝同一方向按道行驶，都不会出问题。可如果有一辆车往相反方向走，逆行，那就要出大问题了。

所以用药要顺着转，如果反着转就麻烦了。该通的通，该降的降，该顺的顺。不在药物的数量多少，而在药性五味。比如，左关郁用柴胡，右关郁用木香。左脉不升用柴胡、桂枝，右脉不升用桔梗、葛根。左脉上实下虚不能下降，用川牛膝引血下行；右脉上盛下虚，冲气上逆，用赭石引气下行。左脉水湿上泛，用牡蛎往下收，右脉水湿泛滥，用龙骨往下收。左脉下焦有湿，用泽泻、黑豆利出去，右脉下焦有湿用炒薏苡仁、冬瓜子利出去……

老师基本上把怎么凭脉势用药的思路都告诉了我们，这样治起病来，在大方向上就不容易出错。

又来了个啃手指甲的小孩，把手指甲都啃烂了。老师交代他父母给他买个手套戴，并说，你现在已经六年级了，还啃手指甲，再啃以后就长不大了。

老师说，手指甲也是一味药，指甲为肝之余气所化，能疏土解毒通肠。

这孩子肠中有积滞，日久不化，郁而化热，你们别再给他吃水果了，越吃水果，肠道越没动力，更不要买街边小吃，特别是那种麻辣条，吃坏了很多孩子。零食养病不养命，这句话说了千百遍，还要再说。

老师说，来这里看病的人，要么是吃坏了的，要么是气坏了的，占了大多数。

提到指甲可以入药，我们就问老师，有不少西医或者反对中医的人说，中医把这些头发、尿都当成药，非常可笑。

老师马上说，头发制成血余炭，发为血之余，止血最快。指甲放在香烟里抽，专治呃逆、打嗝，能降逆气、化浊气，一试见效。还有童子尿是跌打损伤良药。西医从小便里提炼出尿激酶，治疗脑血栓、中风。

中医用童子尿治疗跌打损伤、瘀血已有几千年历史了。像这些民间偏方验方都是相当有效的，才能流传这么久。能存在，就有它合理之处。

◎ 强强联合——治疗顽固腰腿神经痛

第 20 个病人，77 岁。这老伯有些犟，他是老兵，在战场上摸爬滚打多年，全身都是战伤，现在这身体越老越不好受，整个腰到腿都麻痛不利索，还有椎间盘突出。老伯脾胃还可以，如果脾胃不行，用祛风湿治腰腿痛的药，就容易伤胃。

对这个严重腰腿痛的病人，主要是对病治疗，需要解决病人的燃眉之急。

老师动用了四个偏方、秘方，把它们糅合在一起。有两个偏方、秘方还是民间草医传给老师的，专治各类腰腿痛，堪称专方专药。这里的任何一个方都是效果杠杠的。

老师开完药后，稍作解释说，黄芪、青风藤、黑豆三味药专治腰椎间盘突出，是个非常有效的验方。

第二个是鹿衔草、透骨草、伸筋草，这三味药专门引药入筋骨，专治单纯性的腰膝筋骨肿痛炎症。对关节不利索，非常好使。

第三个方，只有两味药，是猪鞭、党参，这组药对是民间草医的验方。老师冰箱里常年放着猪鞭，经常用到。猪鞭不是壮阳的，是治疗腰腿疼痛的，专治严重的坐骨神经痛，属于腰椎间盘突出压迫神经的那种。

第四个偏方由四味药组成。兵无向导不达贼境，药无引导也难到病所。这四味药有两味是植物药，两味是动物药，分别能引药入腰肾、督脉，即杜仲、金毛狗脊、鹿角片、土鳖虫。

上面四方合用，是老师治疗顽固腰腿神经痛的底方。强强联合，共同作战。

随后老师又加入延胡索、当归尾行气活血，再加入枳实降胆胃之气，生麦芽舒发肝气，一升一降，一气一血，让气血能流通起来。

老师说，这方子下去，基本都能好转。如果还痛的话，就得考虑用马钱子了。

如果病人湿气特别重，可以重用白术，疗腰部湿浊、死血。

如果病人腰部风湿厉害，可加入五加皮。五加皮是味好药，既能治腰间多余的水湿，有利水作用，还能补肾通经络，更奇特的是它还能强壮心脏。心脏力量不够，风湿、死血就很难排出体外。五加皮强心补肾，祛风通络，活血利水，可谓面面俱到。所以南方流传着这样一句民谣，不要金玉满车，宁要五加一把。说明五加皮是非常实用的。南方民间，单用五加皮泡酒，就是治风湿、祛腰痛的良方。

老师又说，如果病人腰骨破裂，还可以考虑用骨碎补、补骨脂等。如果是腰痛如折，像要断了的话，就要当作伤科治疗，可加入苏木、自然铜、续断等。

这些灵活应变的思路，让我们眼界大开。以前读书时，从未感受到治病用药思路可以这样大开大合。如果说以前在大学里学医是练套路拳法，那么在老师身边跟诊，便是直接上场对打，每天都洋溢在进步的喜悦中。

方药为：黄芪 40 克，青风藤 30 克，黑豆 30 克，鹿衔草 40 克，透骨草 15 克，小伸筋草 15 克，党参 20 克，猪鞭 3 条，杜仲 30 克，金毛狗脊 20 克，鹿角片 10 克，土鳖虫 8 克（研末冲服），延胡索 20 克，当归 20 克，枳实 15 克，生麦芽 20 克。3 付。

第31天　治咽不能单看到咽

3月25日

◎ 日记可以少，不可以断

今天星期天，已经限号看病了，说是看三十六个就不再看了，已经推掉了一些病人，可老师到后来还是不忍拂逆这些从外地赶过来的病人，比如来自石家庄、山西、广西、广东等，一不小心又看了五十多个病人。

五十多个病人的药单抓下来，周师傅说他转得晕头转向，幸好这几天有陆东在这边顶上。她手脚麻利，干活不累似的。她是世界级的导游，每年只要带一两个团，就基本够一年生活费了。所以她在各大都市玩累了，就躲到老师药房来，学学传统中医，也调调身子，还可以向外国友人介绍中医。

最辛苦的就算王蒋了，他也感冒了，这种感冒不单是时令气候变暖的原因，还有药房的药气逼人，烧煤的煤气也呛得他脸红咳嗽。他时不时出来透气，坐在周师傅摩托车上背《药性赋》。

创涛也感冒了，所以这两天写跟诊日记就简略些，但绝不间断。我们把跟诊日记当成每天的定课，日记可以少，不可以断！

做定课，可以消除各种懒惰、骄傲障碍，修学最大的两个拦路虎，靠这定课可以对治。老师常说，没有成绩时要戒一个"懒"字，有成绩后就要戒一个"骄"字，定课可以将骄懒二病转为勤谦二宝。曾国藩就是凭借坚持一辈子写家书、记日记来对治骄懒二字的。他讲到，讨人嫌莫过于一个"骄"字，家败离不开一个"懒"字。人能不骄不懒，家无不兴，人无不旺。

老师经常教我们爬山运动要悠着点，可现在看病的时候，形势大过人，却悠不得了。人生病了，才知道病有多苦，病人有情绪是自然的，医生却不能有情绪啊！

怎么减少情绪反应呢？一个人心量大，情绪就小，常想自己的，心量小，易动情绪，贪欲纵如芝麻许，竟引痛苦无边际，而常想他人苦，情绪自消除。

第 1 个病人是脂肪瘤，有黑眼眶，腰围很粗。我们一下子就想到肝郁脾滞，这病人中焦升降出入肯定相当辛苦。果然如此。

治疗脂肪瘤，还是要宗脾主肌肉。肌肉脂肪出问题了，要找脾胃。

老师说，你这是肝郁脾滞，把树木栽种在水泥板上，它的根怎么能扎下去，这是肝木不能疏土啊！脾土不疏，不就硬邦邦地长瘤长结块吗？毫无疑问，加强版逍遥散就上去了，再加上皂角刺、海浮石、半夏、天南星这些化顽痰的药。

第 3 个病人，45 岁，女性，身体微胖，是从石家庄慕名来找老师的。老师摸她脉象，涩滞艰难，说她下焦瘀得很。

病人说，她有子宫内膜异位症，按下去小肚子会痛。按中医的说法，一般疼痛拒按为里实，疼痛喜按为里虚。里实当攻之，里虚当补之。

这个病人是小腹瘀堵实证为主，老师便叫我开桂枝茯苓丸，再加穿破石、鳖甲、三棱、莪术等攻坚散结的药。破积药用了后，人都会比较虚，所以适当加些补药，如黄芪、当归尾、杜仲、桑寄生、川续断。

方药为：桂枝 15 克，茯苓 20 克，桃仁 15 克，赤芍 10 克，牡丹皮 10 克，穿破石 50 克，鳖甲 30 克，葛根 30 克，三棱 15 克，莪术 15 克，黄芪 40 克，当归 20 克，杜仲 20 克，桑寄生 20 克，川续断 20 克。10 付。

上面两个病人，都要戒鸡蛋、糯米等黏性食品，因为这些黏性食品吃到肚里，会让血脉更加走不动。

◎龙骨、牡蛎乃治痰之神品

第 12 个病人，一来就说他慢性咽炎，治了四五年都没好，经常咳痰，现在咳得腰都痛了，眼睛看东西也比以前模糊了。

老师叫他伸出舌头来，舌苔黄腻，舌尖红。又摸了他脉象，说，你肚脐周围都有湿，堵住了，气往上冲，下不去，不能再吃那么多了，别吃面食了。

老师把脉说，要特别重视这病人的脉势，这病人的脉左右关部都郁住了，胆胃之气上逆，所以咽炎的病迟迟不能好。

老师回头对我说，这病人要用到龙骨、牡蛎，你回去看下张锡纯的书，里面说，龙骨、牡蛎乃治痰之神品。后来我们回去看书后才恍然大悟，老师用龙骨、牡蛎有他独到的用心。龙骨能引上逆之火下归其宅，牡蛎能把上犯之水往下收。我们看痰湿怎么生成的，就是水火不和炼出来的。如果水火调和，炼出来的就不是痰了，而是精血。用龙骨、牡蛎这种治痰用药的思想是高屋建瓴的，治的是一种气势，从上往下顺，把痰涎上逆作乱的病势顺降下来。

中医很讲究取类比象，龙骨是巨型动物死后埋到泥土里的化石，这里面就有一个潜阳的特性。而牡蛎也很奇特，它潜藏在海底，在波涛汹涌的大海中，能沉降安定下来。所以这两味药，一般人只知道用于收敛固脱，却不知道用于治理顽固性痰病、痰火上逆，也有它们的独特之处。

既然知道这个病人胆胃之火上逆，聚在咽喉形成痰结，那么治疗起来就直接化痰散结、疏肝降胆胃就行了。化痰散结，老师一般选用消瘰丸，再配上龙骨往下收。这里治的也是脉势，痰涎上犯，会引起脉势上犯，龙骨、牡蛎把脉势顺降下来，痰涎自然就降伏下来了。

咽炎，几味引药入咽部的就有用，即射干、牛蒡子、凤凰衣、半夏。射干疗咽痹，牛蒡子疏风壅之痰，凤凰衣治咽痒而咳，半夏燥痰湿于咽。

这四味药能令药性持久徘徊在咽喉部。老师说，特别是半夏，它的中毒表现主要是在咽部。过用生半夏引起的咽喉麻痹，直接用生姜就解决了。所以我们看半夏厚朴汤，能治疗咽中有梅核梗堵感，道理也是在这里。

老师说，治咽不能单看到咽，单看到咽治不好咽，要看到肝胆肺胃，甚至整条消化道，因为它们都会上逆犯咽，所以要降肝胆肺胃肠之气。这病人两边关部都亢盛，可见肝胆肺胃都降不下来，咽炎才拖得那么久。所以用龙胆草、枇杷叶降肝肺之逆气，用枳实、竹茹降胆胃之逆气。是不是降下来后就完事了？不是的。

老师说，单纯降气，不帮着把气机转一圈，只是硬降是降不下来的，所以要用疏肝理气的药来开路，如柴胡、木香、苍术。基本上这个药方就照顾全面了。

方药为：玄参 20 克，浙贝母 10 克，牡蛎 20 克，龙骨 15 克，射干 15 克，牛蒡子 15 克，凤凰衣 20 克，半夏 15 克，龙胆草 4 克，枇杷叶 30 克，枳实 15 克，竹茹 20 克，柴胡 10 克，香附 15 克，木香 15 克，苍术 15 克。7 付。

这个病人的脉势是往上冲的，老师说要顺其性，就用理气降气的思路往下顺降，使痰水能归于正途，而不会上犯作乱。

痰生百病食生灾，痰一般是饮食过度的产物，食物在脾胃中堆积不化便会生痰生湿，所以老师叫他别吃那么多了。食多则痰多，面食更容易生痰。

人到老年后，就像一辆快报废的车子，装载的东西越多，行走得就越辛苦。所以说老年人吃饱，不是在增加营养，而是在减损寿命，饱食减寿啊！所以老年人应特别注意这句话："好食不多食，快意处当止。"

◎ 用桂枝汤时配川牛膝

第 25 个病人，他坐火车来时，咽喉肿痛，声音沙哑。

老师只给他开了 1 付药，他当天吃完，复诊时说，嗓子不痛了。原来老师给他开的是桂枝汤和扁桃三药。什么是扁桃三药呢？就是我们前面说的威灵仙、白英、青皮，专治扁桃体肿痛。

而老师用桂枝汤时，一般都会把桂枝和川牛膝相配，这样身体上热的人，便不至于吃出火来，因为桂枝就是把火点起来往上烧、往外走，而川牛膝则把火往内收、往下走。这样一升一降，就形成一个圆圈，身体上下内外的寒热就能对流起来。

第 27 个病人，舌体胖大，经常咬到自己舌头。

老师说，用蒲黄这味药就很好。这病人舌苔白腻，舌质紫暗，是有痰湿，又有瘀血，所以舌体胖大，容易咬到。蒲黄活血利水止舌痛，舌为心之苗窍，它又能导心经之热火从下焦小便水道而出。

下午，老师则带上一群病号，浩浩荡荡地爬山去了。我们到旧书市场去淘了几本旧医书，因为今天是周日，旧书市场也挺热闹的。

我们广东有位名医叫何炎燊，何老是自学成就的。我们看历代名医，真正靠家传的很少，七八成以上都是靠自学成就的，可见医道无主人，自学自爱者成就。

何老的学医经历让我们感佩不已。当时何老自学中医被当地祖传的同行讥笑说，大海捞针。何老又去向一老中医请教脉理，老中医秘而不传。何老可谓尝尽上山擒虎易、开口告人难的滋味。可是所有的障碍对于有志者来说，都不是问题，何老遂改为自求。他想学医无非就三难，一是买书难，二是读书难，三是解惑难。首先就要突破买书难，何老正愁买不到书，突然听闻街上传来收旧书报纸的吆喝声，跑出去后惊喜地发现，收旧书的车子里就有残缺的医书，何老把它们全买了回来，并且经常去旧货场上淘宝，还跟收货大叔建立了良好关系。

从此何老读的书夜以继日地增长，当时没电灯，他常常宁愿白天少吃油，晚上也要点油灯，读书到深夜。我们现在轻轻松松地就可以得到这么多好医书，加上随时都可以得到名师答疑解惑，还有电灯不缺，衣食不愁，如果还不能将医术研透，那真的不如老一辈人之万一啊！

晚上，老师和郑姐特地买了米送到我们宿舍，老师还带了一大袋的香菇，说是他老爸种的，土生土长。我们打开香菇袋子，满室清香。

想想我们现在学医衣食不愁，老师还关怀备至，如果还不能专注闻思熏修，那真是愧为医子。有些学生认为自己资质不够，其实不是资质问题，是发心专注的问题。

> 无论要做什么事，养成习惯无困难。
>
> 如同运水与担柴，修学中医也不难。

第32天　小儿食积感冒怎么办

3月26日

◎弯腰驼背是自救

早上，我们和王蒋沿着富康小区里的道路往大药房方向走，发现有些老年人很早就出来锻炼，这些老阿婆、老大爷，普遍都是弯着腰，稍微驼点背的。

我们就随口说到，老年人为什么普遍弯腰驼背呢？后来想明白了，原来老年人心阳不足后，气血不能充分往头面上供，所以只能委屈脑袋，弯腰驼背，这样心脏就会舒服一些。看来，弯腰、驼背、低头也是老年人自救的一种反应。因为老年人的清阳已经没有足够的力气升那么高了。碰到这种体质的老年人，想一下，对治的应该就是《伤寒论》的桂枝加葛根汤了。

走着，走着，我们又看到上学的孩子，在家长的牵领下，吃着水果。一般家长会这样想，孩子上火了，吃点水果，不就下火了吗？即使不是治本，也能治标吧！那么水果可不可以让孩子经常吃呢？

其实老师反复提到，小孩属于少阳体质，阳火本来就不是很足，经常吃水果，不仅治不了标，还伤了本啊！会影响发育的。

这段日子，感冒发热咳嗽的孩子特别多，老师都要反复强调不要吃水果，把主食吃好，比吃什么都强。

今天第 1 个病人是小孩咽痒，说话声音难出，典型的寒包火的时行感冒。

老师用桂枝汤加扁桃三药，还用苏叶、葛根把寒气往上往外透，再用川牛膝把热火往下引，使寒热不交结在一起，咽喉就会慢慢通利起来。

这几天恰逢春天已到，整个大自然阳气都往上升，而气温骤降，又使整个自然界都处在冬寒的包围下，大自然都处于寒包火的状态，更何况我们人体。所以这几天虚火上炎，上热下寒，咽痛发热的病人特别多。

◎ 小儿食积一二三四

小儿食积感冒该怎么办？今天老师看了不少，有些是让家长回去买小柴胡颗粒加午时茶冲剂，还有一些是开中药煎服。

小儿食积感冒治疗起来一般从两个方面入手，两手都要抓好。一是解决感冒外邪的问题，二是解决食积气滞内伤的问题。

老师整体治疗思路常用解表通里。解表和通里是息息相关的，西医常说是胃肠型感冒，而在中医理论里则是肺与大肠相表里，大肠有积，则肺气不宣，容易感冒；肺气为寒邪所侵，不能正常宣降，则会引起大肠积滞。

所以治疗小儿常见病，如感冒、食积，从中医整体观论治，就相当有效。治积不忘宣肺，治感冒不忘通肠，这样外感得解，肠积得除，则疾病不治可自愈矣。

今天老师就用这个方子的基本加减，我们总结出了一二三四：一是什么，是一味葛根升清阳；二是什么，是二味苍术与鸡矢藤，苍术升脾清气，鸡矢藤降胃肠浊气，以排除积滞，老师常用这组药对减肥化积；三是什么，是三味调气畅中焦的药，即枳壳、桔梗、木香，枳壳、桔梗通畅气机，一升一降，木香能把脾胃中土的气机往周围布散，这三味药凡人体气机上下有不通滞塞之处，皆可用之；四是什么，是两组药对，即柴胡、黄芩，桂枝、白芍，柴胡、黄芩和解枢机，桂

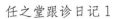

枝、白芍调和营卫。皮肤表面的开合升降复归于正常，一般风寒犯表的症状就可以解除。

我们编了一首方歌曰：

小儿食积感冒方，苍鸡枳桔木香帮。

柴芩桂芍解肌表，再加葛根升清阳。

苍术、鸡矢藤、枳壳、桔梗、木香是把小孩食积在胃肠的积滞化开，把内伤的气理顺，让积滞从肠道而去。柴胡、黄芩、桂枝、白芍、葛根则是用于和解枢机，调和皮肤表面开合，让外感风寒、湿邪有个出路，从汗孔而走。

感冒伤寒没有七天是很难康复的，郝万山教授把这种情况叫作外感病的七日节律，《易经》里叫"七日来复"。所以说人体生病痊愈的过程，也是通过时间来治疗的，故治病不能着急。老师常说好事不在忙中求。

这几天感冒了，也只好把跟诊日记放一放。人经历过大痛大苦后，才会看开很多东西，才能真正放下许多东西。

我们也想放一放，给自己放放假，毕竟笔耕码字是心头血的工夫。写不好的话，拿不出手，努力写好的话，也要殚精竭虑。自古文人多薄命，道理也在这里吧，思虑过度啊！

第 33 天　学药需要看它的冷门

3 月 27 日

◎时行感冒方

感冒的人留在宿舍休息，还未感冒的要多加留意。

医院是天下病气所聚之地，要正气存内，小心预防为上。

今天第 1 个病人是小儿感冒咳嗽，接着还有一系列或咳嗽或发热的病患，老师说这是时行感冒，就是时节到了，流行性感冒。

来任之堂的人可以喝到汤药，可有不少病人不能来任之堂，老师便拟定了一个时行感冒方，也是近来使用频率最高的，效果都不错。老师今天还在博客上发表了，称为近期感冒效方。

为何最近感冒特别多呢？老师说，现在正处春季阳气升发之时，而大自然又经常降温，大自然阳气上升，寒气下降，形成寒热包裹的现象。而人体也一样，阳气往上发，而外面风寒却往里侵袭，结果阳气发越不出来，就出现咽喉肿痛、扁桃体肿大或发热，寒邪外束在肌表，就鼻塞、流清鼻涕、脖子发僵、周身不适。

符合上面症状的病人，一般在医生指导下，服以下药 2 付身体便可得以舒解。

葛根 30 克，桂枝 15 克，白芍 25 克，生姜 15 克，大枣 5 枚，威灵仙 30 克，白英 30 克，青皮 10 克，川牛膝 15 克，苏叶 10 克，苍术 12 克，菖蒲 10 克。这是成人的剂量，一日一付，水煎服。

这个方子是解决寒包火型感冒的。桂枝和牛膝相配，这点比较独特。因为整个方子是偏于上升的、发越的，有热的人容易吃出火来，但因为有了牛膝，能引热火下行，这样身体的气机在升发的时候又能肃降下来，因此便转了一个圈。所以治疗寒包火的病症，有桂枝的地方一定要用牛膝，这样有升有降，才能寒热对流。而老师白芍的用量远远大于桂枝，也是为防止桂枝点火烧伤阴液，故白芍作添灯油之用。

◎重用丝瓜络治关节痰湿积滞

第 11 位病人是来复诊的风湿患者。病人来时，手关节肿大，屈伸不利，青瘀色。老师叫我们开桂枝芍药知母汤，方子调整了几次，手关节肿大消了不少，皮肤也显得有光泽了。这次她来复诊，说身子每天还会发热、肿痛。

老师帮她吊痧，拍打得她眼泪都流下了。老师说，先要把你关节肿大消掉。

老师给她重用了 80 克丝瓜络，老师说这个病不好治，他也是用大剂量，大着胆子给病人治。重用丝瓜络治疗周身上下风湿痹证，是老师草医朋友的经验。他说，治疗痹证，男的用金毛狗脊，女的用丝瓜络，效果特别好。

丝瓜络是个好东西，是民间常用的菜瓜布。有个民间偏方，治疗下半身风湿痹证顽固难愈，就是用单味丝瓜络，每次 100 克，连服十日，有不可思议的效果。刚开始我们想不明白这单味丝瓜络何以有如此功效，后来才知道这是中医取类比象的用药思路。我们看丝瓜络，它是非常通风透气的，在人体五脏之中，最像肺部。《内经》说，肺朝百脉，肺主治节。所以说，凡是血脉不通，关节肿大疼痛，有痰湿积滞的，丝瓜络正好派上用场。

老师摸脉后说，很多风湿病患者，血脉走不动，是痰湿瘀阻在里面。我们再看这丝瓜络，民间用它来洗碗除油垢，油垢就是人体的痰湿啊！人体的痰湿黏附在经络上，气血流通不利，就会得各种奇难怪病。丝瓜络能洗外面的碗筷油垢，也能洗人体里面的经络痰湿。又由于它性平温和，为寻常瓜果菜食之物，往往要重用才能发挥它的功效。

◎学习中药分四步走

中午，老师问我们，王蒋把《药性赋》背得怎么样了？我们说，他天天都在磨那本《药性赋》，基本都熟了。

老师点点头，后来又拿了张锡纯的《药性解》给王蒋，对他说，你把这本书当课外读物，一个月内读熟。王蒋接过，又开始了他的第二项任务。

老师说，学习中药分四步走，先是《药性赋》，背熟后，再跟中药学教材相互参阅，然后看张锡纯的书，最后靠《神农本草经》来收工。

这是一步一步由浅入深的过程。老师举用《天龙八部》中练功夫的描述，功力不到那个层次，就不能练那个层次的功夫，如果强行练，会出问题的。

老师说，适不适合学医，从脉象上也能看出来。寸脉亢盛浮躁的人，搞创作设计或许可以，但却不适合学医。学医的人心脉要柔和下沉一点，这样会沉稳些，沉稳才有助于悟性。

谈到沉稳，老师从柜子里拿出一竹筒的香。老师说，这竹筒里面的香条是用上好的沉香制成的。说完，老师便从为数不多的香条中抽出一根点燃。老师说，平时浮躁时，点燃一柱清香，再看书，气立马就顺了。气能往下沉，心就很安静。一柱青烟往上升，人神就很清醒，人的神气一清静，就能感应体会到很多奇妙的东西。学医学到一定程度，会把传统文化好的东西都融进去。

那该怎么学药呢？老师便举鸡内金这味药，问我们功效。我们说，鸡内金能消食化积、涩精止遗，还可以化坚消石。

老师说，你们要知其然，还要知其所以然。知道鸡内金的这些功效，还要知道它为何有这种功效。首先，鸡内金是鸡的胃，它能消食化积。第二，鸡啄了好多砂子进去，靠鸡内金来消化食物，鸡内金连砂石铜铁都可以消化，它可以消化结石瘀积就可想而知了。进化论认为，凡动物弱于齿者必强于胃。鸡的牙齿不行，但胃却是相当强的。第三，鸡是没有尿的，它靠什么？靠鸡内金缩尿从大便排出啊！所以鸡内金能涩精缩尿止遗。老师说，这点要特别重视。

学药需要看它的冷门，这是学医用药的诀窍。常见的药性，很多人都知道，像鸡内金消食化积，很多人都会用，可不常见的药性，比如涩精止遗，这就很少人用了。学医特别要重视这种细微差异。

比如，前列腺肥大、增生的老年人，下焦有湿热，尿频，该怎么办呢？如果吃补肾收涩的药，如桑螵蛸、益智仁，这样会让湿邪更难排出。如果用通利的药，本来老年人下焦就虚了，用了就更难受。而用鸡内金，就标本共治了，既治疗肾虚的尿频，也治疗湿热瘀积。因为体内有痰湿瘀血的，又出现尿频尿急，不适合用一般的收涩固精药。这时我们想到既能够健运消积，又能够收涩带补，这种对立又统一的药，都要谨记，把它用好。

《药性赋》里说，鸡内金理胃消食。仅此而已，学药的人非常容易忘记它涩精止遗的功效。所以大家知道的药性要知道，大家遗漏少用的药性更要知道，这样用非常的药性才能治好非常的疑难杂症。所以我们对那些越是偏门独特的药性，越是不能忽视。古人云，人弃我取，乃成大业。昔日韩信短小猥琐，不太讨人喜欢，项羽弃之，刘邦取之，如此，楚汉大业立分，最终天下归汉。

◎ 悟透半句多

然后老师又谈到《神农本草经》，老师说等我们学《神农本草经》时，每学一味药，都要编一首简单的方歌，然后作为一套中药入门教材。

老师说，《神农本草经》中每一个字、每一句话读通悟透都有它的大功用。老师便举蛇床子为例子，蛇床子主妇人阴中肿痛，男子阴痿湿痒，除痹气，利关节。就这"湿痒"两个字，用好了就能治很多病。比如，男子阴囊潮湿，女子阴道炎、湿痒，单用蛇床子煎水外洗，立即起效。如果再配上葛根、枯矾的话，效果更好。

蛇床子在《中药学》中主要是用于外科燥湿杀虫的。可用《神农本草经》这六个字，除痹气，利关节，却可以治疗内伤风湿痹证、关节疼痛。

我们以前读《神农本草经》，根本就是囫囵吞枣，不知味道，现在经老师一点拨，如拨云见日，原来可以用这种思维去悟医悟药。学到一种思维，比学百千种药更重要。真可谓愚诵千句，不解一句；智诵一句，解百千义。如果是智者，只要识得经典只言片语，就可以领悟其中百千万深微妙义。

它主要作用于人体阴部，由于它温阳的功效，还可以用于治疗不孕不育，如三子丸，即蛇床子、五味子、菟丝子等份研末，治疗男子阳痿不育、女子宫寒不孕。

老师常提到，既能解毒除湿，又可以温经通络的药物，更要特别留意。而蛇床子与露蜂房就有这种特效。一般的解毒药都偏于寒凉，故不能温经；而温经药又偏于燥热，不能解毒。而人体下焦阴部周围病变常含有两大病机，一是湿毒弥漫，二是经络不通。能把这两大病机统一起来治疗的中药，更是不同凡响。

解毒杀虫是祛邪，温经助阳是扶正，既能扶正又能祛邪的中药，这是神通广大啊！是不是要特别留意呢？

再比如，《神农本草经》里说黄芪治"久败疮"，这三个字就包含了内外科的众多疑难杂症，比如外科的皮肤疮疡、脓肿久不退，可用黄芪治疗，又比如内科的胃溃疡、十二指肠溃疡，久治不愈，也可用黄芪治疗。老师常用黄芪建中汤治疗内外溃疡久不愈，道理便全在这里。

老师说《神农本草经》中每一句话背后都有它的深刻意义，有时明白一个字一句话，就解决了一系列的疑难杂症，这也是老师临床多年反复阅读《神农本草经》的心得体会啊！古人惜墨如金，治病的灵感就在这文字笔墨中。千年的文字会说话，这是老中医的言教。真是习来千句少，悟透半句多啊！

这时又谈到跟诊日记，老师说，跟诊日记定位要高一点，太低了也不行，要定位成理顺中医的教材，以便能引导更多的中医初学者，还要帮助成长中的中医提高。

老师由授业解惑，渐渐开始传道了。为自身温饱计而学医叫学业，为天下苍生计而学医叫传道，为自己理顺中医跟为大众普及中医，就像牛迹水跟大海水一样，其量相差悬殊，有天壤之别。

第34天 万病不治必求之于脾胃

3月28日

◎平常服食山药，不能用炒，要用煮汁

早上，我们和王蒋在前往大药房的路上，昨天王蒋买了山药，他又开始看张锡纯的书，我们便问王蒋，山药在《药性赋》里何功？王蒋回答说，山药而腰湿能医。接着又说，要他按顺序全背，还有一定难度，但如果考他每一味药，那就没问题了。

我们又问山药补哪些脏腑呢？王蒋说，山药色白入肺，味甘香补脾，汁液浓稠养肾精，所以是肺脾肾并补。

我们今天把山药和红薯混在一起，用豆浆机打汁饮用，非常舒服。

张锡纯《医学衷中参西录》中特推崇山药治大病。山药乃寻常服食之物，性情平和，既能滋阴利湿，又能润滑收涩，像这些对立又统一的药物，能祛邪又能扶正，老师说都要特别留意。

但山药用作平常服食，不能用炒，要用煮汁，煮汁滋润之功更强。山药入肺，治疗烦喘；入脾，补脾祛湿；入肾，养阴，治疗消渴病，下消不能固涩。

才聊几句，就到大药房了。

药医身体病，不能医家庭病，家庭两夫妻如果相互斗气较劲，这种病非药物所能，用中药理气也有效果，但不能全依赖中药。

《呻吟语》中讲，夫妻之间各自责天清地宁，各相责天翻地覆。为何人与人之间矛盾会那么多？因为常人都有这样一个通病，看别人过失如毛发细小也能察觉到，而自己过失通常如山大也不知晓。

今天这个抑郁症的患者，老师给她开了宽胸解郁的药，如栀子、淡豆豉、郁金、香附，这两组药对是解郁清热常用的。

老师对他们说，两口子脾气不要那么犟，她生病你也好不了，夫妻都是一条船上的。生气就像打篮球一样，把对方气得越狠，就像把篮球拍得越大力，反弹的力量也就越大，这些力量会加倍反弹到自己身上。所以你们要学会释放，就像吹气球一样，一味吹气没有释放，很快就会爆掉。你们要多释放，家中要有祥和之气才行。

◎ 笔筒塞纸实验

第 3 个病人是个 67 岁的老头，头晕好多年了，时好时坏，就像天气一样，说变就变。许多老年人都有这种体会。舌苔白腻，脉沉，寸脉尤甚。这次吃完 5 付药来复诊，他说头不是很晕了，就是后脑有点痛，还有额头有时也会痛。

老师说他小肠脉有些堵，小肠脉是在寸部，心与小肠相表里，他的头痛还是上焦虚火上冲，加上外寒。老师用收摄下焦虚火、兼散外寒以及通小肠的思路。附子、龙骨、牡蛎、泽泻、冬瓜子把上焦水火往下收，导利而去。用火麻仁、鸡矢藤、猪蹄甲把小肠脉调理畅通。

头痛不离川芎，前额阳明头痛不离白芷、葛根。老师再用川芎、苍术、白芷、葛根，把清阳升升，把外寒散散。

头痛顽固持久者必夹血瘀，必沉伏经络之中。老师随症加入延胡索、川楝子、蜈蚣、穿破石，因为这四味药穿透理气之力特强，周身上下气滞血瘀之处皆可通之。发表通里药容易耗气，所以加入黄芪、甘草补中气。

方药为：附子 25 克，龙骨 20 克，牡蛎 20 克，泽泻 15 克，冬瓜子 20 克，火麻仁 30 克，鸡矢藤 40 克，猪蹄甲 15 克，延胡索 20 克，川楝子 12 克，蜈蚣 2 条，穿破石 40 克，苍术 20 克，白芷 30 克，川芎 15 克，葛根 40 克，黄芪 30 克，炙甘草 10 克。2 付。

第 13 个病人，老师教她撞墙。

今天老师教好几个病人撞墙，背心寒凉的是督脉不通，直接用背撞墙。月经来时腹痛的也是经络不通，直接用屁股撞墙。

很多病人都觉得不可思议，看老师叫病人撞得啪啪作响。是的，就要这种效果，才能疏通经络气机。病人大多思虑过度，有团气郁在胸中，不用点劲去撞，还真的化散不开。

四肢冰凉也可以撞墙，那是阳气郁在里面出不来，所以鼻子容易流清鼻涕，手脚也没什么血气。这类病人，老师让他们撞墙，才几十下，鼻子不通气的，很快通气了。这样的病人好像浑身上下杂病很多，可撞墙后气一顺，说话中气都足了不少，这明摆着是运动不够啊。

很多病人来看病，老师都要叫他们配合运动疗法。撞墙的同时，还可以捶打小腹，别把疾病想得那么可怕，拍拍打打，让气血通通，就会好转。

老师做了一个笔筒塞纸实验，把一小团纸塞入笔筒内，你怎么去吹它都出不来，把笔筒反过来敲打桌子，震荡几下，那团纸就掉下来了。这个动作不正像八段锦的背后七颠百病消吗？可见经脉、肠道上的污垢瘀滞，是要靠敲敲打打，跑跑跳跳，才能弄下来。现在很多人都吃了不运动的大亏。

可惜很多病人宁愿相信吃药，寻访名医，也很少耐下心性来积极配合运动治疗。

◎ 治睾丸疼痛的五核丸

第 25 个病人，是从四川赶过来复诊的，是个大学刚毕业的小伙子，对老师的医术深信不疑。他说吃老师的药后睾丸就不痛了。

老师说，这个五核丸治睾丸疼痛还是挺有效的，五核之中可选两三味加入辨证方中，引药入睾丸。同仁堂的茴香橘核丸，就是专治疝气睾丸痛的老牌成药。

五核丸是老师从学术会上取来的经，分别为橘核、荔枝核、龙眼核、山楂核、川楝核。这五核大多是果子的核，植物繁衍后代靠种核，人类繁衍后代靠睾丸、卵巢、卵子、精子。中医取类比象，以核通核，专治睾丸疼痛。

上午看完病人，老师叫我们看一封邮件，原来是马来西亚的一位中医学子，想过来跟老师学习中医。随后老师便给他回复了。老师说，让传统中医在国外开花，传到国外去，也非常好啊！

◎ 人的苦乐境，实不在外境

今天石家庄的一位阿姨，是中医的爱好者、拥护者，也是老师的病人，她看了跟诊日记后，特别高兴，还把跟诊日记打印出来阅读。她说想为中医事业出点力，打算给任之堂学习中医的学子们出些钱、出些力，问我们有什么困难，打了两次电话，还说要寄台笔记本电脑过来。

我们说，没什么困难了，该解决的问题，老师已经解决了。

人在各种困难逆境，甚至缺衣少食、病痛之中，仍然坚持修学不退，精进不止，好像逆水划船一样，虽然进步一点点，比起顺水划船，功夫要强大许多。所以这种知困而学的进步更甚一层。正如诗词中讲，最苦的考验，更能开出芳香的梅花。

她还说想让老师的民间中医基金会尽快成立起来，她好出些力。

晚上下起了小雨，王蒋下午煎了药，忘了拿回来。我们吃完晚饭，去任之堂拿药，趁着药房清静，老师又讲了人体三焦的治法。

老师说，宇宙有天地人，人为万物灵长，居中为贵。人体也有上、中、下三焦，分别为胸、中脘、脐。中脘居中为贵，故万病不治，必求之于中脘脾胃，可见中脘的脾胃就是人体上、中、下的灵长啊！你们回去要好好看看李东垣的《脾胃论》，慢病久病，收功全在脾胃啊！

老师说，下面这句话，你们要回去好好参究，这里面的医道深得很，这句话就是治疗三焦上、中、下的口诀。所谓假传万卷书，真传一句话，今晚这句话，算是老师的真传了。老师说：**上焦天要清，下焦地要浊，中焦人要活。**

就像一首五积散，房上不喊房下喊。又如有病无病，防风通圣。这些名方之所以能传世，你一去分析，没有不是合乎这个道的。

第35天　川贝枇杷膏的民间制法

3月29日

◎ 开车的启示——宝马与二手桑塔纳

第4个病人一来就说，医生啊，我从河南那边过来的，上次吃药好多了，我过来一次不容易，能不能按这个方一直喝下去？

老师说，比如你开车，你试着把方向盘一直朝向一个方向，不调整不改变，不久你就撞车了，这开方就像调方向盘，要微微常调。

老师顺性而言，我们跟病患都恍然。所以老师治疗疾病，有时效不更方，就是说有效果了，就按原方继续吃，不随便改。但有时效也更方，跟上病机变化，把病人元气补足后，再一鼓作气攻邪而出。即老师常说的补补泻泻，有攻有守，有时宜将剩勇追穷寇，未可沽名学霸王，有时需要守得云开见月明。

老师喜欢用开车来比喻养生之理，比如一辆新的宝马跟一辆二手的桑塔纳，哪辆车开得久呢？明理的人都会回答要看谁开，会开车的人，二手车保养得好好的；不会开车的人，新车很快就会被折腾坏。所以身体不是不行，是你没有掌握如何使用身体的诀窍。真正的中医养生书籍，不是教你如何修理身体，而是教你如何使用身体。正如最高明的胃药，不是有形的物质，而是无形的使用脾胃的方法。

◎ 脚扭伤外洗方

第 19 个病人，脚扭伤后，康复期间又不小心扭到，拍片确定没错位，没骨折，只是脚踝有些肿。老师说，如果是急性扭伤，三五天内用栀子粉外敷，极有效。可如果属于慢性扭伤恢复期，那就要用外洗药，用其他的药来边泡边敷了。

老师的外敷药，主要以这八味药为主，即补肾、通筋骨、活血的思路。用骨碎补、续断两味药补肾带活血，这两味药顾名思义就是骨伤碎可补，断后可续。古书里也说了，大抵折伤之症，非碎补、续断不能疗。这是因为这两味药既能补肾又能活血的功效。骨伤后的病人，肾主骨，脱离不了补肾，以长骨头。损伤后的地方肯定有瘀血需要搬运走，这就需要活血化瘀的功效，才能把病理产物排掉。所以老师说，像续断这些既能补肾扶正气，又能化瘀祛邪气的药物，要特别留意。

续断和骨碎补是第一组药。第二组药则是小伸筋草与透骨草，也是顾名思义，能令筋骨伸缩通透，引药入筋骨。第三组和第四组药物都是活血的，为桃仁、红花、苏木、当归。若嫌活血力度不够，还可加入乳香、没药、艾叶、穿破石等。

方子为：骨碎补 30 克，续断 30 克，小伸筋草 30 克，透骨草 30 克，桃仁 15 克，红花 10 克，苏木 30 克，当归 20 克，穿破石 50 克，松节 30 克，艾叶 30 克。3 付，煎水外洗。

这个方子煮水泡脚，边泡边用湿毛巾外敷外洗，将经脉理顺。民间有种说法，叫伤筋动骨一百天。这很重要，凡筋骨损伤，一百天内要戒房劳，才能真正长好，将来不会留下后遗症。

◎ 虚弱如墙上芦苇——培土固本

第26个病人，身体瘦弱，不爱运动，老待在家里或办公室。

老师说，你血脉郁住了，要多运动啊！老师做了试验，病人的脉象先摸过后，做下记录，再让病人把手张开舒展几分钟，然后再替病人摸脉，脉象明显通达有力多了，这就是运动的好处。运动能令血脉充实有力，血脉充实有力，人就健康少病。

老师说，你身体不是缺乏营养，而是缺乏运动。你身体状态就像墙上芦苇一样，根基太浅了。你不应该只待在高楼大厦里，要到大自然厚土中去运动扎根。

墙上芦苇，头重脚轻根底浅，风往哪边吹，它就往哪边倒，是因为根基太浅。大自然的草木扎根深，生机盎然。所以运动要到大自然中去，而不是待在健身房里。

碰到这种虚弱的人，民间有句话叫一肥遮百丑，一壮压百病，只要让他壮实，强大他的脾胃，锻炼他的肌肉，身体就好多了。所以老师返璞归真，常会用些平凡的参苓白术散、四君子汤，来培土固本，治疗疑难杂症。

有个咳嗽三个多月的病人，弱不禁风，坐摩托车都害怕，风一吹就猛咳不止。

老师说，这是金钟罩卫表之气破了。就叫病人坚持吃参苓白术散，吃了半个多月，居然不怕坐摩托车了，咳嗽也好转了。

可见虚邪贼风并不可怕，怕的是你底气不足，这时需要培土固本。

◎ 白癜风必用的四味药

第27个病人，白癜风。老师说白癜风必用四味药，即制何首乌、乌梅、补骨脂、墨旱莲，这是公认能改善白斑的，可加入辨证方中。

还有一个外用方，就是用补骨脂100克，两三条蜈蚣，半斤白酒，浸泡一周后用来外涂抹，对于一些初病轻症的白癜风，效果还不错。

老师对于疑难杂病，各种方法一块上，打的是包围战。既有外用的方子，也有内服的汤药，甚至还配上吊痧，有时还用针刺与艾灸，真是海陆空三军作战。

第28个病人是飞蚊症，眼睛容易疲劳，特别怕强光。老师说，你这是坐办公室，看电脑太多了，用眼过度，凡物用尽则废，要留个有余不尽啊！

有句话叫无毒不丈夫，其实原话应该是无度不丈夫，真正的丈夫君子必是个明理的人，健康的人。明理健康的人有两个特点，一个是有度量，第二个是有节度。

这病人说，他按照老师说的去爬山了，他很少爬山，这回去爬了武当山，一鼓作气，爬到山顶，累得要命。

老师笑着说，你三餐不吃饭，一餐又吃了三餐的饭，这样不被饿死，也被撑死，哪有这样爬山的。运动过度，反倒会短命。运动要有分寸，运动的效果要做到这样最好，有点累，但又不太累，说不累，又有点累，这个效果最好。

老师这个太极式的说法，我们也受用。病人其实应该把这个标准放到生活中方方面面去，比如吃饭，有点饱又不饱，说不饱又有点饱，即是七分饱最好。又比如看电脑，眼有点酸胀，又觉得还可以继续看，好像不酸胀又有点酸胀，这时就要打住了，要留个有余不尽啊！否则用尽则废。不单废眼力，肝开窍于目，它还废肝血，肝主筋，用眼过度，它还废筋骨。所以很多人不知道，过度用眼看电视，会导致腿脚不利索，膝关节退行性病变。

十堰有个老阿婆，天天看电视，颈肩腰腿痹痛不止，叫她把电视关掉，腰痛就好了，以前各种补肾药，居然比不上把电视关掉这么有效。科学研究，成人每天看电视不宜超过两小时，十岁以下孩子要控制在半小时以内，老年人更要少看为妙。

可见这病根不在腰膝关节，怎么治腰膝都没用，罪魁祸首就在那双眼睛。中医看病就是整体观，下病上取，腿脚不利索，要在肝和眼上找原因。不知节制，百病丛生，人生病是病在失控。老师称之为行为约束力。行为约束力差的人，身体差，行为约束力强的人身体强。一个管不住自己的人很难管得了别人，一个改变自己很难的人，根本不用谈去改变别人。

◎ 打伤八厘麻，胸痹寻薤白

下午老师带我们去龙泉寺。我们问，要不要带上工具，在爬山时采药呢？

老师说，不用了，那里虽有草药，但不适合采。随后老师和我们一行五人，坐公交车，到了龙泉寺山脚下。沿着小道往龙泉寺方向走，山道两旁长满了绿油油的草药，特别是土大黄，一片一片的。在小山溪的边上，老师发现了八厘麻，八厘麻是湖北的土药材。打得满地爬，少不了八厘麻。一听这句俗谚，就知道八厘麻是跌打伤科要药。我们采了几株八厘麻，又拍了照片。

我们尝了一下它的根茎，苦涩麻舌，药书说它苦辛温，有大毒。因为它辛温，所以能通行血脉、活血化瘀。因为它有些苦涩麻舌，所以能镇痛。跌打损伤不外乎是瘀血疼痛，八厘麻活血化瘀镇痛，还可用于风湿痹痛。

以前犯人接受杖刑，又不容易搞到贵重的三七，就会找八厘麻。还有打架外

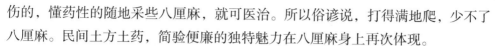

伤的，懂药性的随地采些八厘麻，就可医治。所以俗谚说，打得满地爬，少不了八厘麻。民间土方土药，简验便廉的独特魅力在八厘麻身上再次体现。

龙泉寺藏风聚气，众多山脉包绕，形成一朵莲花，寺庙就在花心上。龙泉寺是鄂西北最大的佛教圣地，因寺院里有一口清澈的九龙圣泉而得名。

从大雄宝殿出来，我们就爬百岁梯，半道上看到有对夫妻在采薤白。薤白也是一味上好中药，能通心部阳气。孙思邈《千金要方》里讲，心病宜食薤。薤白又叫小蒜，吃了后放屁多，肠积一去，胸中宽畅。在民间，薤白还是春天里极好的一道菜。《伤寒论》里有瓜蒌薤白白酒汤，专用这薤白治疗各种胸痹。

下山时在山脚下我们居然看到了马，村民用马驮运货物。我们在南方只见过牛，从未见过马，这回见到了马，忍不住在马前跟老师多照了几张照片。

◎枇杷叶止咳要去毛

我们下山时发现香店门前放了很多椿树的树子，叫椿树子，这药寻常药店没有，老师便问老板这药干啥用？老板说，当地人用来洗痒，感冒了洗洗也会好，煮水喝还可以治前列腺病。老师说，这么多作用，卖一把给我们吧？

老板说，这东西我们对面山坡随处都是，不要钱，你要多少随便拿吧。说完，老板便指向房子对面的一棵棵椿树，原来那就是椿树。

《药性赋》说："椿根白皮主泻血，桑根白皮主喘息。"椿树的根皮叫椿根白皮，专门治疗大便脓血、痢疾，还可以治疗妇女湿热崩漏，男子阴囊湿热、睾丸痛。而椿树子也有类似功效，主要是清热燥湿、杀虫止痒、涩肠止血。

椿树子和椿根白皮也是民间不可多得的好药，主要用于治疗男女隐疾、生殖泌尿系统的各种湿热疾患。由于椿树子收涩的作用，香店老板说还可以用于止咳。

老师说回去再查查资料，我们带一把回去，可以待用。

谈到止咳，我们想到川贝枇杷膏，而香店门口小溪边正种着一排枇杷树，枇杷叶不仅能降肺气，还能降十二经逆气。我们从小就知道川贝枇杷膏的大名。川贝枇杷膏有种民间的制法，是老师的草医朋友传授给老师的。

老师说，如果严格按照这种炮制方法，制出来的药膏有极好的功效。那么这川贝枇杷膏该怎么制呢？非常简单，就用三味药：枇杷叶、川贝母粉、蜂蜜。

首先枇杷叶用于止咳，必须把叶背上的柔毛刷去才有效。小孩咳嗽得特别严重时，在中西药针剂都止不住的情况下，可用枇杷叶一大把，把叶背的毛刷干净，然后切碎，放在大锅里加水煮三个小时，再把树叶捞走，加入 5 克川贝母粉，再熬五分钟。然后再加入半斤蜂蜜，再熬五分钟。这样就可以让小孩喝了，能喝多少就喝多少。一般晚上喝一次，第二天早上再喝一次，咳嗽便好了。

第36天　遍寻名医久治无效的小女孩

3月30日

◎愿力大小

跟诊日记写到现在也有一个多月了，相信用心读过的人，对老师的用药风格，还有中医思路，都会有个较清晰的认识。前面的主要偏重于药性汤头的分析，还有一些老师临床上常用的效验方总结，接下来我们会侧重于跟病人互动。

老师很喜欢张锡纯《医学衷中参西录》里的一句话，学医为自身温饱计则愿力小，为天下苍生计则愿力大。有这样的存心，一切不利都会化为有利，没有这样的存心，即使再好的条件，也会变为不利。

老师说，要随访，这样才更有利于完善医案，写好跟诊日记。效果好的要把经验总结出来，效果不理想的要把问题根源找出来。为治好病，全力以赴，有这样的心，有效果也成长，效果不理想也成长。

现在老师看病，如果碰到一些特殊的疾病，老师都会让病人留下电话号码，方便随访。当然我们也希望病人不管治疗效果怎么样，吃完药后都能给老师一个反馈。如果我们觉得有必要再追踪下去，可以进一步向病人收集病情，这样医患合作，才能取得更好的疗效。

毕竟治病不单是医生自己的事，更需要病人自身积极配合。一例成功的医案，可以给其他中医很好的启发。所以写跟诊日记、记录医案的意义，并不局限于解除一人一时之病，更大的影响力还在后面。

◎访尽天下名医的父亲

不论一时，而论长久；不论一身，而论天下。就拿今天来说，广西南宁一家长带着他六岁的小女儿来老师这里复诊。西医诊断为间歇性瘫痪，家长带着他小女儿跑遍了全国各大医院，还向很多中医高手求治，前前后后治了三年多，病情也没有大的改观。这次他找到老师，老师也尽力为他女儿医治，还特别在今天晚上请了十堰市几位中医前来会诊，大家一起齐聚在民间中医联谊会。

晚上 8 点左右，在座的十一个人，有友好医院院长王大军中医，太和医院翁庚民中医，在药房坐诊的向开全老中医，还有市区的李刚中医。这四位医师是老师请来为这个小女孩会诊的。老师、我们、王蒋四人，另外就是小孩的父亲，还有小孩的奶奶三人。首先是小女孩的父亲介绍小女孩的发病治疗过程，并把这些病历资料及诊治经过发给大家看，我们则做记录。

这小女孩 2006 年出生，剖宫产。2008 年一次手足口病后，就变得不喜欢玩了，当时并没有发热，可病后上下楼梯都比较辛苦，而且容易摔倒。随后连叫父母都开始费劲，父母去抱她时她就会发脾气，摔东西，甚至还要咬人。一两个月后开始流口水，接着连走路也走不稳，说话也说不出来。随后大小便开始控制不住，想拉就拉。然后四处求医治疗都没办法，阻止不了病情的发展。小孩开始不能吃饭，变得越来越瘦，脖子往后仰，很僵硬，只能喝米汤，走路都要人拉，坐也坐不稳。2009 年还可以稍微走点路，2010 年后连走路都不行了。

在北京协和医院做全方面检查，只是磁共振显示脑白质有轻微病变。但主治医师说，这不至于导致孩子现在的病症。在北大医院做腰穿，用现代西医的所有手段检查，都没有发现异常。

吃了广西某医师 3 周的药，主要是泻，可小女孩泻完后，也没有特别改变。又到广东某中医院做平衡针灸，针灸了一个多月，有细微变化，就是父母去动小女孩时，小女孩的眼睛会跟着转动，偶尔还会笑笑。

后又求治于山西某老中医，每次都是 10 付药，一共三次，吃后拉肚子厉害。该老中医主要诊断是痰。小女孩吐出来的痰特别黄稠，吐了很多痰。小女孩也越来越瘦，睡眠一直不好，病情却没有特别好转。

然后又到北京紫禁城国医馆，找京城儿科某老中医治疗，这次治疗了一个月。就有一个效果，就是孩子不流口水了，药中有一味药粉是用野兔脑做成的。在北京还找过某中医博士，调了一周，也改变不大。

后又找云南某中医看，吃他的药时间比较长，但症状也没有明显改观。

2010 年五六月份，确实没有办法，就在家里吃他外公的药，一天换一方，小女孩的外公是退休老师，对中医感兴趣，试了一个多月。这小女孩本来不能站立的，居然可以慢慢站起来了，睡眠也改善了。可再治两个多月，却始终难再进一步，语言障碍和手脚僵硬方面都没有改善。

又到厦门去找张姓医师，张医师怀疑是小儿手足口病用药过量的后遗症，于是天天观察，观察一周都不用药。然后他给小孩服用云南火山泥，小孩一吃火山泥四五分钟内就会睡，而且不超过三分钟。用了四五天的火山泥，小女孩的精神好了些。张医师说，小女孩以前吃的药太多了，用这火山泥解解药毒。然后又建议用四物汤煮排骨给小孩服用，一周吃五天，停两天。这样吃了一个多月，小女孩慢慢可以走一点路了，可以稍微放开手走一段路。

小女孩的父亲说，这是小女孩这两年来最好的状态，可张医师后来又去了北京，而这个最好的状态也只维持了一周左右，再过一段时间又走不了路了。

上面是小女孩父亲的口述，略作整理。

◎中医大会诊

天底下的父亲都是这样，只要有一丝希望，都愿意为孩子付出百千万倍的努力。

老师说，我刚开始诊断这小女孩是督脉受寒，寒主收引。小女孩有个特点，就是容易往后倒，痰气往上冲，正常人任督二脉像轮子一样往前转，小女孩身子往后倒，是阴阳反转。所以我刚开始是用药调任督，用竹茹、芦根、半夏降前面的胆气、任脉，用葛根、狗脊、巴戟天升后面的督脉，再用养筋汤润她的筋骨，可几付药下去没有什么反应。

李刚中医仔细摸完小孩脉，看完小孩以前的诊疗经过后说，我认为这小女孩是痉病，她脉象弦数，病在阳明、厥阴二经。小女孩咬牙，手又往上张，是阳明热盛入厥阴，阳明为多气多血之经，厥阴为风木之脏，风与痰交结在一起，往上亢，逼入脑窍。所以我认为要从清阳明来治疗，可以试试温胆汤和大定风珠的思路。

王大军院长说，小女孩舌苔黄厚腻，我赞成湿热偏多，可小女孩的大便是硬的比较多，软的比较少，可先从清阳明热来治。

向开全老中医说，这小女孩不能再攻了，要调脾胃，万病不治，求之脾胃。

翁庚民中医则说，这是非常罕见的病，国内最好的医院也看了，具体诊断都不清楚，但可以肯定是脑子里面的问题。有两种可能，一是手足口病感染引起的免疫反应，二是药物的副作用。这小女孩肝、脾、肾这三脏治疗是最重要的。中医看病最重要是要分清虚实，尽管小女孩舌苔厚腻，但还是以虚为主，虚中夹实。所以矿物类药还有温补的药都要慎用，中药治疗也要平和平淡为主，配合饮食、针灸疗法。

向开全老中医则说，攻下会让阴液消耗更厉害，补又滋腻，小孩未必受得了。

治病要分眼前与长远，不可急躁，眼前要先调脾胃，可用参苓白术散加味，把舌苔退了再说。

王大军院长也说了，小孩一直吃药都没能阻止她病情发展，我是以针灸为主的，这针灸康复是漫长的过程，不是一下子能转过来的。这小女孩并不是一般的精神疾病，吐吐泻泻就好，她是大脑智力渐渐减退。所以治疗更不能贪功急进，我非常佩服小孩子的父亲，尽到了真正做父亲的责任。

最后老师总结说，这小女孩先是手足口病，后变得急躁，是肝火重，然后流口水，是脾的问题，走路不稳也是脾主四肢出了问题，后来语言又出现了障碍，是肾主脑窍出了问题。从始至终小孩颈项僵硬，肝的问题一直存在。这小女孩病变是由肝到脾再到肾的。

这样，大家一起配合治疗这个小女孩，针灸方面就交给王大军院长，每天早上小女孩父亲都会带她去针灸。老师又拟定了一个食疗方，用怀山药、芡实、炒薏苡仁、焦大米、萝卜，煮烂后，取上面的药汁米油来服用，用这个来养脾胃，当饭吃。

老师又和大家共同商量，以养筋汤为底方，加些竹茹、芦根、枇杷叶、生姜汁以降逆化痰顺气。由于小女孩大便偏干，痰饮上泛，大家还建议加入瓜蒌仁。老师后来还加入土炒白术和炒鸡内金，起到肝脾同调的效果。老师先让小女孩吃一个星期再说。

这次会诊就是想合众人之力，看能否让这小女孩身心疾病得到改观。

第 37 天　降血压的三偏方

3 月 31 日

◎血脉不通的高血压单用穿破石、丹参

一位西安的女患者，今天早上看了病，拿了药回去吃，这是第二天即 4 月 1 日早上发来的短信，"余大夫，我是昨天去看病的，西安去的，昨晚服了一次药，今早感觉从嗓子有股清清凉凉的气息向上，然后鼻子里的气也清凉疏通了，很舒服。以前一到热的环境，或空气不流通的地方，一定憋闷难受，而早上去潮湿热烘烘的环境，清凉的感觉依旧，好像肚子里也有一股清凉之气，非常感谢了。"

她是今天的第 5 个病人，老师摸她脉后说，你胆囊有堵塞，以后别吃鸡蛋了。她说她血压也偏高，有时会头晕目胀。

老师说，你肝胆经郁得特别厉害，肝阳上亢。她说她的血糖还偏高。然后老师看她的舌苔，白腻，舌尖红。老师说她整个脉象都是向上越的。她问那该怎么办呢？

老师说，血脉不通也会引起高血压，这时单用穿破石、丹参两味药就非常管用，在临床上是经得起反复检验的。我们多次看到老师重用这两味药，穿破石80 克，丹参 50 克，治疗单纯性高血压，把左关脉瘀滞打通，几付药血压就降下来了。

病人问，平时要注意什么？脾气大身体差，心态好病魔跑。老师说，你平时没事就打打坐，站站桩，或搓搓脚，踢踢毽子，把气血往下引。

老师给她开了什么药呢？也是非常平常的药，就是天麻钩藤饮加熟地黄、茜草、丹参、穿破石。

◎熟地、茜草、苦丁茶——降压三药

老师在这里用了一个降血压的偏方，就是熟地黄、茜草、苦丁茶，这三味药对于单纯性高血压，有良好的降压效果，特别是肝阴不足、肝阳上亢的那种，这三味药就有效。用熟地黄来降压，很多人都想不明白。中医有种说法，叫水亏火旺，当一个人肾水亏得厉害，火气就会燎上来，就像池塘缺水，鱼儿就会烦躁不安，往上跳跃。想明白这个道理，就知道天麻钩藤饮里头，为何用杜仲之类补肾的药来降压了，也知道为何增水能够降火，缓解压力。

方药为：天麻 20 克，钩藤 20 克，石决明 30 克，栀子 15 克，杜仲 40 克，桑寄生 20 克，川牛膝 15 克，黄芩 15 克，首乌藤 30 克，茯神 20 克，益母草 15克，苦丁茶 5 克，熟地黄 20 克，茜草 15 克，穿破石 50 克，丹参 30 克。7 付。

◎便宜有效的降压小方

当今"三高"的病人太多了，三高的病，不是一两付汤药能搞定的，老师教我们要多收集些简验便廉的小单方，多临证试效。给了我们一本邓铁涛老先生审定的《中医简便廉验治法》，里面小验方、小招法俯拾皆是。

有一个方子是用红枣、山楂、鬼针草治高血压，水煎或泡茶皆有效。此方原载于中国中医药报，据介绍，乃一位民间医师所创。一患者被高血压困扰二十多

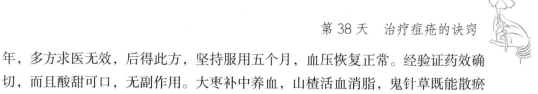

年，多方求医无效，后得此方，坚持服用五个月，血压恢复正常。经验证药效确切，而且酸甜可口，无副作用。大枣补中养血，山楂活血消脂，鬼针草既能散瘀消肿，又可清热利水。老师说，鬼针草又叫盲肠草，还能够通肠减压，肝与大肠相别通，大肠不通，压力就往头面冲。高血压的病人，保持肠通腑畅，恢复起来就快。这个小偏方也蕴含着深刻的医理啊！

第 38 天　治疗痘疮的诀窍

4月1日

◎孩子也郁闷

今天第 5 个病人是个小孩，晚上睡觉容易出汗。老师摸小孩的脉说，这孩子肝郁脾滞，小小年纪心思就很重，回去买点逍遥丸给他吃吃。你们就别娇惯他了。

俗话说，宠猪拱灶，宠儿不孝，宠妻胡闹。现在孩子的病一大半是宠出来的。

家长说，这不是女人吃的吗？老师说没办法给你们解释得那么清楚。这女药可以男用，妇人药可以小儿用，中医针对的往往不是具体的疾病，也不是男女老少，而是病人整体的气机升降变化。现代的小孩，有父母照顾着，还有老人照顾着，很多脾气都大得很，因此而生的病，也只能算是家长娇惯出来的。

家长接触传统文化少，很难明白教育的缺乏会带来身心的疾苦。《曾国藩家书》里讲，讨人嫌莫过于一个"娇"字，家败离不开一个"懒"字。这两个字打得破，一辈子会少生很多病，多活很多年。重要的话要讲三遍，像这么无比重要的话，要反复讲，天天讲。

古人说，祸患常积于忽微，智勇多困于所溺。这是说本来小孩成长可以变得大智大勇的，但却因为太过溺爱骄纵，结果却变得像病快快的豆芽菜一样。老师常比喻说，豆芽菜就是缺乏阳光、锻炼。要把他放到大自然去，经受阳光雨露的考验，才能健康成长。温室里长不出耐寒红梅，花盆里养不出参天巨木。所以很多疾病，都不适合在家里养，要到山里大自然中去养。

◎暴崩宜止，久漏宜清

第 22 个病人是来复诊的。月经不调，漏下几个月都止不住。看了几个月的病，都治不好，上周来找老师。老师只给她开了简单的归脾汤，断她心脾两虚，下焦湿热不去。我们原以为这药要吃一段时间才能好，毕竟人家治了那么久都治不好。可今天她来复诊说，上次开的药，喝了 1 付漏下就止住了，特别感谢老师。

我们马上翻出上次老师开的方子，原来是归脾汤为底，加上炒栀子 10 克，淡豆豉 20 克，大黄炭 40 克，艾叶炭 8 克。就这四味药，我们就明白了。以前的医生肯定都是用止血固涩的药物为主，可如果下焦的湿热不清除的话，血是止不住的。

中医有"暴崩宜止，久漏宜清"的说法。突然大出血，这种情况不论是何种原因，都急需益气止血，防止气随血脱。可如果点滴出血不止，时有时无的，往往与湿邪趋下、其性缠绵分不开。所以止血的同时，还要清热利湿，让湿邪有个出路。

◎养尊处优问题多

第 28 个病人，血压高，老排不出大便。身体肥胖，下巴赘肉多。

老师说，凡是病人下巴赘肉多，还有手臂下边赘肉多，这都从侧面反应病人心脏特别弱，血脉动力不够，血脉中的阳气不足以把瘀积搬走。

老师跟她说，你这身体血脉都走不动了，要多活动啊。病人舌下络脉瘀紫得厉害，可惜这几天我们确实病人太多了，否则的话，这样的病人也需要吊瘀。

病人说，我干不了活，一干就累。老师说，正因为你干活少，身上才没体力，血脉才走不动。人不是因为容易累，才不干活，而是因为不干活气血不活，才那么容易累。这个因果搞错了，会吃大亏的。你这小肠脉都摸不到了，肠道堵得厉害。你这病不是传染病，不是别人给你的，是你自己找上身来的。

我们总能从老师口中听到富有哲理的良言警句，这些良言跟良药一样重要，每天在跟诊台前，我们的笔都有记不完的内容。

师弟们很奇怪地问，我们没做多少笔记，怎么师兄那么多笔记？

我们笑着说，因为在我们眼中，每一句都是良言警句。对此我们充满了动力，如果对老师的法没有足够的重视，即使良言珍贵如金玉，你也会弃如敝履。

老师说，黄芪建中汤打底，她的水道、肠道都要通通。原来这病人胃肠没动力了，便秘也是虚秘，长期养尊处优，干活少，排便根本没有动力。

接着老师在黄芪建中汤的基础上，加了泽泻、益母草、玉米须通水道，利小便以去浊。大黄、鸡矢藤、火麻仁通肠道，排便以通腑。然后随症加减，病人有头晕、脖子不利索，顺带加上葛根、穿破石两味药，上通下达，疏筋通脉。

穿破石通行作用强，单味药就不简单，配伍使用，更有针对性。如心脉不通，穿破石配丹参。肝脉不通，穿破石配当归尾。颈椎经脉不通，穿破石配葛根。腰部经脉不通，穿破石配杜仲。腿脚经脉不通，穿破石配牛膝。手臂经脉不通，穿破石配桂枝、桑枝。

方药为：黄芪 40 克，桂枝 15 克，白芍 20 克，生姜 15 克，大枣 5 枚，泽泻 20 克，益母草 20 克，玉米须 30 克，大黄 40 克，鸡矢藤 50 克，火麻仁 30 克，穿破石 50 克，葛根 50 克。3 付。

高血压的病患要做到三少，即少吃饱、少发脾气、少熬夜，少吃饱则胃肠负担减，少发脾气则心脑血管压力减，少熬夜则虚火上亢消除。再加上多运动，血脉才能流畅起来。

◎ 防风通圣丸的启示

王蒋的手给冰箱割破了，又给开水烫到了。水火伤用生姜，涂了几天生姜汁，恢复得还可以，但还不适宜干重活。

所以今天就我跟老师去倒药渣，一桶药渣装满起码有一百来斤，不是一般人能抬得动的。有时煎药多时，每天都要倒几次药渣。

顺便说一下今天治疗的几个顽固陈年痘疮的病人。由于处方思路大致相同，所以我们就综合写一个案例。

这女孩长痘疮，三年多了，吃了不少下火的中药，脸上的痘疮就是消不掉。

老师问她吃水果吗？她说水果能排毒，当然吃。

老师说你把水果给戒掉了，我给你治好。她说要吃多久的药啊？

老师说，先吃 10 付吧，10 付肯定好转。

她瞪大眼睛，好像在说，我吃了这么久的药都没有好，怎么可能 10 付药就好？

这吃药能不能治好病，要看两点，一是药对不对症，二是病人忌不忌口。俗话说，药对症，一碗汤，药不对症，论船装。还有病人不忌口，忙坏大夫手。

老师又说，你脸上的痘疮疙瘩就是长期吃寒凉下火的药，还有水果冷饮，才使身体的垃圾堆在那里，散不掉。吃寒凉药物太多，肠道动力也不足啊！

然后老师给她把脉，说，这个病人要用防风通圣丸的思路。

古人讲，有病无病，防风通圣，可见此方用得非常广。

老师治疗痘疮的诀窍：解表、通里、活气血。这七个字也是防风通圣丸的立方思想。老师说，记住它的理法，可以忘掉它的药物，我们用方药是用它的理法。

痘疮之所以会留恋在皮肤表面不去，不外乎三方面原因。

第一，痘疮要往外排，要往外表散。却因为病人缺少运动，不能靠皮肤汗解，所以要用解表，让痘疮从皮肤汗孔出来。

第二，就是通里。痘疮向外从皮肤走，可向内却要从肌肉下沉到大肠中排出。病人由于长期缺乏运动，饮食黏腻导致肠道排空能力下降，所以需要通里。

第三，就是活气血。人周身上下的气血要活跃起来，寒热才能够对流，气机才能够调畅，所谓的痘疮不外乎是气血郁在一个地方不能活跃对流的产物，所谓诸痛痒疮皆属于心，这时要让心气心血活动起来，痘疮才有排出去的可能。

◎吃得太好，动得太少

《方剂学》说，方从法出。既然治疗的大法是解表、通里、活气血，那么药物就随着而出来了。解表用什么呢？老师用生麻黄、防风、白芷。通里用什么呢？通肠道，老师用大黄、猪蹄甲；通膀胱，则用泽泻。解表、通里都有药物了，那活气血呢？气血首先要足才能通。病人寸脉偏弱，背心容易怕冷，明显心血不足，所以排痘疮无力。这时老师用黄芪、当归、桂枝、白芍，四味药就含了当归补血汤与桂枝汤的思路在里面。

血足后，要让它活动起来，不要凝结在一块。老师用乳香、没药这组药对，不仅治疗伤科跌打损伤，还治疗胃溃疡、口腔溃疡，更治疗痘疮、暗疮，因为这里面都有这一个机制，就是血瘀。《用药传心赋》说："没药、乳香散血凝之痛。"

痘疮、暗疮既痒且痛，病人常忍不住抓抠，诸痛痒疮皆属于心，这时还少不了一组药对，就是丹参和菖蒲。老师说，丹参和菖蒲配合能散心经之风热。

这样，整个方子有理有法，有方有药，看起来不是防风通圣散的汤药，但却是防风通圣散的理法啊！古人说，治疗表里交攻的各种疮疡，需要表里气血三焦通治。

方药为：麻黄 5 克，防风 20 克，白芷 25 克，天丁（皂角刺）10 克，大黄 20 克，猪蹄甲 15 克，泽泻 15 克，桂枝 20 克，白芍 30 克，黄芪 30 克，当归尾 20 克，乳香 10 克，没药 10 克，丹参 30 克，菖蒲 20 克。5 付。

现代的顽固暗疮，外表有空调之害，里面有水果、冰冻、烧烤之毒，心里有常存是非，分别已成战场，身体又常不运动，导致气血不通则痛。

总而言之，现代大多数人生病是自找的，一句话，吃得太好，动得太少。如果不从"管住嘴，迈开腿"这六字上下功夫，不怕你钱多药好，不怕你名医到处找，身体照样很难好。

　　所以老师说，防风通圣丸的思路，治疗这类痘疮非常管用。可见"解表、通里、活气血"这七个字就是治疗痘疮的诀窍啊！

第39天　头颈僵硬少不了葛根、牡蛎

4月2日

◎升清阳四药与通脉四药

　　《内经》说，治疗疾病，要懂得实者泻之、虚者补之的大法。可单纯的虚证或单纯的实证临床上比较少见，相反实中夹虚、虚中夹实、虚实实实、寒热错杂的疾病却占了大部分。比如今天第22个病人和第32个病人，同样是头晕沉，老师却用完全不同的治法，同样有头部清阳不升的病症，但用药的思路却截然不同，这是中医临证上常见的同病异治。

　　第22个病人是个妇女。老师摸脉后，说她小肠脉郁得很，头部清阳升不上来，所以要升清阳，先要通小肠。再叫她伸出舌头，舌下络脉瘀紫粗张。这种情况，结合舌苔厚腻，往往是肠道拥堵得厉害。

　　《内经》说，九窍不利，要从肠胃上找原因。这病人肠道堵塞得厉害，头部怎么会好受呢？所以治疗起来，首先要润肠通腑，再加上活血升阳。

　　然后，老师就开始念药物，火麻仁、猪蹄甲、鸡矢藤、金荞麦、艾叶、红藤，这几味药是润肠化积、通腑排浊的，浊邪去，清气才能升发。

　　老师说艾叶和红藤一配，一温一凉，能祛肠道败浊。这也符合肠道正常的生理特点，即一张一缩。而红藤和金荞麦在排浊的同时还可以活血化瘀，对于肠道拥堵日久形成瘀血的，老师常用这两味药。前列腺增生或癌变的，都少不了这两味药。药书里说它们都能排脓止痛，可见对于肠道拥堵郁久化热化火的情形都可以用。

　　清阳升不起来，用白术、冬瓜子、葛根、柴胡，这四味药，老师称之为"升清阳四药"。血瘀化不开，用丹参、当归、川芎、葛根，这四味药，老师称之为"通脉四药"。心与小肠相表里，同病相怜，小肠病会延及心脉。病人容易心慌心悸，老师随症加入酸枣仁，正合《药性赋》所说，酸枣仁去怔忡之病。

方药为：火麻仁 20 克，猪蹄甲 15 克，鸡矢藤 40 克，艾叶 10 克，红藤 20 克，金荞麦 20 克，白术 30 克，冬瓜子 20 克，葛根 30 克，柴胡 10 克，丹参 20 克，川芎 15 克，当归尾 20 克，酸枣仁 20 克。3 付。

这个药方从整体来看，前半部分是降浊的，后半部分是升清的，正如天气要下降，地气要上升，形成水火既济之象。

老师又拍打她百会穴，拍打后病人的鼻窍眼目清爽多了。

老师说，回去要常撞撞墙，督脉阳气才会向上升发。也可以练习瑜伽的摇篮式动作，鸟飞式是通任脉的，摇篮式是通督脉的。躺在床上双手抱膝，来回用背部摇滚，利用自身重力，能通畅背部经脉。

◎ 中医里的同病异治

第 32 个病人，是杭州过来的，年轻人，本来应该富有朝气，热气十足。但老师一摸他的手，便说你干什么的，手怎么这么冰凉？

他说是搞机械的，经常头晕眼胀。老师摸他脉后说，你这脉脾虚得很，脾主四肢，脾虚四肢不温，手脚乏力，脾虚清阳不升，头晕晕沉沉。

老师又问，你居住条件怎么样？他说住在巷子里比较阴暗的地方，一年四季都晒不到太阳。老师马上说，住房要换，要能晒到太阳的，万物生长靠太阳。阴暗的地方住久了，人会变得没有阳气。你脸上的痘疮是阳气升发不起来，你现在手脚冰凉，这些都只是表证，如果不改变，将来还要得大病。

老师又指着河边对面的那群住宅区，看到没有，一楼特别阴暗，居住的老人常年患风湿，一年吃的药比房租还要贵啊！所以你要懂得算账，住房比穿衣吃饭还重要啊！古人建房都是必朝阳光的，这叫好地要朝阳，讲究的是风水一定要好。

住房养的是一个人的神，吃饭只是养一个人的气，而穿衣保暖则不过是保护最外面的形体而已。所以把买衣服的钱用于住更好的房子，这比什么都重要。吃饭也一样，不需要肥甘厚腻，清清淡淡，既省钱也养生。

老师就开始念方子，用黄芪建中汤打底，以补中气为主。补不能一味补，还要带通，要让气血流通起来，这样疮毒才能消除；身体寒热对流起来，手脚冰冷也会减轻。老师又加入枳壳、桔梗、木香、延胡索、川楝子这五味气药，在黄芪建中汤的基础上，建中焦，灌四旁。久病必有瘀，诸痛痒疮皆属于心。他这暗疮，瘀血，清阳不升，老师再用丹参、菖蒲通心气，乳香、没药化瘀痛。上班族，长期面对电脑，头颈僵硬，少不了葛根、牡蛎这两味药，一个升清阳，一个降浊水。

方药为：黄芪30克，桂枝15克，白芍20克，生姜15克，大枣4枚，炙甘草10克，山药15克，木香15克，枳壳10克，桔梗10克，延胡索10克，川楝子10克，乳香10克，没药10克，丹参20克，菖蒲15克，葛根30克，牡蛎20克。10付。

同样清阳不升，头晕沉，用的却是不同的治法，这就是中医里的同病异治。

下午，又有十几个病号跟着老师进牛头山采药。这些病号，有些是对中草药感到好奇，有些则想跟着老师去锻炼身体，还有些是跟老师去玩的。

老师带他们去认识穿破石，寻找何首乌，见识威灵仙，采挖石菖蒲，看看松节，拔拔茜草，他们一起采挖草药，将近傍晚才回来。

吃晚饭后，老师打电话过来，叫我们晚上过去，用剪刀修剪下午采挖的石菖蒲。修剪完草药，都快10点了。老师提到跟诊日记，说以后要偏向于写医案，每天都有复诊的病人，有疗效好的经验要记录下来，并且随访。

古人言，明清以后，医案为最妙。对中医来说，医案是五脏俱全的，往往一个小小的医案，可以把中医的理法方药都包含在内。

老师还提到第二点，就是以后晚上上课时，还是要从中医基础理论开始，继续扎根基，温故而知新，这样王蒋初学中医，也能得到系统学习提高。而我们则更需要查缺补漏。任何一个学科，最基础的东西往往是最高深的，谁对基础重视不够，谁就难以快速提升。

第40天　能透过血脑屏障的中药

4月3日

◎ 大气一转，其气乃散

由于这几天清明假期，从各地赶来老师这里复诊的患者特别多，有四川的，有上海的，有北京的。

今天来的第1个病人是从四川过来的，上个月来找过老师，治疗常年腰冷、膝盖冷的。在四川服过不少火神派温阳的药，治了一年多，也没有特别改善。

这次他带着一家人，第二次来找老师。因为上次开的药，他觉得吃后有好转，挺高兴的。

为何以前用大量扶阳药，附子都用到60克，还不能改善腰膝冷痛的病症呢？老师说我们治疗疑难杂病，别人走过的路，可供参考，以前他们走右路的为主，我们现在试试走左路。右路以扶阳为主，右命门。左路以理气为主，疏肝。

老师还是用转大气的思路，即"大气一转，其气乃散"。病人吃后，明显肝气舒展了不少，所以这次又来找老师复诊，主要是看不育的。

老师说，这种事情千万不能紧张，男女双方都要放松，如同车轮一样，当你紧张时，一脚踩油门，一脚踩刹车，车轮怎么也不动。你越放松，你的气血才能流动得越畅通。紧张时，女的子宫、男的精囊，都拼命地收缩，像绷紧了的弦一样，这样肝脉就弦紧得很，怎么补火给它动力都没用，就像踩住了刹车，怎么加油门也不会动。气血不动了，下面就失去了营养供应。所以腰腿冷啊，背凉啊，这些症状都出来了。你现在要放松，经脉才能流通，你踩着刹车开车多辛苦啊，人绷紧了弦工作、生活多累啊！没事多爬爬山去！只有放松了，疾病才好得快。

这种情况用理气柔肝的四逆散，不用补肾的药，却能够治疗不孕不育，主要针对的是精神紧张压抑的这一群体。

◎升阳祛湿健脾胃的两组药对

第2个病人是从河南过来的，早上起来多痰，平时经常恶心，胸胁痛。

老师摸脉后说，你心肠不好。我们在一旁听后一愣，后来才知道老师这句话话里有话，一语双关，一是指性格上心肠不好，二是指脏腑中心与小肠不好。

老师说，小肠脉郁，心律不齐。这种脉象在左寸脉上表现得很明显。脉证一出来，用方的思路就出来了，清心化痰，通小肠。

老师用黄连温胆汤加味，黄连、黄芩联用。左寸脉亢，心火盛，用黄连；右寸脉亢，肺火盛，用黄芩；两边寸脉皆亢，黄连、黄芩联用。

病人早上多痰，痰化生之源在脾，脾虚水湿不能变为精微，就会生痰。祛痰就要健脾升阳祛湿。升阳祛湿健脾胃有两组非常好的药对，老师经常联用，就是白术、冬瓜子，苍术、炒薏苡仁。这两组药对是从中土脾胃来调的，杜绝生痰之源。

痰的来源杜绝了，已经形成的痰湿需要搬运送走，怎么送呢？痰湿的去路，不外乎是大小便，所以老师加入金荞麦和猪蹄甲，让痰湿走大肠，龙胆草、益母草让痰湿走膀胱，让湿浊能从下窍通利而去，这就叫浊阴出下窍。

病人胁肋痛，乃肝气不通，加入延胡索、川楝子即可。

方药为：黄连 5 克，黄芩 10 克，竹茹 20 克，枳实 10 克，陈皮 10 克，半夏 10 克，茯苓 20 克，炙甘草 10 克，白术 20 克，冬瓜子 20 克，苍术 15 克，炒薏苡仁 25 克，猪蹄甲 15 克，金荞麦 30 克，龙胆草 5 克，益母草 15 克，延胡索 15 克，川楝子 12 克。5 付。

这个方子，我们可以清晰地看出老师用药的思路。上焦心肺火亢，用黄连、黄芩、竹茹、枳实。中焦痰湿重，用陈皮、半夏、茯苓、炙甘草，这四味药就是二陈汤，专化已成之痰。消已生之痰，治其标也。中焦清阳不升，用白术、冬瓜子、苍术、炒薏苡仁这两组药对，升阳化湿健脾胃，杜绝未生之痰。令未生之痰不生，治其本也。下焦肠道黏痰必须有个出路，浊邪要降，清气才能升。所以用猪蹄甲、金荞麦、龙胆草、益母草通利大小便。这样的病人要保持肠腑通畅，身体才康复得快。"要想不死，肠中无滓。"就是说养生治病，要非常看重肠通腑畅。

中医讲心与小肠相表里，要肠通腑畅，除了少吃荤多吃素外，个人的心肠心态还要摆好，因为小肠为肉食拥堵后，会加重心脏负担。同样心态不好、善怒的人，也会让小肠纠结扭曲，倍遭其殃，如同成语所讲的愁肠百结。

◎ 治咳不在止咳，而在通气

第 4 个是小孩子，老咳嗽，流鼻涕，头脑昏昏沉沉的。老师说不能单治咳嗽，要调他的枢机气机，用小柴胡汤加苍耳子、辛夷花、通草与鹅不食草。这四味药特别好，能引药入脑，鼻气通于脑，能通鼻窍的药都不简单。

方药为：柴胡 12 克，黄芩 10 克，半夏 10 克，生姜 10 克，红参 10 克，大枣 4 枚，炙甘草 8 克，苏叶 10 克，苍耳子 10 克，辛夷花 10 克，通草 8 克，鹅不食草 6 克。3 付。

这小孩吃完药后就不咳了。我们看老师这方子，并无一味止咳的药，方才知道，治咳不在止咳，而在通气，气通则咳止。

韶关有位老中医，治疗儿科杂病很出名，他的方子里经常会用到苍耳子，而且都是他在当地自己采的，以前我们想不明白他用这味药的深层意义，在看了老师给的那本《呼吸之间》后，慢慢地悟到了用药背后的一些道理。

《药性赋》说："苍耳子透脑止涕，威灵仙宣风通气。"这药不简单，因为中药里面能直接透过血脑屏障的药并不多，如麝香、川芎，还有老师提到的苍耳子、辛夷花、通草这些。

很多疾病都会令人头脑昏昏沉沉，治疗起来有两种方法，一种是用葛根、牡蛎、川芎、羌活之类升阳祛湿的药，从人体后背部治起；二是用苍耳子、辛夷花、通草之类通鼻窍调呼吸的药，从人体前面治起。

我们如果能让呼吸顺畅，让头脑清醒，这样不就反转过来调疾病，让它康复了吗？所以这通鼻窍入脑，令呼吸顺畅的药，要特别留意。

人吞吐量大的时候身体好，吞吐量小的时候身体差。

第 41 天　阴阳的四点特性

4月4日

◎ 血化下行不作劳

今天早上 6 点多闹钟还没响，我们就自动醒过来了，看来人习惯了早起，他就会自觉地早起，只要按时作息，根本就不需要闹钟。照例把粥煮上，一半大米加一半小米，我们就开始背起《药性赋》来。

王蒋一个月把《药性赋》背得滚瓜烂熟，我们这一周来也每天早上背十个药性，《药性赋》有 308 味药，这样下去，一个月内应该也可以把《药性赋》再熟背一遍。

老师讲，保持平稳很重要，消瘦的人，生活工作稳定下来，人会慢慢长胖，病慢慢就好了。一个人性格、生活越容易波动的，学业、事业成功率越低，身体也越差。所以我们要有自己的定课，把每天规律地写日记、背经典、习劳锻炼当作定课，定下来，身体才真正会好。

这几天清明假期，病人多得看不完，有些只能叫他们第二天再来。

今天第 1 个病人是肩背发凉，头部晕晕沉沉的。老师看她舌下络脉曲张，瘀滞得厉害。这是长久劳心劳神，劳伤了心脑血管所致，便叫黄锐开血府逐瘀汤。

黄锐是趁这个清明放假期间来大药房学习的。他在湖北中医药大学就读，也是学药学的，今年将要毕业。他家里也是个体行医，从他祖父到他父亲，已有两代人行医了。他把方歌忘了，便把处方笺递给我，还好在大学时，这个血府逐瘀汤我们记得深刻，因为这个方也是千古名方。方歌为：

> 血府逐瘀生地桃，红花归芎草赤芍。
>
> 柴牛枳桔两升降，血化下行不作劳。

"血化下行不作劳"有味道，当今劳心劳神的人很多，心血瘀堵在胸中，所以心脑血管疾病特别多。血府逐瘀汤就是把心脑瘀血化开，引导它们下行，这样就不会因为思虑过度、谋虑过多而致虚劳，这也是王清任这首汤方能传世的道理所在。

所以后世人一用血府逐瘀汤，就会想起王清任。医者的汤方，治病救世是不分时间、地域的，古今中外都可通用。看来，医生创一个良方，比诗人词人创写绝句篇章功用还要大啊！

这两天黄锐在煎药房里，王蒋说他上手挺快的，为药房分担了不少压力。他还想在老师这里学到更多的东西。

老师在血府逐瘀汤里还加入桂枝、红参、川续断。老师说脉没神，神不够，就加入这几味药。这样血府逐瘀汤在化瘀血的同时，还能把血脉神气给补足定住。

方药为：生地黄 15 克，桃仁 15 克，红花 8 克，当归 15 克，川芎 15 克，炙甘草 10 克，赤芍 20 克，柴胡 10 克，川牛膝 10 克，枳壳 15 克，桔梗 10 克，川续断 30 克，红参 20 克，桂枝 15 克。7 付。

◎ 撞墙能疏通背部经络

今天来的病人，有很多人老师都叫他们去撞墙，为啥呢？一个个腰弯背塌，没精打采，低着头玩手机。老师说，这不是玩手机，是被手机玩。

这小伙子头晕晕沉沉的，背心发凉，郁闷短气。老师说这是背部膀胱经、督脉不通。人的背部是阳气运行的道路，经络受阻后就会怕冷，还会导致清阳不升，头晕晕沉沉的。这样的病人，单纯地吊痧拍打出瘀积来还不够，还需要病人自己配合锻炼，疏通身体背部的经络，让背部的清阳之气升发起来。大气一转，其气乃散。背部阳气疏通开，将有利于身体的全面康复。

人行住坐卧要有威仪。人的言行跟健康息息相关。古人讲，坐如介石之不动，行如水平之不流，上贵之相也。只有心平气和的人，才能做得到。《心相篇》里讲，心平气和，可卜孙荣兼子贵；才偏性执，不遭大祸且奇穷。

人的心态行为直接决定命运，所以国外有个行为健康学。古人也讲，坐卧不当风，走路要挺胸。现在城市里低头族越来越多，大家在地铁、公交车、马路上，很少昂首挺胸，都是低着头看手机。一个人身不正，则气脉不正，气脉不正则记忆力、心态，还有身体健康都会大受影响。

有个成语叫垂头丧气，你越低头，沉迷手机，越是没气，没精打采，像蔫了的花朵一样。这种长期郁闷短气是非常危险的。大家不要轻视这种微细的小动作，《贤愚经》里讲，虽微小罪恶，勿轻谓无伤，余烬虽云小，能烧草山积。

老师说，舌下络脉瘀阻，嘴唇紫暗的病人，用血府逐瘀汤是通开他的血脉，而背部撞墙同样可以通开他的血脉。少吃水果，使血脉不因为寒凉而收缩，这同样是通他的血脉。少生气，放宽松点，也是通他的血脉。

可见中医治疗病人，是全面整体的。可用针药、艾灸，也需要饮食、运动相配，更需要病人良好的心态调养。血瘀的病人更不能生气，本来血脉就像轻刀刮竹一样涩涩的，再生气的话，就把血脉给闭住了。不仅不能生气，而且不能思虑过度。

病人说她手老麻。老师说，思则气结，你思虑过度了。现在是手麻，以后还要长东西结块。那该怎么办呢？老师说，你去爬山，爬到山顶上，然后再向下俯视，看所有东西都会觉得渺小，可忽略不计。你光计较那些芝麻绿豆般的家常小事，所以才老生气生病。生气是没事找病受，生气的代价是相当大的。把一个肝气坏了，几十万就没了，把一个肾气坏了，也是几十万。这样想，你还气不气？

接下来，还有好几个病人都需要吊痧，老师便叫黄锐帮忙拍打。以前黄锐没有学过拍打，一学就上手了。我们称他为一打就上手，是一流的"打手"。

一个思虑过度的病人，委中穴、曲池穴，还有心包经，都被他拍打得出了一大片痧。以前我们都还下不了这么重的手。当黄锐帮她拍打完后，那病人说，太感谢了，气顺多了。吊痧刚开始会痛，可到后来进入状态后，病人反倒会觉得舒服气顺。

◎ 战战兢兢地抄方

由于下午黄锐就要坐火车回武汉了，我们中午就请黄锐、陆东、杨晴三人一起到宿舍来，吃顿素菜。在路上，黄锐说他还会再到老师这里学习，不过来之前一定要把四小经典背熟。来老师这里学习，基础搞得越熟越扎实，就越容易有质的飞跃。

如果真的是铁了心要干中医，那一定要在基础上下死功夫的。常言道："要得活学问，须下死功夫。"传统技艺，虽然说是有师承家传，但也不能靠父母师长直接灌顶，还得靠自己一步一步学习体验。

　　黄锐说，他这次感触最大的就是跟老师抄方，有些跟不上，他说以前在医院里跟诊抄方，只是把老师写好的方抄过来而已。像任之堂这里，老师随口就说一个方，或者说几味药让你写，有时是小柴胡汤，有时是逍遥散，还有时是防风通圣丸、桂附地黄丸。这样既考抄方学生的记性，还考到手下的那支笔。

　　一个上午要看四十多个病人，医生把脉不能停，交代病人医嘱也不能停，学生手中那支笔更不能停，因为医生不能等，病人更不能等。所以刚开始我们抄方都是战战兢兢，大气都不敢透。写错了，浪费处方单，跟不上老师思路，又容易让老师分神，不利于老师把脉。我们是抄了一个月左右，才把思路跟上。

　　写了一下午的跟诊日记，终于把进度赶上了，明天可以去爬山了。俗话说，今日事今日毕。以前对这句话体会不深，现在想想太有道理了。不仅教人珍惜时间，戒除懒惰，还让人养成好的习惯，干净利落，不要做事情留尾巴。我们写跟诊日记，也反复有多次留了尾巴，这就像补考的学生一样，再往回补，总是耗神费力。

◎ 衣食住行可补阳

　　今天晚上，我们又到大药房去，等着老师讲阴阳，然后我们再做记录。

　　《内经》曰："阴阳者，天地之道也，万物之纲纪，变化之父母，生杀之本始，神明之府也，治病必求于本。"养生治病，求的本就是阴阳。

　　老师开始说阴阳的第一个特性，就是普遍性。老师说，万物都有阴阳，万事都存在阴阳，到处都有阴阳，可我们往往身在阴阳中，却忘了阴阳。比如，天阳地阴，热阳冷阴，上阳下阴，外阳内阴。还有平常生活之中，白天阳，黑夜阴，白天里面上午阳，下午阴。更有人体内部白细胞为阳，红细胞为阴。

　　郑姐问，这怎么理解呢？红白细胞怎么分阴阳呢？老师说，临床上白细胞少的病人，重用黄芪补气，就可以升上去，气为阳。而红细胞少的人，重用阿胶养血，也可以补上去，血为阴。白细胞有吞噬作用，为阳。红细胞有滋养作用，为阴。

　　老师又说，阴阳并非绝对的，比如人运动起来就为阳，而安静下来便为阴。所以说，动则养阳，静则养阴。养身要常动，养心要常静。身体常动，百脉通畅，疾病不生。心灵常静，气血安和，灾疾可消。

医生把阴阳的思想用到治病上，其实阴阳不单可用于治病，治病只是它极小的一部分功用体现而已。但我们今天就主要听老师讲如何把阴阳运用到治病当中去。

比如病人阳气不足，阴寒体质，该怎么办？老师说，在药物上，以温阳、补阳、散寒的药为主。比如桂枝汤、红参、附子，可是不是仅止于此呢？

老师说，药物可以补阳，衣食住行，方方面面都可以治病补阳。比如江苏的那位病人，他阴寒体质，怕冷尿频，常年长暗疮。一问才知道他居住的房子居然常年见不到阳光，所以住房也分阴阳，朝南向阳就是补阳，朝北向阴就是伤阳。

饮食也分阴阳，比如暗疮的病人，即便有便秘也是以寒秘为主，就需要把水果戒掉。不然的话，越吃水果，暗疮越难治好。因为水果寒凉伤阳，身体要排出暗疮，就需要气血，常吃水果冷饮就是不断地在消耗阳气气血，戒掉水果就是补阳。

还有穿衣服，灰色晦暗的为阴，红色光明的为阳。阴寒体质的人，要多往光明方向走。还有日常行为，常待在电脑旁，久坐不动，或窝在家里，不到户外活动，这是阴，会加重阴寒体质。而常去爬山，常出去晒太阳，户外活动，这是阳，有助于扶阳、补阳。这是行为方面的阴阳。

我们听后恍然大悟，原来衣食住行都有阴阳，都离不开阴阳。阴阳一调百病消，调阴阳不单要在药物上调，药物上调只是冰山的一角，更要从平常一切日用生活中去调，那才是冰山下面看不到的巨大阴阳。

老师一下子把我们的眼界拉开、扩展了，让我们的阴阳思维不再局限于寻常药物，而是把这阴阳思想放到天地之间去把握。

老师说，《内经》说古代的真人是游行于天地间，把握阴阳的。

◎人体没有废物，只有转化功能不足

老师又讲到阴阳的第二种属性，对立统一。老师说，有阴必有阳，有阳必有阴。有怪病存在，就一定有克制怪病存在的办法。比如俗话常说，山野周围有毒蛇，周围就一定存在克制毒蛇的草药。用这样的思路去寻找，就一定有解决的办法。

老师又提到水果，说绝对好的东西，世上没有。当人们普遍看到水果好时，就一定要看到它不好的一面，这样才不会以偏概全。人体有心火寒的，就一定有心火亢的。有肝火旺的，就一定有肝寒的。

老师又谈到第三点，说阴阳是可以相互转化的。如果阴阳不相互转化，天地万物就像一潭死水。天上的云不下降，就不能成为雨滋润大地。地上的水不升腾，就不能变成云，令空气对流。天上的雨不下降，就会成为干旱；而雨降得太过，则会出现洪涝灾害，这都是阴阳不能很好转变而造成的灾难。

放在人体，干旱，口干舌燥，是阳不向阴方面转换，人就会出现上热下寒，肾阳虚不能把水气化蒸腾上去，上面就得不到滋润，所以就干旱。又比如洪涝，人体对应为水湿，浮肿，腿沉重走不动，这是阴水不能向阳方面转化，所以才泛滥成灾。

老师常说，人体没有废物，只有转化功能不足。血糖、血脂、痰湿，都是好东西来的，也分阴阳。我们既要看到它不好的一面，也要看到它好的一面。它们是阴邪病理产物，也可以转化为能量，为人体所用。但关键条件就是要让身体气机对流起来，让人体阳气升腾起来。

老师又谈到第四点，阴阳是相互制约的。譬如大自然中的水，不会一味地升到天上去，它还得变为雨降回地面。因为整个对立制约的存在，阴阳才得以平衡对流。

所以当人气火往上亢时，肾就会拼命地调动精水上济心火，目的就是让气火往下收纳。如果精水消耗过度了，收纳能力就会下降，无以济纳心火，就叫作阴虚火旺，水火不能既济，这时就需要把心收收，这样上面的浮火才会往下沉。

老师治疗各种咽喉、食管炎的病人时，往往会用到玄参、牡蛎这组药对，因为这样的病人大多是脉象往上越，这时就可通过收肾水，把浮火往下潜，就像大自然的降雨一样，火亢了，就需要降雨，不然就会出现干旱。

第42天 失眠眼难合该用什么药

4月5日

◎ 头部引经药

第1个病人是个跑业务的职业女性，26岁，经常舟车劳顿，压力比较大。她前额、后脑都痛，以前额为主。这次来复诊，说吃药后好多了。

老师说她这是肝脉郁滞，郁而化火，火气上头，这病人是以前额头痛为主。头痛不要只看到头部，凡郁皆出于中焦，头痛是心肝气血郁住，不能上达头脑所致。老师就用疏肝解郁的思路，给她加入几味头部引经药，怎么加呢？

《医学传心录》中有《治病主药诀》曰：

头痛必须用川芎，不愈各加引经药。

太阳羌活少柴胡，阳明白芷还须着，

太阴苍术少细辛，厥阴吴茱用无错。

原来这病人是以头面前额痛为主，人体头面主要是归阳明经所管，所以老师用逍遥散加川芎、白芷、葛根，把阳明经的郁热往外散。外表的风寒郁热可以往外散，可疾病日久，囤积在阳明经胃肠道上的浊邪却需要往下通。

为何选用逍遥散治头痛呢？老师跟我们说，逍遥散升降气血，思路清晰。头为诸阳之会，精明之府，要升降井然有序。

陈修园说，逍遥散活用，善治一切头痛，可见此方功用非凡。

阳明胃肠是人体排出各种浊毒最主要的通道，不管是治疗小病感冒发热头痛，还是治疗大病肿瘤，都要通过阳明胃肠道把各种积滞、瘀血、痰浊排出体外，疾病才能日渐减轻。

所以老师问她胃口咋样？她摇摇头。这样就必须给她消食化积，通肠腑。

老师就用鸡矢藤、木香，重用以疏通化胃肠之积。还有穿破石，增强药性的穿透之力。因为有川芎、葛根、白芷往上走，所以穿破石的药力就可以上达头面，通脑部血脉。久病必有虚，故不能一味地理气疏导，还得补补气，才能充分发挥药力，所以在这整个疏导为主的药方里，老师又加入黄芪，动中求静，通中带补。

方子为：柴胡 10 克，当归 15 克，白芍 20 克，茯苓 20 克，白术 20 克，炙甘草 8 克，生姜 10 克，薄荷 10 克，川芎 15 克，白芷 40 克，葛根 40 克，穿破石 40 克，木香 15 克，鸡矢藤 40 克，黄芪 30 克。2 付。

◎川楝子疏肝气降肝火

第 10 个病人是个年轻人，眼胀痛，该怎么办？当然最直接的办法就是减少用眼，多闭目养神，老师常说用尽则废。我们这个时代的疾病，基本都是过用眼、耳、鼻、舌、身、意导致的。

这个病人全身乏力，口干舌燥，却手脚发凉，头脑也昏昏沉沉的，特别是最近觉得眼睛胀得很厉害，胀到睡觉都没法睡。

老师摸他脉后说，你这手脚发凉，并不是真的阳气不足，而是阳气郁在里面，发不出来。然后老师就念四逆散加川楝子为主。

四逆散是《伤寒论》的名方，可以疏肝解郁，治疗各种气机郁滞，不能疏达到四肢的疾病。加入川楝子，也是疏肝降气的。很多理气药都偏于燥热，容易升散，而川楝子就比较特殊，它性偏凉些，疏肝的同时还能降气，能够引肝胆之热自小便而出。这是张锡纯说的。

这个病人眼睛胀得厉害，是因为肝开窍于目，肝气郁结久了就化为火，循经上扰眼睛。这时要疏肝气，还要降肝火，特别要把肝气从眼部降到小肠、膀胱排出体外。既能疏肝气，又能降肝火的药，在理气药中就比较少了，而川楝子就堪担此任。

失眠眼难合，用合欢皮、首乌藤（夜交藤），而且需要重用，此二药专治失眠。合欢者，眼合之欢；夜交者，阴阳交合；松节，乃治失眠疲倦之要药。

这病人全身乏力，疲倦不堪，是因为脾胃受湿。脾胃受湿身无力，倦怠嗜卧用白术。故用白术、冬瓜子、葛根，升脾胃中清阳。

这病人寸脉弱，寸脉弱有两种常见的可能，一种是心脑供血不足，一种是小肠有积。补心血的，用红景天、银杏叶。特别是红景天，产于高原，能耐缺氧，在人体能补心脑血管缺氧。小肠脉不通，寸脉也会弱，这是因为小肠有积，化不开，搏不动。化小肠积，用炒鸡内金、鸡矢藤。久胀必虚，眼睛胀了那么久，又失眠，气血消耗得厉害，补周身之气血，首选黄芪和当归二药。

方为：柴胡 12 克，白芍 20 克，枳实 15 克，生甘草 10 克，川楝子 15 克，首乌藤 50 克，合欢皮 50 克，松节 30 克，炒白术 30 克，冬瓜子 20 克，炒鸡内金 30 克，鸡矢藤 40 克，银杏叶 20 克，红景天 20 克，黄芪 30 克，当归 15 克，葛根 40 克。3 付。

◎ 三四米长的何首乌，二三十斤的松节

下午，一大群病号要找老师去爬山，老师是躲无所躲，避无可避。没有老师，他们都没有动力去爬山，这几天都是这样，每天下午都有十多个病号跟老师去爬山。

老师上午看病，下午爬山，还要讲课，这都是累人的活儿。

我们终于把跟诊日记进度赶上了，所以下午也一起跟着去爬四方山采药。

上次我们和老师来四方山，桃花还未全开，椿树还未抽芽，穿破石还没有吐嫩。这次大不相同，满山春味道，遍野绿草香。在阳光下，桃花迎春开放，红白

相间，满山都飘着桃花的芬芳味，还有红绿色的椿树芽，老师说这次回去可以买些来吃了，椿树芽特别香。穿破石的叶子也长出来了，非常嫩绿，一派绿油油的景象。

一上山，我们就都把鞋子脱掉了，要赤脚走路，接地气。

我们在一家农舍旁边的桃树下停了下来，老师指着桃树枝干上金黄色的油脂说，这是桃脂，桃花解郁，桃仁活血。这桃脂有什么功效呢？

老师上去采了一大把，我们也边采边尝，一放到嘴里，就明显觉得有股清凉之感，其他人也纷纷尝了。这桃脂黏黏的应该可以养血，有股清凉感应该可以凉血。

桃脂又叫桃胶，是从桃树裂开的树皮缝隙中流出来的，一团团棕色透明的小块。桃脂被誉为平民燕窝，含有丰富的胶原蛋白，内服可润肤养肤，外用能消除皱纹。古书里说桃脂和血益气，止痢止痛，最通津液。民间常用桃脂煮水，用于夏季解暑。

古代医书中有用桃胶加射干治疗乳糜尿的记载。我们就想到，它可以治疗尿蛋白、血尿，还可以治疗虚热引起的干渴，这都在《杨氏家藏方》《古今灵验方》中有记载。那它是不是对糖尿病患者的血糖、血脂偏高也有好处呢？按中医的思路，应该有帮助。

中药基源的树木分泌油脂，大多是为了修复自己的伤口，比如乳香、没药，还有松脂，这些对内外伤伤口的修复都有帮助。桃脂是不是也能修复血管、肌肤呢？桃脂性平味甘无毒，能益气和血，伤口的修复就是要调和气血，桃脂就像胶黏糊糊的，不正可以修复伤口吗？这些都有待临床观察证实。

我们采完桃脂，看到大队人马已经往山上方向爬去了，我们和老师跟在后面，这时老师在山沟边发现一条长藤，便跟我们说，这便是何首乌的藤，即首乌藤。

我们也一阵猎喜，打猎的人看到猎物，心中就会激动欢喜，而对于我们上山采药来说，看到心仪已久的良药时，心中自然也有股莫名的欣喜。

老师就开始拉那何首乌的藤，我们准备去挖这株何首乌，可是这藤太长了，一直蔓延到山沟底下乱草丛中，山坡陡峭，不方便下去采，我们只好作罢。

老师说这藤也有用，然后我们把这条何首乌藤扯断，往上拉，哇，足足有三四米长，可见这株何首乌长得多壮硕。

在半山腰的小亭旁边，老师发现一大片的威灵仙，我们连忙拿出小锄子，跟老师一起采挖起来。这威灵仙个头长得挺高，可真正要用的根茎就那一点，所以采挖起来比较费力，收获量也比较小，一株只有一丁点。

那些病患们纷纷问威灵仙有什么作用？很简单，既威且灵又仙，治疗风湿痹痛、经络受阻有奇效。《药性赋》说："威灵仙宣风通气。"威灵仙能够让经络、脉管畅通，把风湿逐出体外。

再往山上走，我们就到了福寿谷，福寿谷中松树特别多，松者，木之公也。松树是树木的祖公，有千年松之称，古代常用松鹤延年来祝贺老人家。

老师药房里常泡有松针酒，治疗风湿痹痛。这回我们不是来采松针的，而是采松节。在这片松林中，到处都是松节，大的有二三十斤以上，小的也有几两不等。

老师发现在一株高大的松树离地三米左右的枝干上有个大松节，但在地上又够不着，老师爬到树上，花了五分钟左右，才把那个大松节砍下。

在回来的路上，我们又采了些松节，背着几十斤沉沉的袋子，终于在夜幕降临之前满载而归。

在山脚下，老师还特地砍了两条穿破石棍子，给我们做按摩穴位用。老师说，用穿破石的棍子来按摩，还有穿破石的药力在里面，且非常坚硬，用久了光滑油亮，比一般的棍子更好些。

第43天　能补五成阳气的补阳还五汤

4月6日

◎ 郁久必虚，虚久必郁

今天第4个病人，是个教师。她向老师说了一大堆不舒服，又怀疑自己是风湿。老师问她，学生烦不烦人啊？她一听就来气了，现在哪有不烦人的学生啊！

其实中医看病，讲究望闻问切，有时不一定非得要问她病痛在哪里，怎么得的，单从她说话的心态，还有病人的人生观感中，就可以感受到病人身体气机的升降出入怎么样。责怪别人的人，气机大都往上亢，容易烦躁；反求诸己的人，气机一般往内收，更平和安详。故曰自求多福，外求是苦。

很多人以为中医的脉法很神奇，或者以为中医的望诊像看相一样，也很神奇。其实中医的闻诊同样是相当神奇的。

老师曾经给我们讲过栀子豉汤的用途，就是从闻诊的角度来用这个方的。

老师说，病人一来，就滔滔不绝地说一大堆症状，好像什么病都沾上了，烦躁得很。看起来疾病特别复杂，其实病机相当简单，就是一个胸膈郁热，直接用栀子豉汤，宽胸下气的思路去治准没错，或者配合加强版逍遥散。确实，我们这个时代众生的烦恼特别多，所以在老师这里加强版逍遥散用得非常频繁。

老师替她把脉后，便说你心血不足，长期思虑过度，想得太多。

心血不足，最少有四方面表现。第一，心脏是靠血养的，血不养心，肯定睡不好觉。病人说她长期睡不好觉。老师指着她的手掌说，你这么年轻，手掌就这么苍老，纹理这么多，能睡得好吗？

第二方面，就是反应到颈椎上，颈椎容易出问题，容易得颈椎病。

第三方面，就是反应在脑袋上，心脑相连，心血不足，头脑容易晕晕沉沉。

第四方面，就是反应到生殖器官上，性欲会减弱，下半身容易不通畅。这病人便说，她子宫做了手术，现在一直好得不彻底，检查也发现输卵管不通。现在膝盖还经常痛，很怕年纪轻轻就得了风湿病。老师说，谁说痛就是风湿病了，痛只是经脉不通的表现。你越怕就越把疾病往身上拉，你别没病想病，有病怕病。

老师把完脉后说，肝郁脾滞，还是用逍遥散打底，然后再加上归脾丸的思路。像这样的病人，老师一般建议吃归脾丸和逍遥丸，因为她们肝气郁结加心脾血虚。

这叫郁久必虚，虚久必郁，既要解郁，也要补虚。

◎寒热对流

第 24 个病人是 4 月 2 日来看的，脸上起了很多红疹。老师把她的脉是往上亢的。今天来复诊，脸上的红疹退下去了。

老师把脉后说脉静了，明显往下收。我们就把她 4 月 2 日的处方翻出来，想看一下用了什么药，三天就把皮疹退掉了。

处方是：附子 20 克，龙骨 20 克，牡蛎 25 克，杜仲 30 克，桑寄生 20 克，川续断 20 克，栀子 10 克，淡豆豉 20 克，丹参 20 克，菖蒲 15 克，徐长卿 15 克，黄芩 15 克，槟榔 15 克，枇杷叶 30 克，黄芪 25 克，全蝎 8 克。3 付。

这十六味药，病人服了 3 付后，脸上的红疹便消退了。

这个方子，老师明显是先把脾肾阳火点起来往上升，然后加入降气降水的思路，使热火能够向下引，这样便形成一个寒热对流的圈子。即让身体出太阳，把津水往上蒸发，然后又下雨，把热火往土中伏。这样从整体上解决病人上热下寒的病症。

病人说她以前喝水老不解渴。老师说，冬天下雪，地上照样干裂，夏天出太阳，地面也照样滋润。人体不是喝水就能滋润的，要靠阳气蒸发起来。

我们也恍然大悟，老师治红疹居然用附子，原来有这一层道理。要先把水气蒸上来，滋润头面部的火热。然后再把头面部的红疹浮热，通过槟榔、枇杷叶这些降气下水的药往下引，用龙骨、牡蛎向下收。这样一升一降，气机转个圈子，使身体出场太阳下场雨，上下不平衡的地方便通畅了，这大概也是老师寒温并用的体现吧！

老师在方中还加入丹参、菖蒲、徐长卿、全蝎，这几味药是专门针对心经风热来的。《内经》说："诸痛痒疮，皆属于心。"心其华在面，可见面部的红疹疮痒，肯定与心脱离不了干系，故老师治疗相关的红疹痘疮总离不开这几味药。

从这个案例中，我们看到，在组方时既要针对气机的升降流通用药，还要针对具体病机脏腑特点选药。这样双管齐下，用方就更接近病源了，所以病人只吃了三天药，就解决了几个月面部红疹的困扰。

◎ 做染料的青黛

晚上，老师把蒸熟的药泥拿了出来，大家便开始做起药丸来。这料药丸是治疗鼻炎的。我们尝了一下，有苦甘辛香之感，苦能降下解毒，辛能通窍，芳香醒脾。所以这药丸可以解毒通窍、醒脾降胃，也是老师升降思想的一种体现。

今晚的药泥非常松软，而且还有些黏手，我们的手掌都变成了"黑砂掌"。老师说，这里面有一味药叫青黛，所以药泥才墨绿墨绿的。

慢性鼻炎，常有血瘀和毒热，青黛能除毒热，也能化血瘀。

荀子《劝学》中说："青，取之于蓝而青于蓝，冰，水为之而寒于水。"这青就是青黛，可以做染料，也是一味良药。

艾医生有一个方子，是专病专方，专治带状疱疹的。这个方子由青黛和朱砂两味药等份配成，一个是青色的，一个是红色的，然后拿麻油一调，敷在带状疱疹患处，敷上去就见效。带状疱疹从开始到最后结痂，都可以涂，效果非常好。当然这是外用药，配合内服辨证用药，效果应该更好。

胡先生看了《跟诊日记》后，对我们学中医的生活特别感兴趣，专门从西安赶来，也想看看。胡先生谈到，如果早十年接触到中医，他一定会从事中医行业。我们则说，如果大家都有这种觉悟的话，中医早就腾飞起来了。

胡先生接着说，我也会让我的小孩接触中医文化的。

陆东则说，那也要他们有兴趣才行。我们说，最起码他们能有接触中医的机会，有认识中医的条件。现在从小学读到大学，所读的教材里面基本都没有国粹中医的内容。中医经典不是大学里面的选修课，而应该是人生的必修课。

是啊，让后代有接触中医的机会，就是在播中医种子，未必每一颗种子都能够发芽，长成参天大树。但是多播种，多推广，将来弘扬中医的人肯定会更多。

接着，胡先生又提到半身不遂。他说，他在看《医林改错》，问老师怎么用里面的补阳还五汤治疗半身不遂。

补阳还五汤是王清任的传世名方，是这位清代医林怪杰的毕生经验之一。章次公先生评价清代名医时，提到清代医林有两个奇人，两个学人。两个奇人，一个是王清任，一个是高斗魁。两个才高八斗之人，一个是叶天士，一个是徐灵胎。

王清任为什么取名补阳还五汤呢？因为人体中风偏瘫后，身体一半的阳气都没有了，支撑不起身体的活动，所以身体就通过偏瘫来自救，把肢体功能废掉，来保存脏腑的一线生机。这补阳还五汤，就是把身体十成阳气中失掉的五成补回来，因为人健康时有十成阳气，中风偏瘫就只剩下一半五成的阳气。

老师说，治疗半身不遂，用补阳还五汤对症了，当然有效。但如果加入穿破石，效果会更显著。

因为今晚做的是鼻炎药丸，所以我们特别提到老师常用来通鼻窍的一组药对，即苍耳子、辛夷花。老师常用到这组药对，不单治鼻窍，而且治头脑清阳不升。

原来苍耳子跟葛根一样，也能够通督脉升阳气，把鼻窍打开。也可以治疗项背拘挛，特别是风湿痹阻在颈部引起的鼻塞不通，这时苍耳子跟葛根相配，病人头脑马上清醒，鼻窍通气。

辛夷花像条笔一样，又叫木笔花，同苍耳子一样重要。它是攒了一个冬天的能量，在春天的时候，全部的阳气升发到花心上，发放出来。《药性赋》说，木笔花疗头风而止鼻渊。原来它的药性跟它的生长特性是分不开的。

老师提到台湾的出版社准备出老师的《万病从根治》这本书。老师说，这本书是三本书里最难写的，因为要写得让中医门外的人都能看懂，就非常不容易写。

老师说，一个中医能把龙胆泻肝汤讲清楚，让不了解中医的人都知道里面的道理，那就是大家了。老师的愿望就是想让识字的人都能看懂，让看这本书的人都能对中医产生浓厚兴趣。我们写《跟诊日记》《万病之源》，也要发这样的心，立这样的愿。让中医门外的人都能进到中医门内来。让中医文化融入到人们日常生活中，让中医知识能指导人们的日常生活。我们的根要往传统文化基础上扎，枝叶就要伸向平时日常生活中的方方面面，让传统文化的营养能够在日常生活中结出硕果。

人生在世，干任何事都少不了勇气，要不然一点小小的障碍都过不去。孟子讲，待文王而后兴者，凡民也。若夫豪杰之士，虽无文王犹兴。等待文王出现，才复兴文化，这是常人。真正的豪杰，即使没有文王，自己照样将岐黄大业荷担，这是真正的大勇。以普及为家务，利生为事业，有这样座右铭和精神，何愁业不精，事不成。故老师主张先立志，再求学，无志而求学，乃学子之大病，如无根之木，无水之源，不能久远。

第 44 天　难治的三种病人

4 月 7 日

◎胆为中正之官——胆勇文化

第 5 个病人，她说胃胀，心脏不好，治了几年都治不好，有高血压，还得过脑梗，现在心跳都跳到嗓子眼上。

单凭病人这几句话，就知道她整个气机是往头脑上越的。

果然，老师摸脉后说，你这肝胆脉郁得很，胆胃不降，关部脉郁，你别吃鸡蛋了，你又有胆囊炎。以前你光治心脏，这是治不好的。因为你的病跟胆关系很大，你胆囊一不舒服，心跳就不安，背部也难受。不要再吃酸的辣的了。

老师治胆是很有心得的。胆为中正之官，号令天下周身。《内经》说，凡十一脏，取决于胆。胆好的人，果断坚定，言出必行；胆不好的人，拖泥带水，优柔寡断。胆好的人，有勇气，敢大胆相信医生；胆不好的人，气怯多疑，对医生的交代似听非听，心中的问题特别多，这也是胆病会引起心病的原因所在。

胆究竟有多重要，《内经》又说，勇者气行则已，怯者着而为病。这是说碰到事情，有勇气承担的人，他身体气血是流通顺畅的，疾病便停止了；而不能直面困难，没有勇气，气怯的，甚至碰到一阵风都会得病。这周身的勇气就是归胆所管，所以说胆对于人体的健康是多么重要。如果胆经堵塞了，勇气就没有来由。

这胆勇文化，在中国也是一脉相承的。比如我们看古装片，士兵的衣服前胸上都会写一个"勇"字，叫作兵勇，这是壮胆气的。

我们小时候喜欢做一个游戏，叫母鸡护子斗雄鹰。若心中真勇敢，能量倍增，可以战胜一切看似不可战胜的困难，故曰：

> 母鸡遇雄鹰，勇敢如大鹏。
>
> 信心若怯懦，反遭小病欺。

她又问，大夫，我还要注意些啥？老师说，你肝脉郁得很，别生气了。

她说，每天都生气，总有气等着你。老师说，你都病成这样了，还气啥呢？

老师便念方，黄连温胆汤。老师用黄连温胆汤，往往还会加入龙骨、牡蛎，是因为病人胆胃之气上逆得太厉害，引起神志不安。这时用龙骨、牡蛎，在神的层面上，让她的气往下顺。烦躁者，总不离栀子、淡豆豉；郁闷者，总需要香附、郁金。这两组药对，一是清热除烦，一是宽胸解郁，从气的层面让她的热往下顺。对于心胸中有股郁热之气的人，往往也是老师喜欢加入的。

方药为：黄连 6 克，黄芩 8 克，枳实 10 克，竹茹 20 克，陈皮 10 克，半夏 15 克，茯苓 15 克，炙甘草 8 克，龙骨 15 克，牡蛎 20 克，栀子 10 克，淡豆豉 20 克，香附 15 克，郁金 15 克。5 付。

◎ 特别难治的三种病人

第 15 个病人，胆囊息肉。多次来复诊，他说好转了些，肾还有些问题，但吃药后，解小便顺畅多了，不那么尿频尿急了。

老师叫他别抽烟了，把烟给戒了。老师说，肺为水之上源，你一天抽两三包烟，把水源都污染了，流到下面肾去，都是脏脏的水，小便能好吗？那些抽烟的人，伤肾啊！容易阳痿。这是因为抽烟伤肺气，令肺金不能生肾水。

老师还形象地说，你到农村去，把头塞进烟囱里去，看看烟囱里面都是些啥，一层层乌黑的垢积啊！所以抽烟咳嗽的人，别到医院里去拍肺了，想看清自己的肺，就到烟囱里面去看吧！

古代有三种病人，用药特别难治，一是屠宰行业杀猪的，泛指一切令人精神紧张的行业；二是熬夜做豆腐的，泛指一切倒夜班工作的人群；三是在药房工作，长期熏陶药气，或者长期服药的人，有抗药性的。当然也有老烟鬼，抽鸦片烟的人群，因为烟民就是长期跟烟草打交道，让肺麻木，不能接受药力，即使用重药，也难以取效。为何这三种病人特别难治呢？

因为第一种人长期处于杀戮紧张的氛围中，心脑血管、神经经络处于绷紧状态，这种类型的人容易得血管、经络等管道性疾病，轻则偏头痛，重则心脏病、脑出血。

第二种人长期从事与熬夜有关的工作。人晚上本来是造血的，熬夜不单令身体难以造血，而且还在消耗血。所以说这种类型的人，面色像豆腐一样苍白，没血色，身体像豆芽菜一样脆弱，不见阳光，他们特别容易得血液病。我们可以反过来推，得血液病的人，是要切忌不能熬夜的。

第三种，烟瘾大的人，他的肺长期跟烟气接触，对大自然的清气接触得就少了。这种类型的人，气容易往下掉，气不够，身体的气是不够动力循环的。

◎ 理气清热五虎将

孙思邈在《千金要方》里讲，家庭成员有不快，要尽早说出来，不及时梳理，时间一久，就会生大病。第 43 个病人，是夫妻俩来看病的，病在家庭关系不和，导致两人都生病。妻子得了胃癌，胃癌切除手术后，不久又查出子宫肌瘤。丈夫得的是肝病，腰酸腿重，胁肋背部胀气，周身上下都疼。

夫妻俩年纪都不大，35 岁左右，从南京慕名而来。他们两人坐在一起，就相互揭对方的短，说对方的不是，双方都显得很生气。老师就跟他们讲夫妻之道，把他们两人都训了一顿，你们都别找对方的毛病了，先找自己的问题。

如果两个人争执，认为问题在对方身上，那你的命运就掌握在别人手上。

男的说，我迟早被她气出癌症来。女的也不示弱，历数丈夫的不是。

病是吃气的，疮是吃火的，若能降得住气火，便能了疾苦。俗话说，抠成的疮，怄气成的病。这对怄气夫妻，才三十多岁，就得了这样难治的病。

老师帮他摸脉，他说，肝和背部都胀痛，很难受。

老师便开常用的理气清热五虎将，这五味药是枳壳、桔梗、木香、栀子、淡豆豉。我们以前称此五味药为"胸膈郁热五虎将，理气清热效最良"，专治肝郁化火的。其实这胸中郁结一打开，闷热一除，许多疾病都可以自愈。

由于这病人不是一般的生气，是气得周身上下都胀痛，老师说他脉弦硬得很，不把性子改过来，会得重病的。

然后又加入五味药，即延胡索、川楝子、穿破石、郁金、香附。这五味药是加大理气的力度。特别是延胡索和川楝子，又名金铃子散，不仅能理气，还能止痛，专治气痛。穿破石，借用它作为开路先锋。有延胡索、川楝子引入肝经，穿破石打通肝脉的作用就更强了。郁金、香附，是郁闷者之金子，也是一组解郁的良药。

基本的底方就是以这十味药为主。老师还加入合欢皮、首乌藤、生姜、大枣，此四药能调气郁引起的左右路脉不和，气血不和。

方药为：枳壳 15 克，桔梗 15 克，木香 15 克，栀子 10 克，淡豆豉 15 克，延胡索 10 克，川楝子 15 克，穿破石 40 克，郁金 20 克，香附 15 克，合欢皮 30 克，首乌藤 30 克，生姜 15 克，大枣 5 枚。2 付。

后来这男的在 4 月 10 日回来复诊说，我病情好转了，肝不怎么胀了，也有感觉了，药喝完气性也小了很多，周身痛感基本消失了，但是还会呃气。

老师说，呃气、放屁，是给气一个出路。老师又开了几付药，让他带回南京去。

医生只能帮病人帮到这里了，若说要改变他们的性子，那真比移山还难。可如果性子不端正过来的话，用中药赶跑的怨气又会再回来的。

那该怎么端正自己的心态、性子呢？老师挺推崇《王凤仪言行录》这本书，还有《根除烦恼的秘诀》，并且积极倡印这些善书，很受患者欢迎。

老师也常用里面的道理来劝人，在给这对夫妇交代医嘱时，老师说，你们别再找别人的问题了，要多找找自己的问题。这就是《王凤仪言行录》里面的找好处与认不是。找好处，是无论何人何物皆见其好处；认不是，是无论何人错处皆认到自己身上。找好处便能容人；认不是才可成己。找好处是暖心丸，认不是是清凉散。找好处是"三人行必有我师"，认不是是"行有不得，反求诸己"。

第 45 天　口臭用单味药就能解决

4 月 8 日

◎ 排首位的抗癌粥——薏苡仁粥

脚气又有风湿的病人，腰腿不利索，该怎么办呢？肾主腰脚，治标治本都还是要落在肾上，把身体从上到下的湿浊收到肾中排出去。老师很喜欢用龙骨加炒薏苡仁这组药对。老师说，用龙骨重镇下收的药，配上薏苡仁淡渗利湿，能够把周身上下的湿邪边往下收边往外利。这样湿邪既能下降，也能有个出路。

为何要选择薏苡仁呢？《药性赋》说："薏苡理脚气而除风湿。"薏苡仁这味药，不但能淡渗利湿，还可以治疗脚气水肿、风湿痹痛，是非常好的药食两用、性味平和之品。在治疗癌症、抗癌的辅助食疗方中，薏苡仁粥应该排在首位。上海有一位国医大师，善治癌症，他给病人开的食疗方子就是薏苡仁粥。

老师说，热毒偏盛的可用生薏苡仁，如果不是的话，一般要用炒薏苡仁，把薏苡仁炒香炒黄能健脾胃，脾胃功能恢复，祛湿作用就更强了。

口臭该怎么办？单纯性的口臭，一般用单味药就能解决，这也是民间草医教给老师的。老师说，口臭也分为轻度、中度、重度。轻度的口臭是靠得很近才能闻到，单用炒谷芽，泡茶喝就有效。谷芽宽中消谷，又能健脾开胃。它消食的力量比较缓和，助消化而不伤胃气，往往可以大剂量使用。一般都是 20～30 克。

中度的口臭，是隔着桌子也能闻到，口中发出秽恶之气。老师说，这种用马勃粉泡水喝就有效。马勃原来是治咽喉肿痛、热毒炽盛的，口臭，由于整条咽喉、食管秽热弥漫，所以选用马勃。

重度的口臭，是人一走进房子，周围的人都能闻到。这时用什么呢？人中白。

老师说这是以臭治臭。人中白是人尿的提取物，为凝结在尿桶中的灰白色块片，洗干净后干燥而成。人中白性味咸寒，能除热降火，善治热火上涌引起的口疮、鼻衄、口臭等。李时珍认为它寒能降相火，咸能润下走血故也。

谈到人尿，那可有大功效了，急则可以救人命，缓则可以治多种疑难杂病。在民间，用童便治疗急性跌打损伤，瘀血内攻心胸，昏闷欲死，效果非常好。不要以为人尿乃浊物而忽视它。正因为人尿走的是人体的浊道，所以按照中医归经的思想，它能够在进入人体后，引败浊的恶气瘀血往下走，排出体外。

童便还用于治疗疑难杂病，比如蒲辅周老先生治疗久治不愈的低热病人，通常直接用童便，或者把童便加到辨证方中，至于那些顽固性的鼻出血、牙龈出血，很多是虚火上亢，这时一味童便煎药，可以把药效提高不少。所以朱丹溪说："降火最速，莫过于童便。"童便这味药，虚火、实火都可以降啊！据说，用童便直接热洗腋窝，治疗狐臭，效果也是挺好的。

◎ 上嘴唇归胃管，下嘴唇归脾管

第 10 个病人，是个读中学的小伙子，由他父亲带过来的。下嘴唇严重脱皮，有一年多了。他父亲说，在太和医院、人民医院，皮肤科、口腔科、内科，通通都看了，看了一年半都没看好。一吃饭，嘴唇就脱下硬硬的皮屑。小伙子才 17 岁，皮肤就显得很苍老，没有少年人的那种嫩滑。

老师摸他脉后说，上嘴唇归胃管，下嘴唇归脾管。这是脾脏功能失调，治疗要以健脾伏火为主。原来小伙子吃了不少消炎药、清热解毒的药，也吃了滋阴降火、滋润皮肤的药，都没有疗效。现在老师换了思路，温运脾阳，让脾振作起来，然后把多余的火气降伏下去。

老师重用白术40克，这是老师治疗各类脱皮、死皮的心得，也是宗《神农本草经》白术疗死肌的道理。随后配入茯苓、干姜、附子，加强温运脾阳；龙骨、生牡蛎把浮火往下收；牛膝、炒薏苡仁把血热、湿浊向下引，渗利出去。由于病人经常嗳气泛臭，这是胆火上逆之证，老师又用黄连温胆汤的思路，加入黄连、黄芩、枳实、竹茹四味药，把中焦胆火秽浊往下降。

方药为：白术40克，茯苓20克，干姜10克，附子10克，龙骨20克，牡蛎20克，川牛膝15克，炒薏苡仁18克，黄连6克，黄芩10克，枳实10克，竹茹20克，生甘草8克。3付。

这病人喝完3付药后，4月12日来复诊，嘴唇脱皮收口好多了。他父亲特别高兴，要介绍好几个病人来找老师看病。这次来复诊，老师在原方基础上加了降香、丹参两味药。这是在血脉的层面上再次把气血中的秽浊之气往下通降。

小伙子说他吃药后下面打屁，非常顺畅，觉得好像胸腔的气都往下排，以前是上面老打呃，气往上走。原来他之前是典型的胆胃不降、脾不升清。脾不升清，嘴唇肯定得不到精血的供养；胆胃不降，中焦就堵住了，吃东西胃口不好，容易打呃，口腔泛臭，气往上逆。

老师的处方，既降他的胆胃之气，使浊气下顺，又升他的脾阳之气，使清气能上升。升降能正常循环，这样大气能转个圈子，气机通了，胃口开了，小病自愈，大病也会减轻。

只要疾病是向好的方向转变，老师一般都是在原方基础上加减，这叫效不更方。

第46天　痰的最深层根源

4月9日

◎二陈汤治脾胃之痰

今天上午特殊情况，老师有事儿，外出了一趟，10点多才赶回来的。本来是没准备看病的，但看到又有一排病人等着，老师便穿上白大褂，又开始看起病来。

第 1 个病人咳嗽了好几年，也治了很久了，效果一直都不理想。这回他找老师，说经常咳嗽、口干，该怎么办？老师说，你晚上打呼噜不？他点点头。

老师说，这是痰湿重，并不是阴虚火旺的口干舌燥。痰湿重，阻碍津气运行，水津不能向上气化，所以容易口干、咳嗽。可见，咳嗽虽然是表现在肺上，但却不一定只是肺的问题，而是痰湿上泛，攻击肺引起的咳嗽，所以我们要找到病根所在。

老师说，脾为生痰之源，肺为贮痰之器。肾为生痰之源，胃为贮痰之器。

看来治疗肺痰的问题，要找到它母亲脾土中去。而治疗脾胃土中的痰，更要找到肺的外祖父肾中去。因为肾命门之火出了问题，不能化痰湿，便会上泛到脾土中而为痰湿，即火不生土。脾土虚弱不能运化水湿，升举清气，即土不生金，水湿停留在肺中而为痰湿。这样环环相扣，其根在下。

一般医生治痰都会用到二陈汤，这也是古今治痰的总剂。可如果用二陈汤，还不能治好痰，又是为什么呢？因为二陈汤以治脾中之痰为主，而不是治肾中之痰。那肾中之痰又当如何治呢？所谓久病及肾，疾病日久，缠绵难愈，肯定会侵入肾中。这病人咳痰好几年了，也常打呼噜，绝不是简单的肺的问题，也不单是胃肠的问题，还要把眼光再放深远一点，到肾中去找。

◎ 理痰汤理肾中之痰

治下焦肾中之痰，老师叫我们开张锡纯的理痰汤。理痰汤由生半夏、芡实、黑芝麻、柏子仁、白芍、茯苓、陈皮七味药组成。这方子治痰能补二陈汤所不及，特别是病人上实下虚的，浮阳之气上亢，载痰上升，咳嗽痰多，却下半身酸软乏力，稍微活动就容易气喘。这是因为肾不能封藏精髓，而使水湿上泛为痰为饮。

理痰汤，用半夏降胃气上逆，用芡实把肾气往下收敛。再用黑芝麻、柏子仁润肠下饮，使痰浊能从阳明胃肠中下滑，并且还有补心肾之功。芍药是滋阴以利小便，茯苓是淡渗以利小便，把多余的痰水从膀胱小便渗利而出。

这六味药中，半夏、芡实让胃气下顺，肾气下纳；黑芝麻、柏子仁让肠道滋润，排浊通畅；芍药、茯苓让膀胱滋润，小便通利。这样痰气、痰浊、痰水、痰渣，通通都能从上往下理顺而去。最后还用到陈皮，陈皮是理气平和之药，能顺气行气，气行则痰化。

所以说张锡纯这首理痰汤，立法思路是深远而广泛的，从痰的最深层根源上立法，把痰理顺，故名理痰汤。

老师用理痰汤还有他灵活的变通，因为老师摸他小肠脉郁得很，单靠柏子仁、黑芝麻要推通小肠还不够力，于是老师加入火麻仁、猪蹄甲，这样肠道排痰之力便增加不少。这病人也是思虑过度，心气心神上浮，抽用肾水。老师便加入龙骨、牡蛎，宁心固肾，不让肾水上泛而为痰。陈修园称这两味药为治痰之神品，他这也是从痰的生化根本肾中来立论的。

方药为：半夏 15 克，芡实 30 克，黑芝麻 20 克，柏子仁 10 克，白芍 15 克，茯苓 20 克，陈皮 10 克，火麻仁 20 克，猪蹄甲 10 克，龙骨 20 克，牡蛎 20 克。3 付。

从这治痰的思路，肺、脾胃、肾三个层次来看，就是做学问不断由浅入深的过程。刚开始入医门，见痰治痰，我们容易想到止嗽散、养阴清肺汤。摸索一段时间后，才开始觉得治痰不能局限于肺，要往深层次挖，于是便找到了脾胃，知道饮食不节，劳伤脾胃，会生痰生饮。然后用二陈汤、平胃散，临床水平又上了一层。可对一些顽痰久病，我们又会再往深处去想，就会看到痰涎上逆的人往往伴随着肾不能纳下的症状。这时，便把眼光放在肾中去，治痰又深了一层。

读书、临床就是这样，一步一个脚印，一层一层地往深处扎。以前没跟老师临床时，以为二陈汤是治痰之通剂，不知理痰汤能从痰的最深层次上立法。这样临床经历几个病例收效后，我们对中医汤方法度就更有信心了。

第 47 天　没听说过的猪活骨

4 月 10 日

◎老来疾病都是壮时招的

今天我们特地早起，吃完早餐后，走到药房时，提前了二十分钟，没想到老师已经看完六七个病人了。原来老师今天是七点半开诊的，蛮以为我们八点钟过来算早了，真是"未道君行早，更有早行人"。

我们看的第 1 个病人，居然是广东五华的客家人，是老乡，而且今天不止一位老乡，居然还有我们揭西同乡镇的老乡，来老师这里看病。

这个五华老乡，他是广东汕尾的牙科医生，自己得了风湿，关节屈伸不利、肿痛，有六七年了，到处求医看病，却没有阻止疾病恶化的趋势。他自己是牙医，懂得一些医药的利弊。人民医院检查诊断为类风湿，专家开了一大堆消炎止痛药给他，他没敢吃。后来他从当地民间郎中那里得到了一个药酒方，用杜仲、川续断、五加皮、威灵仙这几味药泡酒，喝了药酒后，手指可以伸直了，肿痛也减轻了，没有继续恶化下去。但一直两手腕关节僵硬，左手轻一点，右手严重得像板条一样。他现在才三十多岁，关节僵硬，很多事都不方便。

老师检查他关节屈伸情况后说，你这关节问题绝不是几付药就能完全好的，但我给你用药是肯定可以好转的。老师对这种病胸有成竹，还交代我们要把他的案例写成医案。所以我们就和这位客家老乡聊了起来，对中医而言，详问起病原因与服药情况非常重要。正如《十问歌》里说的，"九问旧病十问因"，这问诊可以把疾病的病因、病性问清楚，用起药来就有方向了。

原来他是在 2005 年起病的，人在病后反思往往能知道自己之前的过失，这个过失对于预防疾病来说有重要意义，故我们特别记录了下来。

他说，2005 年时，爱好打羽毛球，每次打球都用力过猛，手腕酸软，拉伤了也不在乎，以为年轻没啥。打完后，因为南方比较热，一运动就大汗淋漓，他就习惯性地喝冰冻饮料，当时非常快意。不仅如此，还跑到水龙头边，用冷水冲洗双手和脸部，哇！那真是爽快。

可《菜根谭》说，老来疾病都是壮时招的，又说，快心事后每为殃，而他还没老就病了，灾殃就来了。他说，才两三年，手关节就肿胀得不能弯曲。2009 年最严重，到处看医生，药敷、针灸、按摩、汤剂用了个遍，就是不缓解。天气热的时候倒没什么，可一到冬天变冷时，手关节就肿痛，越来越严重，脚踝也开始痛。

中医认为，这个病人属于明显的风湿，身体内虚过后，感受风寒之邪，虚在骨髓，寒邪就进入骨髓；虚在血脉，寒邪就痹阻血脉；虚在肌肤，寒邪就困住肌肤。所以，《内经》说："至虚之处，便是容邪之所。"

他运动过度，再一洗冷水，灌冰冻饮料，这些外面的寒邪跟肠胃里面的寒邪，通通跑到内脏、骨髓、虚损的经脉中藏起来了。《伤寒论》中早就对风湿的起病过程做过经验总结，张仲景说："此病伤于汗出当风，或久伤取冷所致也。"

就是说这种难治的风湿病，起病的原因很简单，就是在大汗出后，坐在风口边吹凉风，或者运动过度后，内伤了血脉筋骨，却去洗冷水澡、喝凉饮。这也是运动带来的疾病。可见凡事有利有弊，过度了弊害就随之而来，恰到好处才是

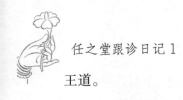
王道。

◎ 最灵活的骨头

老师叫我开《伤寒论》中的桂枝芍药知母汤为底方，然后再加入四味主药，即钟乳石、松节、老鹳草、猪活骨。老师说，后面加入的四味药，对于关节屈伸转动不利有极好的效果。

钟乳石，老师说它能利百节，为什么呢？《药性赋》说："钟乳补肺气，劳嗽寒喘咸宜。"刚开始我们想，钟乳石是治肺的，老师怎么用它来治风湿关节不通利呢？而且老师还把它摆在重要的位置上。后来再想，明白了，这正是《内经》"肺主治节"的道理。有学者认为，这个"节"与关节有关系。从某种意义上来说，肺气管的是周身上下的关节，关节不利首肺虚。老师用钟乳石补肺气而治关节屈伸不利问题，有他独到的用心。

第二味药是松节，松节前面采药时，已经详细说了，它是松枝伤损后自我修复的产物，是中药中的丙种球蛋白。老师用的松节，多是自己亲自上山砍的，有老师的汗水在里面。

老鹳草也是治风湿的要药，前面也提到它治疗偏瘫、面瘫的效果，对于筋骨废用，老鹳草也有它特殊的作用。

最后一味是猪活骨，什么是猪活骨？就是猪周身上下活动最多、最频繁的一块骨头。猪周身上下活动最频繁的在哪里？就在猪的下巴。我们看猪一天到晚吃个不停，有时连在睡觉的时候嘴巴也咬个不停，至于它在清醒的时候，更是动个没完，可谓是全身活动最多的骨头。中医取象比类，老师也是从民间草医郎中那里得来的重要经验，对于关节不能屈伸活动，就用它了。不知道的人总是弃之不用，对于中医来说，这是一味治疗筋骨屈伸不利的良药啊！

方药为：桂枝 15 克，白芍 25 克，知母 10 克，附子 20 克，白术 40 克，生麻黄 15 克，防风 10 克，威灵仙 15 克，老鹳草 30 克，松节 30 克，钟乳石 30 克，猪活骨 50 克。2 付。

这病人吃完 2 付药后，4 月 12 日来复诊。他说，以前胸觉得堵闷，现在胸没那么闷了。刚来的时候，觉得肺气不够，中气不足，肠道也有些刺痛。现在吃药后，这些症状都好些了。这大概跟老师重用钟乳石、白术等补肺气、建中气离不开。

他还特别提到，奇怪的是在睡梦中，他情不自禁地扭动左手腕关节，只听到

"嗒"的一声，左手腕关节灵活了。现在右手还胀，僵硬比较严重。

以前脚踝也痛，现在跟老师吊痧、撞墙后，脚也不痛了。老师叫他要趁着药力，努力地拍打、撞墙，让经脉畅通。

他说，这几天喝药后，手出汗明显。老师说，这是治风湿最好的标准，要微微出汗，但又不能出大汗。

《伤寒论》把这些风湿、伤寒等疾病向愈的现象叫作汗解，就是说身体微微出汗后，病情就会缓解好转，因为皮肤孔窍就是排泄的通道，能够出汗，就说明邪有出路。这时除了服用温通经脉、汗解的中药外，病人积极配合吊痧、爬山也很重要。用药与病人配合，病情好得更快更彻底。

由于他右手病了五年，比较严重，老师在原方基础上加入桂枝、桑枝。老师说，左升右降，左手用桂枝，右手用桑枝。

这个病人由于家中有事，在 4 月 14 日就要南下了，南下之前又来找老师复诊，说关节灵活多了。老师让他带 10 付药回家煎去。

老师教他用老鹳草熬水外洗关节，对关节恢复有好处。还教他去买十几块钱一瓶的同仁堂国公酒，这国公酒对一般风湿痹痛是有好处的，价格也不贵。

我们交代这病人，外在的凉水、凉风别碰，内在的凉果、凉茶、凉药别吃，还有伤筋动骨一百天，凡是筋骨病变，一百天内严禁房劳、手淫。

这医嘱守得越严，身体的康复就越快。所以医生一边要在医药上用功，开好对症的方药，另外也非常需要在医嘱上用功，教会病人正确的养生观。

第 48 天   气滞是因，血瘀是果

4 月 11 日

◎生半夏与夏枯草可治咽中痰堵

有个 17 岁的小作家，在网上写文章，得了甲亢，在她妈妈陪伴下，前来找老师看病，这是第一次复诊。

老师问她喝药后怎么样了？她说感觉好些了，痰也少点了。

老师说，这病是在痰上。老师用了一组药，是生半夏与夏枯草。

半夏是六月夏天的一半时生长，故叫半夏，而夏枯草则是在夏至的时候枯了。

它们两个都是在阴阳交换的季节里，即夏至里变化最大。老师说，头为阳，身体为阴，而脖子正在阴阳交界的地方，所以用这组药对调阴阳，交通阴阳。既治失眠，阴阳不交；也治咽中痰堵，气血上下不交。

其他的药物，以软坚散结化痰为主，如玄参、牡蛎、鳖甲、海浮石；以行气化湿活血为主，如苍术、香附、川芎、木香。

脖子的痰化开了，从哪里排出去？当然是通过肺气、胃气降到大肠中排出去，因为阳明大肠是人体最大的排浊器官。老师用枇杷叶、竹茹把肺气、胃气往下降。用鸡矢藤、猪蹄甲把这些降下来的痰浊排出去。再加上牛蒡子、车前子，牛蒡子疏风壅之痰，车前子利小便，给痰湿开路。基本还是这个化痰散结顺降的思路。

这样的病人是不能生气的，也不能思虑过度，因为怒则气上，生气叫气得脸红脖子粗，就像癞蛤蟆鼓脖子一样。人的脖子是周身上下最狭隘的地方，最容易为气所阻。所以这样的人常生气，慢性咽炎永远好不了。

也不能思虑过度，因为思则气结。心思太细腻、太计较的人，活得比较辛苦，周身血脉运行不畅。她们的气会结在脖子下，而为梅核气、慢性咽炎；结在胸中，为乳腺增生、肝囊肿；结在子宫，为肌瘤。故曰思则气结。

所谓的包块积聚，只不过是肝气郁结在不同地方的产物而已。

方药为：半夏15克，夏枯草15克，牛蒡子10克，车前子8克，玄参15克，牡蛎20克，鳖甲20克，海浮石30克，苍术10克，香附12克，川芎10克，木香15克，竹茹20克，枇杷叶30克，鸡矢藤40克，猪蹄甲10克。3付。

◎脏病腑治，以腑治脏

看到二十几个病人时，老师开始把看病的速度减慢，因为今天病人只有三十多个，不算很多，优哉游哉也可以看得完。老师说，趁空余的时间，讲讲药吧。

陆东她们也坐过来听。刚好这个病人是小肠不通，心脏不好的。老师治疗这类心脏病都是遵循心与小肠相表里，脏腑并调的思路。

胸闷心痛不仅要看到上面的心脏，还要看到下面的肠道。许多痛症是因为肠道有宿积，阴寒盛才引起拘挛疼痛的。也就是说，阳虚肠动力下降、吃坏肚子也是各种心脏病形成的重要机制。所以老师治疗这类心脏病，往往在温通心阳的同时通降胃肠。这就叫"脏病腑治，以腑治脏"。

这病人是搞行政管理的，老师叫他吃喝应酬少些。老师把脉后说，左寸脉微弱，心脏、小肠都不通，容易得心脏病。寸脉主头部，脑供血不足，颈椎容易出问题。心阳不足，性欲也减退，腰酸腿软，解小便也差一些。

老师从他小肠脉开始调，正如《内经》"举痛论"所说："寒气客于小肠膜原之间，络血之中，血涩不得注入大经，血气稽留不得行，故宿昔而成积矣。"原来心脏病，还有各种肿瘤积块，它们的根源都是肠道阴寒，血脉流通不利导致的。

这时老师用火麻仁、猪蹄甲、鸡矢藤三味药，化开小肠积滞，润通小肠。再用红景天、银杏叶、丹参、菖蒲四味药，专入心脏开心窍。这四味药是老师治疗心脏缺氧、缺血的常用药组。病人影像检查脑供血差，有颈椎病，整个脉象下沉，气力不够上举，人显得不够精神。老师用黄芪、当归补中焦气血，用葛根、川芎把气血往头上升举。

病人说他晚上还睡不好觉，老师又随症加入首乌藤、龙胆草，重用首乌藤，轻用龙胆草，以安心神，降肝火。心主神，肝藏魂，这两味药调心神和肝魂。

方药为：火麻仁 30 克，猪蹄甲 15 克，鸡矢藤 50 克，炙甘草 8 克，红景天 20 克，银杏叶 20 克，丹参 20 克，菖蒲 15 克，黄芪 30 克，当归 20 克，川芎 30 克，葛根 40 克，龙胆草 5 克，首乌藤 40 克。3 付。

◎防治高原反应的红景天

老师说红景天和银杏叶这组药对不简单。红景天能疏通心脏管道，而银杏叶则是直接给心脏补充一个能量。这两味药组成的药对就是通补心脏。心脉不通要通，心肌劳损要补，所以治心离不开通补。

老师又叫陆东去药柜里拿几片红景天和丹参来，在形态学上作比较。老师说，你们闻一下红景天，芳香味很浓，芳香能开窍，而丹参则没有这股味道。也就是说，红景天通血管的时候，还能开心窍，但丹参就只能活血，少了香味，不能开窍。

老师接着说，这红景天一味药可以代丹参和菖蒲两味药。

我们明白了，丹参是活血，菖蒲是开窍，合二药之功才能比得上红景天。

陆东又问老师，她 9 月份会带一批外国友人去西藏旅游，爬喜马拉雅山，正愁高原反应、缺氧缺血的问题。老师说，这红景天就管用。红景天是古代皇宫用的，当地西藏老百姓都知道此药。老师又指着红景天横截面上有红又白，又有许多疏通的小孔，说红景天既能打通血脉，又能打通经络。红色主血脉，白色主经络。白色为肺，红色为心。由于它有许多致密小孔，疏通的作用特别强，能够直接把肺部清气补进心脏中去，所以高原反应胸闷缺氧用它正好。

老师还提到复方党参片，说是以前部队的专用药，专治高原反应，那些在高原地区修铁路的工人是常备的。肿瘤大病的人，后期大都有缺氧体质，唇乌面暗，气短不足，这时红景天、复方党参片补足人体气氧，可以派上用场。

谈到通血管的药物，老师又提到鸡血藤与红藤。于是陆东又去药柜里拿来这两味药作比较。鸡血藤红色偏多，走血分多些，以通血脉为主；红藤则白色为主，走气分多些，能把经络打通。我们看同样两片藤块，上面都有小孔，让人想到整条藤是由无数小孔组成的一条条管道。

它们都可以通，但分为通血脉与通经络的不同。鸡血藤通血脉，能解决风湿痹痛的问题，但基本不抗肿瘤。红藤通经络，能抗肿瘤，效果非常好。

老师说，可见肿瘤不是血管堵住了，相反，它的血液循环非常丰富，那为何会长肿瘤呢？是因为经络堵住了，不能通气，所以治肿瘤不单考虑到活血的问题，更要在深层次考虑到通气的问题。

我们恍然大悟，原来气分和血分有如此大的区别。以前只是笼统的把书中气血理解成一片，没有想过这血分层次是看得见的物质基础，而气分层次则是看不见的经络气化功能。这看不见的气机气化流通往往才是疾病背后的真正原因。这样以后我们考虑活血化瘀的时候，更要从周身气化的角度来用药。

这也是老师常说的，气滞是因，血瘀是果。先有气滞，后有血瘀，气为血之帅，血为气之母。百病皆生于气郁啊！

◎改良的火柴棒平衡法

到中午 12 点了，最后一位病人耳鸣多年。老师给他开了方，还是用升清阳、降肠道浊阴的思路。老师过去用张钊汉的原始点按摩法，在病人的偏头位置即少阳胆经周围寻找痛点按压，病人痛得流鼻涕掉眼泪，忍不住用手捂住脸。五分钟后，老师问他还耳鸣吗？他说不鸣了。老师笑着说，这叫痛则神归。

我们再一次看到中医辅助按摩疗法的神奇，终于明白为何《内经》《伤寒论》都提到人在病痛的时候要学会按摩导引吐纳之术。这些术法不单可以救急治标，还可以养生治本。老师拿了张钊汉医师的原始点按摩法光盘给我们，叫我们回去好好参究。这又是跟吊痧治病有着同样良好疗效的一门技艺。

所谓男儿百艺不压身，多点技艺总有用处，但要学精吃透。孙思邈在《大医精诚》中说："医之所病，病道少。"这是说医生苦闷的是自己的医道不够治病救人。

我们在老师这儿，不单学到吊痧、原始点按摩法，还学到了周尔晋老先生的火柴棒 X 平衡法。这些医术对于治疗疾病，往往具有立竿见影之效，也有长远保健之妙。譬如今天老师就用火柴棒平衡法治疗了一位腰痛的老阿婆。

这老阿婆找到老师说，脚跟痛，走起来不舒服，很难受。当时黄穗发在场，他亲眼看老师用一根牛角棒，棒尖像圆珠笔大小，在病人的手掌背部腕关节周围寻找痛点，然后点按，边点按边叫老人家转动腰腿。老人家先是痛得咬牙，深呼吸吐浊气，又冒些冷汗。不到一分钟，老师再叫她试着走走看。老人家居然说不痛了，痛痛快快地走回家去了。

中医的这些治法，如吊痧、按摩、针灸、火柴棒平衡法、原始点按压法，在民间长期流传，它们的价值非同凡响。有什么能比这些治疗方法更快速简验的呢？

下午老师有事外出，便叫我们到大药房去，跟患者沟通交流，也练一练自己的话疗术。话疗术也是医生治病的三宝之一，所谓话疗，就是医生通过自己的语言行为影响患者，端正患者的养生观，甚至是人生观、价值观。

◎任之堂的名义

一个心存大爱的医生，必有大智慧，因为他会千方百计用各种方法来唤醒人们对身体的正确认知。中医普及以及养生疗愈的终极指归，就是提高人的觉性与心量。

在这册跟诊日记结束前，我们用邵康节先生的一首发心诗偈与大家共勉。

> 每日清晨一炷香，谢天谢地谢君王。
>
> 但求处处田禾熟，惟愿人人寿命长。
>
> 国有贤臣安社稷，家无逆子恼爹娘。
>
> 四方宁静干戈息，我若贫时又何妨。

希望医子们每天心更广大，量更宽宏，身处当今和平盛世，要常怀感恩之心，行利他之事。没有成绩时，勇猛要精进，有了成绩后，要低调前进，永远把国家大事当成自己的事，把中医的复兴与普及担在自己肩上。

老师说，人担当多少，成长就有多少。人还没担当时，不算成长。正如担水挑柴，你不肩担手挑，力永远出不来。

大家都在问，任之堂这名号是什么意思？这是告诉我们先要任之，肩挑重任，而后才会有生生不息的中医堂口，我们现在不缺乏好的中医堂口，缺乏的是以身任天下后世之人。每次抬头看到任之堂牌匾时，我们便会想起老师的愿力，想起

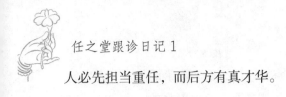

人必先担当重任，而后方有真才华。

第49天　牵牛硫黄丸治腰痛如神

4月12日

◎民间游医的最高成就——《串雅》

这两天老师给了我们一本书，叫《串雅内外编》（简称《串雅》），是清代著名医家赵学敏撰写的。这本书是民间走方医（或叫江湖游医）最高成就的总结。老师叫我们好好看。老师说里面每个方都不简单，以前的很多郎中靠里面的单方单药，就够一辈子生活了。

《串雅》这本书，对民间行医者来说，里面都是金光闪闪的效方验方。此书主要是用方药的思想来治病的。虽然有些遵循传统经方的国医对此书有些不同看法，但始终不能掩盖书中所载大量灵验方药，使沉疴顿起，救人于危急的大功用。

今天第 1 个病人是寒湿腰痛，男，35 岁。老师给他开肾着汤加味。肾着汤是《伤寒论》里治疗寒湿腰痛，腰沉重如带五千钱的方子，由白术、茯苓、干姜、甘草四味药组成，没有一味药是专门补肾的，都是健脾除湿的思路。

因为湿性趋下，易袭阴位，易伤腰脚，把湿浊化去，腰肾就轻松了。这叫邪去而正安，不需要通过补肾而达到强壮腰肾的效果。他吃后复诊说，好了一大半，睡觉也舒服了，只是咽喉还有些不适。

老师说，少吃花椒、辣椒、鸡蛋，你的胆也有问题。然后再给他守方用药。

老师提到《串雅》，说里面的方子不单好，而且价格低廉。譬如寒湿腰痛这种病人，里面有个牵牛硫黄丸，此方治腰痛如神。凡是陈年日久，顽固的腰痛，一用便见效。而且越是严重，效果越是明显。

老师还说，我们开汤方给病人吃，一付差不多要 20 元左右。可如果用这牵牛硫黄丸，吃一天药两三元钱就搞定了。

这《串雅》中的牵牛硫黄丸由两味药组成，黑牵牛半生半炒，研末，用水做成梧桐大的丸子，用硫黄末做外衣，空腹用盐水和酒，一次送服 50 丸。

这药服下去，一般会排出黑便浊水，腰骨轻松。原来这也是一升一降、一温

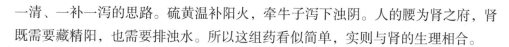

一清、一补一泻的思路。硫黄温补阳火，牵牛子泻下浊阴。人的腰为肾之府，肾既需要藏精阳，也需要排浊水。所以这组药看似简单，实则与肾的生理相合。

◎民间治带状疱疹——画瘤法

第3个病人是个小学生，男，10岁，前几日因带状疱疹就诊，小便黄，口臭。

老师给他开了龙胆泻肝汤，断他肝经湿热。他妈妈说，吃完1付，第二天就没事了。真是药证相合，其效立见。

老师说，治带状疱疹的方法很多。简单的话，到药房里买六神丸，调醋外敷，也会好转。

老师还跟我们讲到治疗带状疱疹的另一种方法，就是民间的画瘤法。

老师以前见过民间用祝由术，然后用墨水画在带状疱疹上，这病就好了。老师一直想弄明白这是怎么回事，到处打听。

后来一位老人家告诉老师说，小伙子，不要被假象蒙蔽，这里面是有门道的。即使不会念咒祝由，也能用笔画好带状疱疹。原来那老人家告诉老师说，民间念咒画符，把符画在带状疱疹上，他们用的不是一般的墨水，而是蛤蟆墨。

蛤蟆墨是在端午节前逮一只大蛤蟆，然后把一块香墨塞在它嘴里，用针线把蛤蟆嘴封起来。这只蛤蟆死后一个月，取出墨，拿这墨融化磨成墨水，画在带状疱疹上，极有效验。原来这蛤蟆吐出的毒液渗入墨中，这墨就有药力了。

六神丸主要由珍珠粉、麝香、雄黄、犀角、蟾酥、冰片组成。其中蟾酥就是蟾蜍表皮腺体的分泌物。蟾蜍也叫蛤蟆，俗话说，癞蛤蟆想吃天鹅肉，说的就是它。蟾酥有毒，但可以解毒、消肿、止痛，中医叫以毒攻毒。与前面提到的用人中黄治疗口臭，以臭治臭的道理是一样的。

结语　中医的精髓是体悟

来任之堂学习快两个月了，每一天跟师学习都是充实的，未敢有一丝松懈，因为这份师徒因缘难得可贵！

在这段时间里，上午跟师抄方，下午偶尔上山采药，更多的是写跟诊日记，晚上有时做药丸，有时听老师讲课。整个人像陀螺一样，转个不停。

到现在为止，跟诊日记也写了二十多万字，也算告了一个小段落，我们称之为第一阶段跟师学习。只要在任之堂一天，跟诊日记都不会停。

老师常问我们，有没有将中医思路理顺啊？我们自信地说，基本把中医思路给理顺了。

来了半个月，看到老师治病的疗效，我们对中医充满了信心。再接着一个多月的抄方，写跟诊日记后，居然开始渐渐对自己的医道充满了自信，这种自信是源于对中医思路理顺的基础上来的。

张锡纯曾经说过："三年期满，皆能行道救人。"他老人家也是用这份心与要求来写《医学衷中参西录》的。我们在老师这儿跟诊不到两个月，就有股行道救人的冲动，说明自己中医的底气是有了些。

古人云："博涉知病，多诊识脉，屡用达药。"

在老师这儿虽然说只有短短的两个月，但每天都有三四十个病人，抄三四十个方，做十几页笔记。这样下来，也看了两千多病人。

我们发现老师最常用的还是阴阳升降的思路。老师的脉法断病，甚至用药，都是以升降为主的。我们理顺中医思路，主要是从阴阳升降的角度出发的。

比如说，在临床上最常见的病人群体，就是上实下虚、上热下寒的。这类病人往往上面有慢性咽炎、口腔溃疡，或食管炎、胃炎，而下面则出现腰酸、腿脚沉重、四肢冰凉的病症。这时单清热、单温阳都很难达到理想的治疗效果。

老师往往先从饮食上让病人戒掉花椒、辣椒、鸡蛋等，减轻上热的现象；戒掉水果、冷饮、凉茶等，减轻下寒的现象，然后再寒温并用而选药。

我们把老师这种用药思路总结为：

> 寒热久病疗不愈，皆因气血不周济。
>
> 散寒先将清阳升，除热须把浊阴降。

人体的阳气要从脾肾处往上循太阳膀胱经、督脉升发。老师常用桂枝汤、四逆汤的思路升清阳，因为背部为人体阳气向上升发的最大通道。老师还会交代病人通过撞墙，通畅膀胱经、督脉，以助清阳升发。人体的浊阴需要从前面胃肠道、膀胱往下降。老师常选择的药对是苦参、艾叶，火麻仁、鸡矢藤，金荞麦、红藤，降香、枇杷叶，竹茹、槟榔等降浊阴。因为阳明胃肠道为人体最大的降浊通道。这时常教病人跺脚、搓脚或拍打足三里，引浊阴之气下行。

寒热的升降形成了，就要让气血对流起来。很多疾病久治不愈，就是因为病人周身的气血不能对流循环，相互周济。老师在运用升降的思路中，还特别加入他多年临床读书的心得，即让气血对流起来。怎么对流？人体最大的储藏气血之处，就是胸中。老师用枳壳、桔梗、木香这三味药，让胸中乃至周身气血对流起来，则其病自然而愈。

这样我们基本上就可以看到老师治病、把脉、用药的思路，就是这两个：一是升清降浊，二是让寒热、气血对流起来。

当然还有第三个用方思路，就是老师既重视《伤寒论》经方，也重视后世时方、验方、偏方，甚至治病的时候，还经常把经方和验方、偏方相结合，每有奇效。

比如治疗顽固风湿痹证，老师除选用《伤寒论》经方的桂枝芍药知母汤外，还加入钟乳石、松节、老鹳草等特效药，治疗抽筋还会加入淫羊藿、小伸筋草这些临床上反复应用都有效的药对。

最后，老师常提到需要用体悟去理解中医，中医是道法自然的，完全可以融入日常生活中。老师的体悟也是在很多日常生活中参透的，比如老师写的《万病从根治》这本书，它教人一些方药医病，只是极小的一部分功用，更大的是它传承着一种中医的思维模式。即《内经》所说："善言天者，必应于人，善言古者，必验于今，善言气者，必彰于物，善言应者，同天地之化，善言化言变者，通神明之理。"所以说，这体悟多么重要啊！能够让人在日常琐碎生活之中，随手就用到医理大道。

比如老师说，人的心肾，心就像天上的太阳，肾就像地底的岩浆。岩浆能够让大地土壤温暖以生长万物，正如命门之火能升脾胃之土也。用补命门之火，来助消化食物，老师常用附子理中丸。

太阳能够逐散寒气，令心中阴云密布散开，正如离照当空，阴霾自散。用温通心阳加疏肝来治疗抑郁症，老师常用桂枝汤加香附、郁金的思路。

再谈一个老师的湿毛巾故事。老师说，早上洗脸，将湿毛巾挂晾起来，毛巾上的水容易往下流，这样毛巾上半部分先容易干，而下半部分却始终很湿难干。这样来解释湿浊趋下，令人腰腿沉重不利索。然后用治湿的思路，如肾着汤治疗各类陈年腰腿痛。

还有添灯油以点火的思路。要让油灯烧起来耐久，一边要点火，一边要加灯油，没油的灯烧不久，没火的灯点亮不了。用附子点火，病人身体阴油不够时，要加入酸枣仁、怀山药以作添灯油之用。

老师还说，开车开得好，不在于你会加油门，而在于你懂得及时踩刹车止住。老师很推崇止学，现代很多人都过用了精血，止不住精血内耗外亏。这时老师往往用龙骨、牡蛎把病人向上向外亢越浮躁的心神收摄止住，病人服药后每每心安神定。这再次说明，会开车的是懂得及时刹车的人，而不是那些盲目踩油门的人。

又比如，老师说，高速公路能够畅行无阻，是因为该往左的往左走，该往右的往右走，这有它的运行规则。如果一辆车逆行，立马会出现连环车祸。

病人来时，有些会诉苦一大堆问题、连环病状，似乎什么病症他都有了。老师说，这样的病人我们直接调气机，让气血该往左走的往左走，该往右走的往右走，该升的升，该降的降。规则一分明，身体自然会慢慢修复过来。最常用的就是栀子、淡豆豉、枳壳、桔梗、木香这五味药，我们称之为"清理五虎将"，清郁热加理顺气机。为啥这样用呢？因为交通堵塞急躁烦。

老师说，大凡病人过来烦恼一大堆，急躁，说个没完没了的，肯定是胸中郁闷生火，交通堵塞了。但见这种状况，随手便用这五味药，例无虚发。

人食五谷杂粮而生百病，为何有人病重，有人病轻，这都是因为浊气在体内不能通降排出去。老师又提到排病气的体悟。

……

太多太多这方面的体悟了，这些体悟都是中医的精髓。

这便是跟师第一阶段的琐碎所得，接下来我们还会继续写。同时老师还准备给我们讲中医基础，从阴阳五行开始，从最根源的中医基础上再次来理顺中医的思路。发宜常梳，中医的思路也要经常梳理。

老师跟我们说，旁开一寸，更上一层，中医的基础不可不重视。树往下扎根，花果往上结，打基础是苦降树根，临床的花朵则是辛开上升。

《任之堂跟诊日记》第一部完，敬请期待下一部《任之堂跟诊日记2》。